150 psychologische Aha-Experimente

Serge Ciccotti

150 psychologische Aha-Experimente

Beobachtungen zu unserem eigenen
Erleben und Verhalten

Aus dem Französischen von Gabriele Herbst

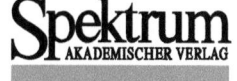

Titel der Originalausgabe: 150 petites expériences de psychologie pour mieux comprendre nos semblables

Die französische Originalausgabe ist erschienen bei Dunod Editeur S.A., Paris.

© Dunod, Paris, 2007

Aus dem Französischen übersetzt von Gabriele Herbst

Wichtiger Hinweis für den Benutzer
Der Verlag und die Autoren haben alle Sorgfalt walten lassen, um vollständige und akkurate Informationen in diesem Buch zu publizieren. Der Verlag übernimmt weder Garantie noch die juristische Verantwortung oder irgendeine Haftung für die Nutzung dieser Informationen, für deren Wirtschaftlichkeit oder fehlerfreie Funktion für einen bestimmten Zweck. Der Verlag übernimmt keine Gewähr dafür, dass die beschriebenen Verfahren, Programme usw. frei von Schutzrechten Dritter sind. Die Wiedergabe von Gebrauchsnamen, Handelsnamen, Warenbezeichnungen usw. in diesem Buch berechtigt auch ohne besondere Kennzeichnung nicht zu der Annahme, dass solche Namen im Sinne der Warenzeichen- und Markenschutz-Gesetzgebung als frei zu betrachten wären und daher von jedermann benutzt werden dürften. Der Verlag hat sich bemüht, sämtliche Rechteinhaber von Abbildungen zu ermitteln. Sollte dem Verlag gegenüber dennoch der Nachweis der Rechtsinhaberschaft geführt werden, wird das branchenübliche Honorar gezahlt.

Bibliografische Information der Deutschen Nationalbibliothek
Die Deutsche Nationalbibliothek verzeichnet diese Publikation in der Deutschen Nationalbibliografie; detaillierte bibliografische Daten sind im Internet über http://dnb.d-nb.de abrufbar.

Springer ist ein Unternehmen von Springer Science+Business Media
springer.de

© Spektrum Akademischer Verlag Heidelberg 2011
Spektrum Akademischer Verlag ist ein Imprint von Springer

11 12 13 14 15   5 4 3 2 1

Das Werk einschließlich aller seiner Teile ist urheberrechtlich geschützt. Jede Verwertung außerhalb der engen Grenzen des Urheberrechtsgesetzes ist ohne Zustimmung des Verlages unzulässig und strafbar. Das gilt insbesondere für Vervielfältigungen, Übersetzungen, Mikroverfilmungen und die Einspeicherung und Verarbeitung in elektronischen Systemen.

Planung und Lektorat: Katharina Neuser-von Oettingen, Bettina Saglio
Redaktion: Regine Zimmerschied
Satz: klartext, Heidelberg
Umschlaggestaltung: wsp design Werbeagentur GmbH, Heidelberg
Titelillustration: © Laurent Audouin, Poitiers

ISBN 978-3-8274-2843-1

Inhalt

Vorwort... 1

1 Wahrnehmung, Aufmerksamkeit, Gedächtnis und Intelligenz 7

1. Sind Sie ein paar Zentimeter gewachsen, als Sie Ihr Abitur in der Tasche hatten? 11
2. Warum ist es besser, wenn Ihre beste Freundin hässlich ist? 12
3. Was sind das nur für Leute, die eine Kerzenflamme aus 48 Kilometer Entfernung sehen können? 16
4. Warum erscheint Ihnen Ihr Kleid durchsichtiger, wenn Sie schier umkommen vor Durst? 17
5. Sind wir alle Lügenbeutel? 20
6. Warum murmelt Papa beim Zeitunglesen immer „hmhm, jaja"? 24
7. Warum hängt man Müllsäcke über neu aufgestellte Schilder? 29
8. Warum wird die Treppe schlagartig steiler, wenn Sie Ihre Einkäufe schleppen? 32
9. Rechts oder links herum – ist es wirklich so leicht, sich an den Drehsinn von Gegenständen zu erinnern? 34
10. Warum nehmen Sie manchmal versehentlich Salz statt Zucker? 36

11	Was hilft Ihnen, auf ein bekanntes Wort zu kommen, das Ihnen partout nicht einfallen will?	39
12	Warum rauchen Radiologen nicht mehr?	41
13	Warum reden wir mit den Händen?	43
14	Warum haben Sie immer alles schon vorher gewusst?	45
15	Warum ist das Ausland immer so weit weg?	49
16	Das Gedächtnis kennt keine Fragen	51
17	Warum leben Hunde nicht so lange wie Esel?	53
18	Warum verfliegen schöne Augenblicke immer so rasch?	58

2 Urteile, Attributionen und Erklärungen 61

19	Warum sind ausgerechnet dann alle Ampeln rot, wenn Sie es eilig haben?	65
20	Warum finden Sie Barbie schön?	74
21	Warum bleiben Sie entspannter, wenn der Zahnarzt Ihnen die Möglichkeit gibt, den Bohrer zu stoppen, auch wenn Sie das nicht machen?	79
22	Warum befolgen Ihre Freunde Ihre Ratschläge nicht und verharren lieber in ihrem Irrtum?	83
23	Warum kommt es oft so, wie Sie es vorausgesagt haben?	87
24	Warum glauben wir, dass eine vergewaltigte Frau es „irgendwie" darauf angelegt haben muss?	91
25	Warum sind wir großzügiger, bevor wir unters Messer müssen?	95
26	Wie stellen es Illustrierte an, dass ihre Persönlichkeitstests uns ein so treffendes Spiegelbild vorhalten?	98
27	Darf man Leuten glauben, die behaupten, keine Homosexuellen zu mögen?	103
28	Warum findet Ihre Schwester ihre eigene Bruchbude schöner als eine tolle, große Villa?	106
29	Warum sollten Sie aus vollem Hals lachen?	110

30 Warum war früher alles besser? 111
31 Würden Sie Ihre Geldbörse eher Ihrem Doppelgänger anvertrauen als sonst jemandem? 116
32 Sind Sie empfänglich für „digitale Schmeichelei"? ... 118
33 Müssen die Spieler der TSG 1899 Hoffenheim sich vom Blau ihrer Trikots verabschieden? 121
34 Behandeln Eltern ihre Kinder wirklich alle gleich? ... 122

3 Selbstbild und Selbstdarstellung 127
35 Warum ist der Professor schuld, wenn Sie die Prüfung verhauen? 129
36 Wie oft in zehn Minuten lügen Sie? 132
37 Meinen es Oscar-Gewinner und -Gewinnerinnen ernst, wenn sie sagen, sie hätten es ohne die anderen nie so weit gebracht? 135
38 Warum vergleicht man sich lieber mit dem Penner an der Ecke als mit dem Bundespräsidenten? 143
39 Ihr Händedruck ist so schlapp wie ein toter Fisch – kann das Ihrem Image schaden? 148
40 Warum glauben manche Leute, Kaninchen in Schokolodensoße wäre nach Ihrem Geschmack? ... 150
41 Sind Frauen gemein? 153
42 Warum sollten Sie sich nicht tätowieren lassen? 155

4 Schemata (Stereotype, Heuristiken), Urteile und Verhalten 159
43 Warum spielen alle Zigeuner Gitarre? 163
44 Warum sollten es Frauen vermeiden, sich als Ulknudel zu geben? 169
45 Warum schauen Sie unter Ihr Bett, nachdem Sie *Der Exorzist* gelesen haben? 171
46 Warum sehen in Ihren Augen alle Chinesen gleich aus? 177
47 Warum will Großvater seinen Enkel nicht mit Mehmet spielen lassen? 179

48 Kann eine negative Sicht des Alters die Lebenserwartung verkürzen? 181
49 Warum ist es so schwierig, Gedanken abzustellen? 186
50 Darf man Leuten ihre Behauptung abnehmen, sie machten keinen Unterschied zwischen Behinderten und Nichtbehinderten? 190
51 Warum ist Rap für Rassisten nicht empfehlenswert? 192
52 Kann man das Gewissen mit Seife reinwaschen? ... 195
53 Sage mir, wie du heißt, und ich sage dir, wer du bist 197

5 Soziale Einflüsse, Macht und Manipulation 203
54 Wie kommt man an üppige Trinkgelder? 207
55 Warum sollten Sie besser nicht im Trainingsanzug einkaufen gehen? 210
56 Wie kriegen Sie Ihr Kind dazu, seinen Brokkoli aufzuessen, ohne immer stärkere Elektroschocks anzuwenden? 211
57 Warum sind es immer dieselben, die keinen Finger krumm machen? 220
58 Warum schmecken Ihnen Heuschrecken besser, wenn der Koch ein Ekel ist? 224
59 Sind Sie so unbeugsam, dass Sie dem Druck von 50 000 Menschen widerstehen könnten? 230
60 Warum schließen sich die Kandidaten in Quizsendungen der Meinung des Publikums an? 231
61 Ist es möglich, Freunde zu überzeugen, wenn sie der gegenteiligen Meinung sind wie Sie selbst? 236
62 Warum geht es zu zweit langsamer? 238
63 Warum sollten Sie als Versager alleine arbeiten? ... 240
64 Warum sollte man sich nicht anfassen lassen? 245
65 Warum lacht Ihr Freund genauso wie Sie? 249

66 Warum gehen Sie nicht mit Hausschuhen auf die Straße? ... 253
67 Warum sollten Sie übertriebenen Forderungen misstrauen? ... 255
68 Warum sollten Sie einem Unbekannten auf der Straße möglichst nicht sagen, wie spät es ist? ... 259
69 Warum rührt sich niemand, wenn einer alten Frau die Tasche geklaut wird? ... 262
70 Warum heiraten wir so selten einen Sandkastenfreund? ... 267
71 Warum sind die letzten Plätze im Restaurant die schlechtesten? ... 269
72 Sollten Sie während eines Gesprächs Ihr Gegenüber unverwandt anschauen oder den Blick senken? ... 270
73 Wie machen Sie Ihrer Frau ein Geschenk, von dem Sie selbst auch etwas haben? ... 273
74 Lassen Sie sich beim Autofahren ab und zu blitzen, das ist gut für die Gesundheit! ... 275
75 Warum lebt Onkel Dagobert allein? ... 278

6 Motivation, Emotion und Persönlichkeit ... 283

76 Kann aus einem offenen, herzlichen 20-Jährigen ein feindseliger, griesgrämiger 40-Jähriger werden? ... 287
77 Warum sollte man sich nicht *R.E.D. – älter, härter, besser* anschauen, bevor man zur Arbeit geht? ... 289
78 Warum küssen Sie Ihren Liebhaber besser ganz oben auf dem Eiffelturm als unten auf dem Marsfeld? ... 292
79 Warum ist es besser, das, was man gerne tut, ohne Bezahlung zu tun? ... 298
80 Warum zündeln Kinder so gerne? ... 301
81 Warum müssen Sie gähnen, wenn Sie andere gähnen sehen? ... 305
82 Warum haben Sie sich Ihren Partner abjagen lassen? ... 309

83 Warum schmeckt Ihnen die Suppe besser, wenn Sie mit den Händen von unten gegen die Tischplatte drücken? 314
84 Warum raubt Ihnen Ihr schlimmster Feind den Schlaf? 320
85 Warum soll man bei Tisch nicht über Politik und Religion reden? 321
86 Gibt es Projektion? 325

7 Einige Unterschiede zwischen Männern und Frauen 329

87 Warum nennt man Frauen Tratschtanten? 331
88 Warum ist es so schwierig, mit dem Klassenbesten befreundet zu sein? 334
89 Warum findet man in naturwissenschaftlichen Berufen weniger Frauen als Männer? 336
90 Sorgt ein Blumentopf bei Mädchen für mehr Disziplin als bei Jungen? 346
91 Sind Mädchen, die immer nur lächeln, immer vergnügt? 348
92 Wem setzt das „grüngeäugte Scheusal" mehr zu, Männern oder Frauen? 351
93 Sind wirklich alle Männer „Voyeure"? 355

Zusammenfassung 359

Autorenverzeichnis 371

Sachverzeichnis 383

*Für Nina,
für Louenn*

Vorwort

Die über Jahrzehnte erzielten Fortschritte der wissenschaftlichen Psychologie rücken unser Verhalten im Alltag in ein neues Licht. Das vorliegende Buch betrachtet kaleidoskopartig diese in zahlreichen Untersuchungen und Experimenten gewonnenen Erkenntnisse. Immer sind sie spannend, manchmal widersprechen sie dem, was man erwarten würde, aber alle stammen sie aus der aktuellen wissenschaftlichen Literatur. Ob Sie nun als Student, als Psychologe oder ganz einfach als interessierter Leser in diesem Buch blättern, Sie werden sicherlich Neues über sich selbst und über Ihre Mitmenschen erfahren. Und Sie werden Erklärungen für bestimmte Verhaltensweisen finden, die Sie vielleicht schon an anderen haben beobachten können.

Bei der Lektüre dürften Sie überrascht feststellen, dass wir uns nicht immer besonders rational verhalten, das heißt nicht wie ein Wissenschaftler. Doch nach und nach werden Sie begreifen, dass unser Verhalten seiner eigenen Rationalität folgt und dass es im Allgemeinen von Motiven beherrscht und angestoßen wird, die nicht unbedingt sofort ins Auge springen.

Natürlich kann das Buch nur einen bruchstückhaften Einblick in die Gesamtheit der psychologischen Forschungsarbeiten geben. Ich versuche, ansatzweise Antworten auf einfache Fragen zu geben. Dabei stütze ich mich auf von oftmals sehr findigen Forschern ausgearbeitete Experimente.

Zur Methode des Buches

Die Psychologie interessiert und fasziniert viele Menschen, doch angesichts der Vielfalt dessen, was der Öffentlichkeit diesbezüglich vermittelt wird, fällt es Laien oft schwer, die Spreu vom Weizen zu trennen und zu unterscheiden, was stichhaltig ist und was nicht.

Aus diesem Grund stützen sich die verschiedenen Abschnitte dieses Buches ausschließlich auf nachgewiesene, in wissenschaftlichen Zeitschriften mit unabhängigen Gutachtern publizierte Befunde. Und auch wenn die Schlussfolgerungen aus diesen Studien zuweilen erheiternd, ja sogar völlig verblüffend wirken mögen, so beruhen sie doch auf seriöser Methodik und beschäftigen sich mit nicht weniger ernsthaften Problemen.

Einzig die wissenschaftliche Methode gewährleistet es, Wahrheit von bloßem Dafürhalten zu unterscheiden. Sie erlaubt es, reale Zusammenhänge aufzudecken und somit im eigentlichen Sinn Hypothesen zu testen. Nur durch sie können wir feststellen, ob die mutmaßliche Ursache auch wirklich für die beobachtete Wirkung verantwortlich ist.

Die vorgestellten Studien sind vorwiegend im Forschungslabor durchgeführte Experimente, doch Sie werden sehen, dass sie sich sehr gut auf eine „natürliche" Umgebung (Büro, Supermarkt etc.) übertragen lassen. Andere Studien hingegen beruhen auf langfristigen, systematischen Beobachtungen und konnten dadurch bestimmte Phänomene klären.

Klarzustellen ist, dass die geschilderten Ergebnisse an Stichproben von mehreren, sogar mehreren Dutzend oder Tausend Personen gewonnen wurden. Auf diese Weise kann man interindividuelle Unterschiede vernachlässigen und allgemeine Verhaltenstendenzen ermitteln. Man muss also die in diesem Buch dargestellten Resultate folgendermaßen verstehen: In dieser und jener Situation verhält sich die Mehrzahl der Menschen so und so. Auch wenn Ihnen manchmal der Gedanke „Also bei mir ist das ganz anders" oder „Das ist ja toll, aber ich kenne einen, der sich anders verhält" durch den Kopf schießt, trifft dies sicherlich zu, doch halten Sie sich vor Augen, dass sich Menschen in der Regel eben meistens so und nicht anders verhalten.

Wenn ich so sehr auf methodischer Strenge bestehe, dann deshalb, weil sie den wichtigsten Schutz vor Fehlern darstellt. Solche begeht man beispielsweise, wenn man lediglich aufgrund einer oder zwei Beobachtungen eine Theorie aufstellt. Diese Art Fehler kommt in der Psychologie leider häufig vor. Müsste man übrigens einen Preis für die größte Katastrophe infolge einer zweifelhaften Methode verleihen, so gebührte der Lorbeer sicherlich dem Psychoanalytiker Bruno Bettelheim[1]. Er arbeitete auf der Grundlage von drei Fällen eine Autismustheorie aus, in der er die Probleme der betroffenen Kinder auf die kalte und distanzierte Einstellung ihrer Mütter zurückführte (Theorie der „Kühlschrankmutter"). Diese Spekulation verbreitete sich in medizinischen Kreisen als absolute Wahrheit. Es bedurfte erst seriöser wissenschaftlicher Studien, bis man erkannte, dass die Eltern autistischer Kinder psychisch genauso ausgeglichen waren wie andere. Weitere Untersuchungen ergaben später, dass Autismus auf eine Fehlfunktion des Nerven- und Immunsystems[2] zurückgeht und dass man die Mutter-Kind-Beziehung in keiner Weise dafür verantwortlich machen kann. Wie viele Eltern haben sich wohl unterdessen mit Schuldgefühlen herumgeschlagen und die Verantwortung für die Schwierigkeiten ihres Nachwuchses bei sich gesucht?

Zum Aufbau des Buches

Dieses Buch ist in durchnummerierte kurze Abschnitte unterteilt. So können Sie sich mit einer Frage oder einem Thema befas-

---
[1] Bettelheim, B. (1977). *Die Geburt des Selbst.* München: Kindler.
[2] Nadel, J. & Rogé, B. (1998). Autisme: L'option biologique. 1. Recherche. *Psychologie française*, Bd. 43(2), Grenoble: PUG.

sen, ohne unbedingt das gesamte Buch durchlesen zu müssen. Manche von Ihnen werden vielleicht den Eindruck bekommen, dieses Buch sei ein bloßes Sammelsurium psychologischer Mechanismen. Das ist bei einem Buch dieses Formats und dieser Einteilung nahezu unvermeidlich. Die Darstellung ist also notwendig und absichtlich bruchstückhaft. Erst am Ende des Buches, in der Zusammenfassung, werde ich einen allgemeinen Rahmen darlegen, in den sich die Studien mehrheitlich einordnen lassen. Darin wird sich dann auch ein bestimmtes „Menschenbild" ausdrücken.

Auch wenn ich mich bemüht habe, mich so eng wie möglich an die Autoren zu halten, ist es manchmal schwierig, Forschungsarbeiten zu einer Einheit zusammenzufassen, ohne ihrer Komplexität Abbruch zu tun. Deshalb verweise ich Sie auf die Originalartikel, aus denen die zitierten Experimente stammen.

Meine Absicht war, dieses Buch ansprechend zu gestalten und damit zu unterstreichen, dass Wissenschaft trotz ihrer strengen Methodik alles andere als langweilig ist. Deshalb gehören zu manchen Abschnitten auch Fragen, Tests oder vergnügliche Beispiele.

Angenehme Lektüre!

Für Leser, die nicht mit psychologischen Untersuchungen vertraut sind, möchte ich einige Punkte erläutern:
- Die Teilnehmer an den beschriebenen Experimenten, auch Versuchspersonen, Testpersonen oder Probanden genannt, werden „manipuliert", das heißt, sie kennen den wahren Zweck der Studie nicht. Manchmal ist ihnen nicht einmal bewusst, dass sie beobachtet werden. Indessen klären die Psychologen ihre „Opfer" nach Beendigung des Experiments immer über die eigentliche Fragestellung der Studie auf („Debriefing").
- Wenn Sie in diesem Buch lesen „Eine Bedingung sah vor, dass die Teilnehmer …, eine andere, dass sie …", handelt es sich jeweils um verschiedene Personen, die überdies das Experiment im Allgemei-

nen einzeln durchlaufen. Die Probanden der Experimentalgruppe (oder -gruppen) sind der (oder den) experimentellen Bedingung(en) zugeordnet, die der Vergleichs- oder Kontrollgruppe nicht (Kontrollbedingung) [Ergänzung der Übersetzerin].

- Damit nur die eigentliche Ursache ermittelt wird, kontrollieren[3] die Forscher möglichst viele „parasitäre" Faktoren, die nach Lage der Dinge die Ergebnisse ebenfalls erklären könnten (Schichtzugehörigkeit, Alter, Geschlecht, Umgebungsfaktoren wie Lärm etc.). Die beobachteten Unterschiede zwischen den Bedingungen treten dann „bei ansonsten gleichen Umständen" auf (wohlgemerkt mit Ausnahme der manipulierten Ursache oder Variable).

---

[3] Um zu verhindern, dass sich ein intervenierender Faktor zwischen mutmaßliche Ursache und Wirkung schiebt, wenden die Forscher verschiedene Strategien an: zufällige Zuweisung der Probanden zu den experimentellen Bedingungen (Randomisierung), Zuweisung der Probanden zu den Gruppen nach den Ergebnissen eines Vortests (Parallelisierung), statistische Kontrolle der Störvariable durch Kovarianzanalyse, Einführung von Kontrollgruppen, Konstanthalten der Bedingungen etc.

1
Wahrnehmung, Aufmerksamkeit, Gedächtnis und Intelligenz

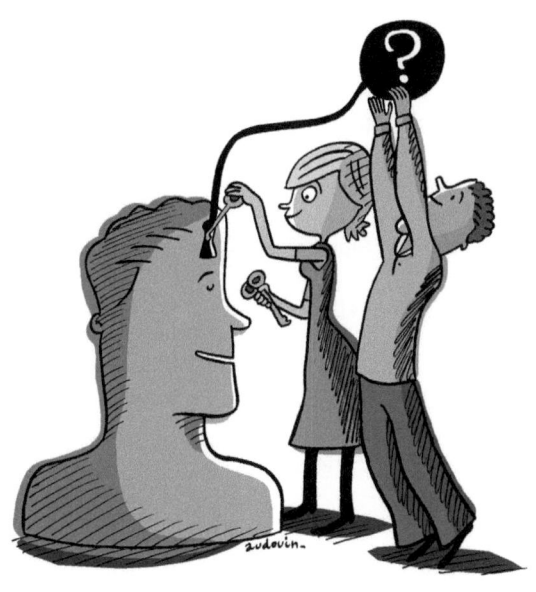

Inhaltsübersicht

1 Sind Sie ein paar Zentimeter gewachsen, als Sie Ihr Abitur in der Tasche hatten?
Soziale Akzentuierung 11

2 Warum ist es besser, wenn Ihre beste Freundin hässlich ist?
Der Kontrasteffekt 12

3 Was sind das nur für Leute, die eine Kerzenflamme aus 48 Kilometer Entfernung sehen können?
Absolute Schwellen. 16

4 Warum erscheint Ihnen Ihr Kleid durchsichtiger, wenn Sie schier umkommen vor Durst?
Physiologische Bedürfnisse und Wahrnehmung. 17

5 Sind wir alle Lügenbeutel?
Falsche Erinnerungen 20

6 Warum murmelt Papa beim Zeitunglesen immer „hmhm, jaja"?
Der Cocktailparty-Effekt. 24

7 Warum hängt man Müllsäcke über neu aufgestellte Schilder?
Veränderungsblindheit und Unaufmerksamkeitsblindheit 29

8 Warum wird die Treppe schlagartig steiler, wenn Sie Ihre Einkäufe schleppen?
Tätigkeit und Wahrnehmung 32

1 Wahrnehmung

9 Rechts oder links herum – ist es wirklich so leicht, sich an den Drehsinn von Gegenständen zu erinnern?
Gedächtnis und Rotationsrichtung 34

10 Warum nehmen Sie manchmal versehentlich Salz statt Zucker?
Gedankenlosigkeit 36

11 Was hilft Ihnen, auf ein bekanntes Wort zu kommen, das Ihnen partout nicht einfallen will?
Das Wort auf der Zunge........................... 39

12 Warum rauchen Radiologen nicht mehr?
„Lebendige" Information........................... 41

13 Warum reden wir mit den Händen?
Gestik und Denken 43

14 Warum haben Sie immer alles schon vorher gewusst?
Der Rückschaufehler.............................. 45

15 Warum ist das Ausland immer so weit weg?
Die Schätzung von Entfernungen zwischen Städten 49

16 Das Gedächtnis kennt keine Fragen
Die Verzerrung zugunsten von Aussagesätzen......... 51

17 Warum leben Hunde nicht so lange wie Esel?
Intelligenz und Lebenserwartung 53

18 Warum verfliegen schöne Augenblicke immer so rasch?
Subjektive Zeitwahrnehmung 58

1 Sind Sie ein paar Zentimeter gewachsen, als Sie Ihr Abitur in der Tasche hatten?
Soziale Akzentuierung

Glauben Sie, Sie sind in den Augen der anderen seit Ihrer Beförderung einige Zentimeter größer geworden? So erstaunlich es auch scheinen mag, man muss das bejahen, wenn man den Arbeiten von Dannenmaier und Thumin (1964) glauben darf.

> Diese Forscher ließen 46 Krankenpflegeschüler die Größe mehrerer Personen an ihrer Ausbildungseinrichtung schätzen. Die Auszubildenden mussten ohne irgendein Messinstrument das Körpermaß des stellvertretenden Direktors, das ihrer Lehrkraft sowie das zweier Mitschüler beurteilen.
> Wie Dannenmaier und Thumin feststellten, bestand ein Zusammenhang zwischen dem Status der zu schätzenden Person und der Größenschätzung: Je mehr Autorität jene besaß, desto mehr wich ihre reale Größe von den Schätzungen ab.

Aus diesem Experiment geht hervor, dass die wahrgenommene Größe mit dem zugeschriebenen sozialen Rang zusammenhängen könnte. Die soziale Bedeutung oder die Wichtigkeit, die wir Menschen und Gegenständen zuschreiben, kann also bisweilen unsere Wahrnehmung beeinflussen. In diese Richtung weist auch ein anderes Experiment.

> Bruner und Goodman (1947) zeigten in einer Reihe von Arbeiten, dass Kinder den Durchmesser einer Kartonscheibe ohne große Probleme zu schätzen wussten. Handelte es sich jedoch nicht mehr um Karton, sondern um eine Münze, überschätzten sie deren Größe durchgängig. Obwohl das Geldstück denselben Durchmesser hatte wie die Pappscheibe, nahmen die Kinder es als größer wahr.
> Noch verblüffender ist, dass der wahrgenommene Durchmesser von Geldstücken offenbar von deren subjektiver Kaufkraft beeinflusst

wird: Im Experiment schätzten die Kinder aus den sozial schwächsten Familien, in deren Augen der Wert der Münze relativ hoch war, deren Durchmesser deutlich größer ein als die Kinder aus besser gestellten Familien.

Auch wenn sich die Resultate von Bruner und Goodman nie überzeugend reproduzieren ließen, haben sie doch eine Vielzahl von Arbeiten angeregt, die das Phänomen der sozialen Akzentuierung bestätigten (Lilli, 1975).

Fazit

Wir neigen dazu, Objekte und Personen von erheblichem sozialem Wert als größer, massiger und vielleicht sogar schwerer wahrzunehmen. Sagt man übrigens nicht in bestimmten Ländern Afrikas, dass man die Wichtigkeit eines Menschen an dem Platz (Raum) erkennt, den er einnimmt?

Mehr zum Thema

Lilli, W. (1975). *Soziale Akzentuierung.* Stuttgart/Berlin/Köln/Mainz: Kohlhammer.

Bruner, J. S. & Goodman, L. (1948). Symbolic value as an organizing factor in perception. *Journal of Social Psychology, 27,* 203–208.

Dannenmaier, W. D. & Thumin, F. J. (1964). Authority status as a factor in perceptual distortion of size. *Journal of Social Psychology, 63,* 361–365.

2 Warum ist es besser, wenn Ihre beste Freundin hässlich ist?
Der Kontrasteffekt

Machen Sie folgendes Experiment: Nehmen Sie drei Gefäße. Füllen Sie das erste mit kaltem Wasser, das zweite mit heißem und das dritte mit lauwarmem Wasser. Tauchen Sie nun gleichzeitig Ihre rechte Hand in das kalte Wasser und Ihre linke in das heiße. Lassen Sie Ihre Hände einige Augenblicke in den Gefäßen. Tauchen Sie dann beide Hände in den Behälter mit lauwarmem Wasser.

Was geschieht? Sie werden überrascht spüren, dass das lauwarme Wasser Ihrer rechten Hand kochendheiß erscheint, Ihrer linken dagegen eiskalt. Sie haben gerade den Kontrasteffekt am eigenen Leib erlebt.

Dieses kleine Experiment zeigt, dass derselbe Gegenstand, in diesem Fall Wasser, je nach Art des vorangehenden Ereignisses sehr unterschiedlich wahrgenommen werden kann. Die zu diesem Phänomen durchgeführten Arbeiten sprechen dafür, dass der Kontrasteffekt bei allen Wahrnehmungsmodalitäten auftritt.

> In einem ihrer Experimente ließen Forscher die männlichen Bewohner eines Universitätscampus zwei unterschiedliche Fernsehsendungen anschauen (Kenrick und Gutierres, 1980). Die Hälfte der Probanden sah eine Episode von *Drei Engel für Charlie*, die andere eine Folge einer beliebigen anderen Serie. Danach sollten die Studierenden das Foto einer Unbekannten anhand einer Notenskala bewerten.
>
> Lustigerweise beurteilten die Zuschauer von *Drei Engel für Charlie* die Unbekannte als wesentlich weniger betörend als diejenigen, die eine andere Sendung gesehen hatten. Offenbar ließ die Schönheit der Serienprotagonistinnen die Unbekannte weniger anziehend wirken.

In anderen Studien stellten Kenrick und Mitarbeiter fest, dass der Kontrasteffekt nicht nur beeinflusst, wie wir Fremde bewerten, sondern auch, wie wir unsere eigene Verführungskraft einschätzen (Kenrick, Neuberg, Zierk & Krones, 1994).

> Kenrick und Mitarbeiter baten ganz einfach Frauen, sich die Fotos anderer Frauen anzuschauen.
>
> Eine Bedingung verwendete das Foto einer sehr schönen Person, während die Probandinnen der anderen Bedingung eine Allerweltsperson erblickten. Danach forderten die Wissenschaftler die Frauen auf, sich selbst auf verschiedenen Dimensionen zu bewerten.

Ergebnis: Die Teilnehmerinnen, die zuvor Bilder von sehr attraktiven Frauen gesehen hatten, schätzten sich als weniger anziehend und als weniger begehrte Begleiterinnen ein als die Frauen, die gewöhnlichere Geschlechtsgenossinnen betrachtet hatten.

Dessen ungeachtet kann sich der Kontrasteffekt auch zu unseren Gunsten auswirken. So würde eine Frau (oder ein Mann) mit „durchschnittlichem" Äußeren attraktiver wirken, wenn sie (oder er) einen Raum betritt, in dem sich nur reizlose Frauen (oder Männer) befinden.

In einer Studie von Morse und Gergen (1970) glaubten sich die Testpersonen vor einem Bewerbungsgespräch. Jeder Proband musste alleine in einem Raum warten, bevor er dem „Personalleiter" gegenübertrat. Nach einigen Augenblicken kam ein anderer Bewerber (ein Komplize der Versuchsleiter) herein und setzte sich auf einen Stuhl.

Eine Bedingung sah vor, dass der Neuankömmling sehr elegant war und ein Köfferchen bei sich hatte, das er von Zeit zu Zeit öffnete, um dessen Inhalt sehen zu lassen: qualitativ hochwertiges, gut geordnetes Material. Die andere Bedingung setzte einen sehr nachlässigen „Mitbewerber" ein. Er trug einen fleckigen Pullover und sah aus, als hätte er sich seit Tagen nicht rasiert. Anschließend sollten die Versuchspersonen verschiedene Formulare ausfüllen, unter anderem eine Skala zur Bestimmung des Selbstwertgefühls.

Wie die Ergebnisse zeigten, bewirkte der Auftritt des „Saubermanns" einen beträchtlichen Abfall des Selbstwertgefühls der Probanden und der des „Penners" eine Steigerung.

Der Kontrasteffekt kann aber auch ein Hemmnis für objektive Beurteilungen bilden. Das ist insbesondere bei Lehrkräften der Fall.

Wer eine Aufgabe korrigiert, lässt sich häufig von der Qualität der zuvor korrigierten beeinflussen. Beispielsweise ziehen sehr gute Arbeiten eine Unterschätzung der folgenden nach sich (Noizet und Caverni, 1978).

Fazit

Profitieren Sie von dem Wissen um den Kontrasteffekt und sehen Sie sich vor, wenn er eingesetzt wird, um Sie zum Kauf von etwas zu verleiten. Nehmen wir beispielsweise an, Sie benötigen einen neuen Anzug oder ein neues Kostüm. Sie suchen also ein entsprechendes Modegeschäft auf. Die Methode des Verkaufspersonals besteht oft darin, Ihnen zunächst die teuersten Artikel vorzulegen. Dahinter steckt die Absicht, Ihnen ein anderes, weniger kostspieliges Produkt zu verkaufen, das aber immer noch so teuer ist, dass Sie es auf Anhieb nie kaufen würden. Wenn Sie über den Kontrasteffekt Bescheid wissen, dürfte Ihnen klar sein, dass der Verkäufer oder die Verkäuferin schon verloren hätte, würde er oder sie die Reihenfolge der Präsentation umdrehen.

Mehr zum Thema

Kenrick, D. T. & Gutierres, S. E. (1980). Contrast effects and judgements of physical attractivness: When beauty becomes a social problem. *Journal of Personality and Social Psychology, 38,* 131–140.

Kenrick, D. T., Neuberg, S. L., Zierk, K. L & Krones, J. M. (1994). Evolution and social cognition: Contrast effects as a function of sex, dominance, and physical Attractiveness. *Personality and Social Psychology Bulletin, 20,* 210–217.

Morse, S. & Gergen, K. J. (1970). Social comparison, self-consistency, and the concept of self. *Journal of Personality and Social Psychology, 40,* 624–634.

Noizet, G. & Caverni, J.-P. (1978). *La Psychologie de l'Évaluation Scolaire.* Paris: PUF.

3 Was sind das nur für Leute, die eine Kerzenflamme aus 48 Kilometer Entfernung sehen können?
Absolute Schwellen

Wenn Sie Ihren Hund beobachten, würden Sie dann sagen, dass unsere Sinne im Vergleich mit denen mancher Tiere doch recht schwach entwickelt sind?

Wie die in der Psychologie durchgeführten Studien über die „absoluten Schwellen" (Galanter, 1962) gezeigt haben, sind Sie bei normal ausgeprägten Fähigkeiten zu Folgendem imstande:
- Sie hören in einem stillen Zimmer das Ticken einer Armbanduhr aus sechs Meter Entfernung.
- Sie können nachts bei Dunkelheit eine Kerzenflamme aus 48 Kilometer Entfernung erkennen.
- Sie schmecken Zucker in Wasser, wenn die Zuckermenge lediglich einen Kaffeelöffel auf 7,5 Liter Wasser beträgt.
- Sie schmecken Salz in Wasser, wenn dessen Salzgehalt lediglich einem Gramm auf 500 Liter Wasser entspricht.
- Sie riechen einen in einer Dreizimmerwohnung verdunsteten Tropfen Parfüm.
- Sie spüren den Flügelschlag einer Biene, die Ihnen aus einem Zentimeter Höhe auf die Wange fällt.

Andererseits überschätzen wir häufig unsere sensorischen Fähigkeiten, wenn wir Unterschiede zwischen zwei Dingen erkennen möchten.

Vielleicht mögen Sie die bekannteste Cola-Marke lieber als die zweite, am häufigsten verkaufte (wenn Sie verstehen, was ich meine). In einer Studie bekamen die Probanden drei Gläser mit Cola. Obwohl sie mehrmals kosten durften, konnten sie im Allgemeinen keinen Unterschied zwischen den beiden Marken herausschmecken (Solomon, 1979).

Mehr zum Thema

Galanter, E. (1962). Contemporary psychophysics. In: Brown, E., Galanter, E., Hess, H. & Mandler, G. (Hrsg.). *New Directions in Psychology*. New York: Holt, Rinehart and Winston, 87–1563.

Solomon, P. R. (1979). Science and television commercials: Adding relevance to the research methodology course. *Teaching of Psychology, 6,* 26–30.

4 Warum erscheint Ihnen Ihr Kleid durchsichtiger, wenn Sie schier umkommen vor Durst?
Physiologische Bedürfnisse und Wahrnehmung

Verändert Durst die Art und Weise, wie wir unsere Umwelt wahrnehmen? Genau dafür sprechen Studien. Ihnen zufolge erspähen wir, wenn wir sehr durstig sind und unseren Kühlschrank öffnen, die kleine Cola-Flasche hinter dem Gemüse viel schneller als sonst.

Aarts und Mitarbeiter (2001) behaupteten den 60 Studenten gegenüber, die an ihrer Untersuchung teilnehmen sollten, es ginge dabei um Wort- und Buchstabenerkennung. In Wirklichkeit aber waren die Forscher dem Einfluss von Durst auf die Wahrnehmung auf der Spur.

Um die Teilnehmer ohne deren Wissen durstig zu machen, verabreichten die Forscher ihnen drei Salzlakritzstückchen. Auf jeder dieser „Naschereien" befand sich ein Buchstabe. Die Studenten hatten die (Schein-)Aufgabe, diesen Buchstaben binnen einer knappen Minute mit der Zunge zu identifizieren. Die Teilnehmer der Kontrollgruppe bekamen dieselbe Aufgabe, aber mit salzlosem Naschwerk.

Beide Gruppen absolvierten danach einzeln eine zweite Aufgabe (lexikalische Entscheidung). Sie sollten möglichst schnell angeben, ob auf einem Bildschirm dargebotene Wörter jeweils etwas Reales bezeichneten (Tisch, Lampe) oder erfunden waren. Acht Wörter hatten mit der Handlung des Trinkens zu tun (Glas, Tasse, Saft).

Den Ergebnissen zufolge reagierten die durstigen Probanden viel schneller auf Wörter im Zusammenhang mit dem Trinken als auf andere. Sie erwiesen sich zudem bei diesen Wörtern als schneller als die Testpersonen, die salzlose Bonbons gelutscht hatten.

In einem zweiten Experiment sollten 84 Teilnehmer die drei Formen auf den drei Bonbons zeichnen. Für diese Aufgabe wurde jeder Student vier Minuten lang allein in ein Büro gesetzt, in dem ganz willkürlich acht getränkebezogene Gegenstände verteilt worden waren. Bei ihrer Rückkehr bat der Versuchsleiter die (von dieser Bitte überraschten) Probanden, sich möglichst viele dieser Objekte ins Gedächtnis zu rufen. In Übereinstimmung mit den Ergebnissen des ersten Experiments erinnerten sich die Salzlakritzkonsumenten an mehr dieser Gegenstände als die Studenten, die süße Bonbons gelutscht hatten.

Dieses Experiment legt nahe, dass das Empfinden von Durst, wie auch der Drang, ihn zu löschen, die Wahrnehmung all dessen schärft, was dieses Bedürfnis befriedigen kann.

Glauben Sie, dass Durst Sie auch dazu treiben könnte, Wasser zu sehen, wo keines ist, wie verirrte Reisende in der Wüste, die einer Fata Morgana zum Opfer fallen? Das folgende verblüffende Experiment spricht sehr dafür.

Ausgehend von dem Prinzip, dass Wasser durchsichtig ist (!), stellten Changizi und Hall (2001) die Hypothese auf, dass durstige Versuchspersonen in uneindeutigen Reizvorlagen eher Durchsichtigkeit wahrnehmen.

In ihrem Experiment mussten 74 Personen entweder eine Tüte Chips oder eine größere Menge Wasser zu sich nehmen.[4] Nach der Konsumphase legten die Forscher ihren Teilnehmern 72 geometrische Figuren vor. Die Aufgabe bestand darin anzugeben, ob deren Oberfläche durchsichtig war oder nicht (manche waren transparent, andere nicht und wieder andere waren uneindeutig, das heißt, die Entschei-

---

[4] Eine Messung des Durstgefühls am Ende des Experiments zeigte, dass dieser Kunstgriff funktionierte: Die Chipskonsumenten gaben viel mehr Durst an als die anderen Probanden.

dung war objektiv schwierig). Am Ende hatten die durstigen Teilnehmer in einem zweideutigen Reiz bereitwilliger eine durchsichtige Oberfläche gesehen als diejenigen, die vor dem Experiment Wasser getrunken hatten.
Da laut den Forschern Transparenz eine unweigerlich mit Wasser verknüpfte Eigenschaft ist, begünstigt demzufolge das Bedürfnis zu trinken seine Wahrnehmung in mehrdeutigen Stimuli.

Empfindungen im Zusammenhang mit physiologischen Bedürfnissen können zudem beeinflussen, wie wir andere wahrnehmen, und zwar auf dem Weg der Selbstreferenz.

Ciccotti (2004) suchte gegen Mittag eine Universitätsmensa auf. Er bat Personen in der Warteschlange oder solche, die die Mensa gerade verließen, an einer Befragung teilzunehmen. Der Fragebogen enthielt zahlreiche „Köder"-Fragen („Brauchen Sie zum Lesen eine Brille?"), die die Teilnehmer im Ungewissen über den eigentlichen Zweck des Experiments lassen sollten; angeblich ging es dabei um Wahrnehmung. Der Fragebogen enthielt zudem ein Foto eines etwa 25-jährigen Mannes, der am Tisch vor einem Teller saß. Die Teilnehmer sollten verschiedene Fragen hinsichtlich seiner Größe, seines Alters oder seines Gemütszustands (Freude, Traurigkeit) beantworten.

Außerdem sollten sie das Ausmaß seines Hungers auf einer Skala von 0 („überhaupt nicht hungrig") bis 10 („extrem hungrig") einschätzen. Die Befragung endete mit einer letzten Skala, mit der das Ausmaß des Hungers des Befragten beurteilt wurde.

Die Ergebnisse zeigten, dass der Hunger des Mannes auf dem Foto um fast 35 Prozent stärker eingeschätzt wurde, wenn die Teilnehmer selbst hungrig waren (in der Schlange standen), als wenn sie die Mensa gesättigt verließen.

Ciccotti zufolge kann der Aktivierungsgrad (schwach oder stark) eines physiologischen Bedürfnisses als „Ankerpunkt" dienen, um eine Person auf eben dieser Dimension einzuschätzen. Eine Mutter gibt ihrem Söhnchen also womöglich mehr zu essen, wenn sie selbst Kohldampf schiebt, als wenn sie keinen Hunger hat.

Fazit

Man darf getrost davon ausgehen, dass die Aktivierung unserer Bedürfnisse unsere Umweltwahrnehmung beeinflussen kann. Durst und Hunger haben nicht nur physiologische Folgen: Der Wunsch zu trinken zieht auch eine geschärfte und zuweilen überscharfe Wahrnehmung all dessen nach sich, was auf die Befriedigung dieses Bedürfnisses hindeutet. Und ein knurrender Magen kann uns dazu bringen, dieses nagende Gefühl auch anderen zu unterstellen.

Mehr zum Thema

Aarts, H., Dijksterhuis, A. & De Vries, P. (2001). On the psychology of drinking: Being thirsty and perceptually ready. *British Journal of Psychology, 92,* 631–642.

Changizi, M. A. & Hall, W. G. (2001). Thirst modulates a perception. *Perception, 30,* 1489–1497.

Ciccotti, S. (2004, nicht veröffentlichte Arbeit). The self-anchoring effect and physiological need: The influence of one's own hunger on the perception of hunger in others.

5 Sind wir alle Lügenbeutel?
Falsche Erinnerungen

Sind Sie sicher, dass alle Ihre Erinnerungen, die Sie im Gedächtnis gespeichert haben und auf die Sie sich gelegentlich berufen, echte Erinnerungen sind? Anders ausgedrückt, sind Sie sicher, dass Sie all das wirklich erlebt haben?

In der Tat deuten zahlreiche Forschungsarbeiten darauf hin, dass wir häufig nur glauben, uns an Dinge zu erinnern, die uns in Wahrheit nie zugestoßen sind. Wie die folgende Studie beweist, ist die Erinnerung trügerisch.

Thomas und Loftus (2002) baten Studenten, an ihrem Experiment mitzuwirken. Einige von ihnen sollten absonderliche oder aber vertraute Handlungen vollziehen, andere sollten sie lediglich in ihrer Vorstellung ausführen. Zu den vertrauten Handlungen gehörte etwa, ein Geldstück fallen zu lassen. Eine merkwürdige Handlung war beispielsweise, ein Stück Schokolade mit einem Zahnseidebehälter zu zerdrücken.

Zwei Wochen später legten die Forscher den Probanden eine Liste mit Handlungen vor und fragten sie 1), ob diese Handlungen in der ersten Phase des Experiments vorgekommen waren, und 2), ob die Teilnehmer sie sich vorgestellt oder sie ausgeführt hatten.

Erstaunlicherweise gaben die Studenten an, sich an bestimmte seltsame Handlungen zu erinnern, die auf der Liste auftauchten, im ursprünglichen Durchgang aber gar nicht vorgekommen waren. Vor allem aber berichteten sie, sich an bestimmte Handlungen zu erinnern, obwohl sie sie gar nicht vollzogen hatten. 15 Prozent erinnerten sich sogar, einen Frosch geküsst zu haben (was sie wohlgemerkt keineswegs getan hatten)!

In einer anderen Studie zeigte Loftus (2003), dass sich falsche Erinnerungen mittels visueller Bilder einpflanzen lassen.

Studenten, die in ihrer Kindheit Disneyland besucht hatten, wurde ein Werbefoto gezeigt, auf dem Bugs Bunny Hand in Hand mit einem Kind in dem Freizeitpark zu sehen war. Danach wurden die Teilnehmer nach ihren Kindheitserinnerungen befragt.

35 Prozent der Probanden gaben an, sie seien in Disneyland Bugs Bunny begegnet und hätten ihm die Hand gegeben. Auf die Aufforderung, dieses Treffen genauer zu schildern, erinnerten sich 62 Prozent, der Figur die Hand geschüttelt zu haben, und 46 Prozent, sie umarmt zu haben. Manche erinnerten sich, sie hätten ihre Ohren oder ihren Schwanz berührt. Eine Versuchsperson erinnerte sich sogar, der Hase habe eine Karotte gehalten (was für ein Gedächtnis!).

All das wäre wunderbar, gäbe es da nicht eine Kleinigkeit: Bugs Bunny ist Eigentum von Warner Bros und hat nie einen Fuß nach Disneyland gesetzt. Das Werbebild war falsch und die Erinnerungen der Probanden ebenso.

Eine letzte Arbeit illustriert, dass unsere Erinnerungen durch besonders überzeugende Personen beeinflusst sein können.

In dem Glauben, an der Erprobung eines Erhebungsinstruments für seltene Ereignisse in der frühen Kindheit teilzunehmen, füllten 128 Studenten einen Fragebogen aus (Mazzoni, Lombardo, Malvagia & Loftus, 1999).

Von all den Fragen, welche die Studenten beantworten sollten, interessierten die Forscher in Wirklichkeit aber nur drei: „Sind Sie an einem öffentlichen Ort verloren gegangen?", „Wurden Sie von Ihren Eltern (vorübergehend) verlassen?" und „Haben Sie sich allein und verlassen an einem unbekannten Ort wiedergefunden?".

Die zweite Phase des Experiments führten die Forscher nur mit den 50 Teilnehmern durch, die diese Fragen verneint hatten.

Die Hälfte (25) erhielt etwas später einen Anruf eines klinischen Psychologen (eines Komplizen der Versuchsleiter), der sie bat, an einer Studie zu Traum und Schlaf teilzunehmen. Die andere Hälfte war in diese zweite Phase nicht einbezogen (Kontrollgruppe).

In einem Einzelgespräch erläuterte der Therapeut kurz die Funktion von Träumen und erklärte, sie seien nichts anderes als der Ausdruck „unterdrückter" Ereignisse, die vor dem Alter von drei Jahren stattgefunden hätten, beispielsweise an einem öffentlichen Ort verloren gegangen oder sogar von den Eltern im Stich gelassen worden zu sein. Anschließend sollten die Teilnehmer ihren Traum beschreiben und kommentieren. Dann legte der Psychologe den Studenten seine eigene Deutung dar.

Der Inhalt ihrer Träume spielte keine Rolle; alle Probanden erhielten dieselbe Deutung: „Aus Ihrem Traum geht hervor, dass Ihnen offenbar in Ihrer frühen Kindheit ein kritisches Ereignis zugestoßen ist ..." Berichtete die Versuchsperson, geträumt zu haben, sie habe ganz allein einen Berggipfel bestiegen und es sei kalt gewesen, erklärte der Psychologe, das bedeute, sie habe irgendwann, als sie allein war, eine „kalte", traumatisierende Erfahrung gemacht. Und wenn der erstaunte Träumer behauptete, er liebe aber die Berge, dann beharrte der Psychologe mit dem Argument, „eine Gipfelbesteigung im Traum" sei eine Herausforderung, in die man sich stürze, um eine beängstigende Erinnerung zu überwinden. Behauptete der Teilnehmer, sich nicht an ein solches Ereignis zu erinnern, konterte der Kliniker damit, unangenehme Kindheitserlebnisse könnten zwar im Gedächtnis verschüttet sein, in Träumen aber wieder hervortreten. Gleich auf welchen Traum hin bemühte sich der (stets sehr geschickt agierende) Psychologe, dem Studenten die Vorstellung einzuimpfen, in seinem „Unbewussten" befinde sich eine „verdrängte" Verlassenheitserinnerung.

Einen Monat später füllten die 50 Studenten den Fragebogen zu Lebensereignissen ein zweites Mal aus. Wie die Forscher feststellten, waren sich die Teilnehmer an der Traumdeutungssitzung viel sicherer als die Studenten der Kontrollgruppe, dass sie vor dem Alter von drei Jahren von ihren Eltern verlassen worden oder verloren gegangen waren. Die Studenten hatten ihre Erinnerungen „überarbeitet".

Fazit

Diese amüsanten Experimente lehren uns, dass wir uns Erinnerungen zurechtzimmern und unser Gedächtnis nicht so untrüglich ist, wie wir es uns vorstellen.

Es scheint zudem, dass die Werbung zuweilen mit falschen Erinnerungen spielt, indem sie uns nostalgische Szenen vorgaukelt, etwa von Kindern, die auf den Knien ihrer Großmütter Hoppereiter spielen oder auf einer Wiese herumtollen (Braun, Ellis & Loftus, 2002).

Wir lieben solche Werbeszenen, denn sie erinnern uns vermeintlich an unsere Kindheit. Doch sind wir wirklich auf den Schoß unserer Großmutter gesprungen und haben wir wirklich die Karamellen gegessen, die unser Großvater uns so liebevoll gab, als wir vier Jahre alt waren? Wir sollten uns klarmachen, dass falsche Erinnerungen sehr problematisch sein können, etwa wenn es um Zeugenaussagen in Strafprozessen geht.

Mehr zum Thema

Braun, K. A., Ellis, R. E. & Loftus, E. F. (2002). Make my memory: How advertising can change our memories of the past. *Psychology and Marketing, 19,* 1–23.

Loftus, E. F. (2003). Our changeable memories: Legal and practical implications. *Nature Reviews Neuroscience, 4,* 231–234.

Mazzoni, G. A. L., Lombardo, P., Malvagia, S. & Loftus, E. F. (1999). Dream interpretation and false beliefs. *Memory and Cognition, 30,* 423–431.

6 Warum murmelt Papa beim Zeitunglesen immer „hmhm, jaja"?
Der Cocktailparty-Effekt

Im französischen Fernsehen gibt es einen Werbespot, in dem ein Kind seinem Papa mehrmals dieselbe Frage stellt: „Papa, was ist denn das für eine Milchflasche?" Dieser ist völlig in seine Zeitung vertieft und scheint seiner Tochter gar nicht zuzuhören, bis sie ihn fragt: „Papa, wo kommen denn die kleinen Kinder her?" Sofort lässt der Vater seine Zeitung sinken, nimmt die Milchflasche und erklärt seiner Tochter, wie man sie wieder verschließt, sie handhabt etc. Mit leiser Ironie illustriert dieser Werbefilm, was die Forscher den „Cocktailparty-Effekt" genannt haben.

Warum dieser Name? Einfach deshalb, weil Sie auf einer Cocktailparty inmitten all des Lärms, des Stimmengewirrs, des Gelächters und der Musik um Sie herum imstande sind, sich auf ein einzelnes Gespräch zu konzentrieren und sämtliche Nebengeräusche auszublenden. Und dennoch können Sie trotz Ihrer „sensorischen Isolation" eine für Sie wichtige Information aufschnappen, beispielsweise Ihren eigenen Namen, selbst wenn er in dieser Kakophonie von einer Person ausgesprochen wird, die mehrere Meter von Ihnen entfernt steht.

Sobald jedoch Ihre Aufmerksamkeit in die Richtung abschweift, aus der Ihr Name ertönt, verlieren Sie in der Unterhaltung, der Sie gerade lauschen, den Faden.

Unser Gehirn kann nicht sämtliche auf unsere Sinnesorgane einstürmenden Informationen auf einmal verarbeiten. Die Daten werden also zunächst von einer Art „Türsteher" gewissermaßen gefiltert. Dieser trifft eine Auswahl; er entscheidet, was einlassenswert ist, und verwirft das Übrige. Wenn Ihr Name fällt, lässt ihn der Türsteher durch, denn er stuft ihn als wichtige Information ein, die Ihre Aufmerksamkeit verdient.

Der Cocktailparty-Effekt verdeutlicht, dass wir unsere Aufmerksamkeit nicht mehreren auditiven Quellen gleichzeitig widmen können. Dieser Effekt wurde 1953 durch die Arbeiten von Cherry nachgewiesen. Sie werden im Folgenden dargestellt.

Per Kopfhörer bekamen die Probanden gleichzeitig zwei unterschiedliche Mitteilungen vorgespielt: eine Botschaft in das rechte Ohr, eine andere in das linke („dichotisches" Hören). Nun sollten die Teilnehmer den Wortlaut einer Mitteilung parallel zur Darbietung wiederholen.

Die Mehrzahl der Teilnehmer bewältigte diese Aufgabe mit Leichtigkeit. Überraschend war jedoch, dass sie nach dem Experiment von der nicht wiederholten Botschaft kaum etwas behalten hatten. Sie vermochten zwar anzugeben, ob es sich um eine Stimme oder ein Geräusch handelte oder ob ein Mann oder eine Frau gesprochen hatte, wussten aber beispielsweise nicht zu sagen, in welcher Sprache gesprochen worden war. Genauso war es ihnen unmöglich, sich auch nur an ein einziges der gesprochenen Worte zu erinnern, selbst wenn sie in mehreren Durchgängen wiederholt worden waren.

Tauchte dagegen ihr Name in der nicht nachgesprochenen Botschaft auf, vernahmen ihn 35 Prozent der Personen und erkannten ihn wieder. Sie hatten also diesen Kanal während einer kurzen Zeitspanne überwacht (Wood & Cowan, 1995.)

Diese Experimente belegen, dass wir nicht ausreichend „Aufmerksamkeitsressourcen" für zwei Aufgaben gleichzeitig bereitstellen können. Glücklicherweise bekommen offenbar bestimmte

Reize dank des „Türstehers" so etwas wie „Wahrnehmungspriorität". Das gilt insbesondere für den Familiennamen des Wahrnehmenden. Vermutlich dürfte das Wort „Sex" ebenfalls diesen Effekt hervorrufen. Wird es etwa bei einer Veranstaltung mit Vernissagecharakter laut genug ausgesprochen, verstummen die Anwesenden und drehen sich zu der Person um, die es fallen hat lassen. Doch im Allgemeinen sind wir unfähig zum Multitasking. Wir sind nicht konstruiert wie Windows. Aus diesem Grund ist es uns unmöglich, ein Fußballspiel im Fernsehen anzuschauen und uns gleichzeitig mit unserer Frau zu unterhalten. Wir müssen uns entscheiden: entweder unserer Frau zuzuhören und Gefahr zu laufen, einen wichtigen Spielzug zu verpassen, oder widerstrebend „hmhm, jaja" zu brummeln und dabei die Augen starr auf den Bildschirm zu heften. Dabei jedoch riskieren wir eine Gardinenpredigt wegen unseres Desinteresses. Jetzt mögen Sie einwenden, dass Sie manchmal sehr wohl mehrere Dinge auf einmal tun können, beispielsweise ein Spiel anschauen, ein Bier trinken und sich den Ellbogen kratzen. Gewiss, doch diese Tätigkeiten erfordern nicht eben viel Aufmerksamkeit. Meistens ist die Sache nämlich komplizierter.

Stellen Sie sich einmal die folgende Szene vor: Sie sitzen am Steuer Ihres Wagens und fahren auf einer Bundesstraße. Es ist nicht viel Verkehr, und Sie reden mit Ihrem Beifahrer oder Ihrer Beifahrerin. Da kommen Sie an die Autobahnauffahrt und müssen sich von der Beschleunigungsspur einfädeln. Wie verhalten Sie sich? Mit ziemlicher Sicherheit schweigen Sie während des Manövers und bitten Ihren Mitfahrer danach zu wiederholen, was er gerade gesagt hat.

Der Umstand, dass wir im Grunde nicht zum Multitasking fähig sind, erklärt, warum man Telefonieren beim Autofahren besser unterlässt. Ganz abgesehen von der Bedienung des Tastenfelds absorbiert schon das einfache Kommunizieren viel Aufmerksamkeit, die uns dann für das Fahren nicht mehr zur Verfügung steht.

Stayer und Johnston (2001) untersuchten die Auswirkungen einer Unterhaltung auf die Fahrleistung. Die 68 Teilnehmer ihrer Studie mussten eine Verfolgungsaufgabe lösen. Mit dem Mauszeiger sollten sie auf einem Computerbildschirm einem beweglichen Ziel folgen. In Abständen von zehn bis 20 Sekunden blinkte der Cursor rot oder grün auf. Wenn er rot leuchtete, mussten die Probanden möglichst schnell auf einen „Bremse"-Knopf drücken.

Nach einer siebenminütigen Trainingsphase begann die 15 Minuten dauernde Aufgabe. Die Testpersonen mussten dabei mit einem Komplizen der Versuchsleiter telefonieren, entweder per Handy in ihrer freien Hand oder per Freisprechanlage. Andere experimentelle Bedingungen sahen vor, dass die Probanden Radio oder Auszüge aus einem Buch hörten, über das sie glaubten, später befragt zu werden. Eine weitere Gruppe (Kontrollgruppe) musste sich damit begnügen, die Aufgabe wie in der Trainingsphase fortzusetzen, das heißt, ohne etwas Bestimmtes zu hören.

Den Ergebnissen zufolge stieg die Wahrscheinlichkeit, bei Rot das Bremsen zu vergessen, um mehr als das Doppelte, wenn die Personen durch das Telefongespräch abgelenkt waren, ob mit dem Mobiltelefon in der Hand oder mit der Freisprechanlage. Diese Resultate beweisen, dass nicht bloß die manuelle Bedienung des Handys problematisch ist, sondern vielmehr das Telefongespräch selbst, da es zu einem Aufmerksamkeitsdefizit führt.

In einem zweiten Experiment mussten die Teilnehmer die Verfolgungs- und Bremsaufgabe ausführen und dabei entweder Wort für Wort wiederholen, was der Versuchsleiter ihnen vorlas, oder sich ein neues Wort ausdenken, das mit dem letzten Buchstaben des zuletzt vom Forscher genannten Wortes begann. Eine andere Gruppe (Kontrollgruppe) erledigte diese Aufgaben ohne die Verfolgungsaufgabe. Es zeigte sich, dass nur die Aufgabe, neue Wörter zu finden, eine signifikante Steigerung der Fehlerzahl bewirkte.

Diese Untersuchung spricht dafür, dass das Benutzen eines Handys die Fahrleistung prinzipiell beeinträchtigt. Es bindet die Aufmerksamkeit, weil das Gespräch den „aktiven" Wahrnehmungskanal beansprucht.

Diese Ergebnisse wecken Zweifel an gesetzlichen Vorschriften, die zwischen Handsprechapparaten und Freisprechanlagen unterscheiden. Letztere verringern keineswegs die Ablenkung durch ein Telefongespräch. Das Problem besteht also nicht darin, am Steuer beide Hände frei zu haben, sondern das Gehirn (wenn eines vorhanden ist) frei von anderen Tätigkeiten als dem Autofahren. Selbst Musik im Auto stört unter bestimmten Bedingungen, insbesondere bei komplizierteren Fahrmanövern. Übrigens, was machen Sie mit dem Radio, wenn Sie einparken? Die meisten von uns drehen den Ton leiser oder schalten aus. Weil es eben ablenkt.

Fazit

Vielleicht geht Ihnen jetzt der Gedanke durch den Kopf: „Man kann es doch aber den Leuten nicht verbieten, sich im Auto zu unterhalten, bloß weil sie dann angeblich nicht mehr so aufmerksam sind?" Natürlich nicht. Aber nichtsdestotrotz – lesen Sie das Schild im Bus in der Nähe des Fahrersitzes. Es ist unmöglich, mehrere Dinge zugleich zu tun, es sei denn, man tut sie schlechter. Nur Napoleon, so scheint es, brachte es fertig, seinen Sekretären sieben Briefe auf einmal zu diktieren. Leider sind nur wenige von uns Napoleon.

Mehr zum Thema

Cherry, E. C. (1953). Some experiments in the recognition of speech, with one and two ears. *Journal of the Acoustical Society of America, 25,* 975–979.

Stayer, D. L. & Johnston, W. A. (2001). Driven to distraction: Dual-task studies of simulated driving and conversing on a cellular telephone. *Psychological Science, 12,* 462–466.

Wood, N. & Cowan, N. (1995). The cocktail party phenomenon revisited: How frequent are attention shifts to one's name in an irrelevant auditory channel? *Journal of Experimental Psychology: Learning, Memory and Cognition, 21* (1), 255–260.

7 Warum hängt man Müllsäcke über neu aufgestellte Schilder?

Veränderungsblindheit und Unaufmerksamkeitsblindheit

Während manche Wissenschaftler dem Cocktailparty-Effekt auf der Spur waren, gingen andere einem damit zusammenhängenden Mechanismus nach, den sie als „Veränderungsblindheit" bezeichneten.

Dieses Phänomen betrifft nicht mehr auditive Informationen, sondern visuelle. Gemeint ist unser Unvermögen, unerwartete Veränderungen zu entdecken, die sich während eines „visuellen Bruches" (Levin, Simons, Angelone & Chabris, 2002) vollziehen. Wenn Sie beispielsweise nach der Beobachtung einer Szene den Blick abwenden und sich während dieser Zeitspanne etwas ändert, dann sind Sie sehr oft außerstande, den Unterschied zwischen vorher und nachher zu bemerken. Dies belegt die folgende Studie.

> In einem unterhaltsamen Experiment (Simons & Levin, 1998) hielt der Versuchsleiter Personen auf der Straße an und fragte sie nach dem Weg. Während beide miteinander sprachen, trugen zwei Arbeiter eine Tür zwischen dem Experimentator und dem „Opfer" durch und zwangen sie dadurch, auseinanderzurücken. Hinter der Tür versteckte sich ein zweiter Versuchsleiter, der heimlich den Platz mit dem ersten tauschte. Erstaunlicherweise zeigte sich der Passant nach dem Zwischenfall nicht überrascht und fuhr mit seiner Wegbeschreibung fort, als ob er es immer noch mit demselben Gesprächspartner zu tun gehabt hätte.

Dies verdeutlicht, dass wir häufig sogar einschneidende Veränderungen in unserer Umwelt überhaupt nicht bemerken.

Und das ist noch nicht alles. Wenn unsere Aufmerksamkeit auf eine Einzelheit oder ein Ereignis konzentriert ist, neigen wir dazu, andere Objekte, die sich gleichwohl in unserer Nähe und in unserem Gesichtsfeld befinden, zu ignorieren. Unser Gehirn scheint diese Objekte quasi „auszuradieren". Die Psychologen sprechen dann von „Aufmerksamkeitsblindheit".

Falls Sie das nicht recht glauben mögen, lesen Sie das Folgende.

> Simons und Chabris (1999) zeigten Studenten einen Film, in dem zwei Mannschaften Basketball spielten. Die Zuschauer sollten notieren, wie viele Pässe sich eine der Mannschaften zuspielte. Diese Aufgabe war nicht leicht, da die Spieler der anderen Mannschaft sich ebenfalls einen zweiten Ball zuwarfen. Zudem ging das Ganze sehr rasch vonstatten, und die Spieler wechselten die Bälle mit unterschiedlichen Würfen.
>
> Nach einigen Minuten hielt der Versuchsleiter den Film an und fragte nach der Gesamtzahl der Pässe. Im Allgemeinen irrten sich die Teilnehmer selten und nannten die korrekte Anzahl. Als der Forscher dagegen fragte, ob etwas Sonderbares ihre Aufmerksamkeit erregt hätte, wussten nur wenige, worauf er anspielte.
>
> Der Forscher spulte den Streifen zurück und ließ ihn erneut laufen. Mitten im Film betrat ein Mensch in einem Gorillakostüm von links die Szene, wandte sich der Kamera zu, trommelte sich mit beiden Fäusten kurz auf die Brust und setzte dann ruhig seinen Weg nach rechts fort, bis er aus der Szene verschwand. Die Mehrzahl der Probanden hatte ihn nicht gesehen.

Zuweilen begehen wir Irrtümer, weil unsere Sinne offenbar wichtige Details in unserem Umfeld vernachlässigen. Dann wieder beeinflussen sich unsere Sinne wechselseitig und täuschen uns dadurch. Beispielsweise kann das, was wir hören, die Wahrnehmung dessen, was wir sehen, verändern.

> Dies belegte ein Experiment, bei dem die Teilnehmer die Anzahl von Lichtblitzen schätzen sollten (Shams, Kamitani & Shimojo, 2000). Je nach Bedingung war der Blitz von einem Einzelton oder mehreren Tönen begleitet.
>
> Ergebnis: War der Blitz mit mehreren Tönen verknüpft, wurde er selbst als Mehrfachblitz wahrgenommen. Die Einfachheit und Robust-

heit dieses Phänomens sprechen dafür, dass Wechselwirkungen zwischen den Sinnesmodalitäten häufig vorkommen.

Fazit

Die Wahrnehmung ist beeinflussbar. Aufmerksamkeitsbedingte Phänomene, aber auch zahlreiche andere Faktoren wirken auf sie ein und verändern sie.

Diese Faktoren verhindern manchmal, dass wir in einer Situation eine Veränderung bemerken, die eigentlich eine Verhaltensänderung erforderlich machen würde. Jemand könnte beispielsweise ein Knöllchen kassieren, weil er verkehrt herum durch eine zigmal gefahrene Straße gefahren ist. So erfährt der Betroffene sehr zu seinem Erstaunen, dass die Beschilderung schon vor mehr als einer Woche geändert wurde. Wundern Sie sich also nicht über den Müllsack über einem kürzlich aufgestellten Schild. Er könnte Ihre Aufmerksamkeit wecken, bevor das Schild in Kraft tritt.

Wir sollten uns bewusst machen, dass unsere Wahrnehmungen nicht die Realität sind, sondern vielmehr eine Rekonstruktion der Realität. So lesen manche Menschen zwar das Schild „Achtung, fisch gestrichen", bemerken aber nicht den Fehler darin[5].

Andererseits ist es shcon lutsig zu seehn, dass Sie deisen Staz vresethen, obwhol die Wröter silnnos sind. Die Rhieenfloge der Bchutsaebn in eniem Wrot zhält kuam, sfoern der esrte und der lezrte Bchusatbe am ritchigen Pattz sethen. Das mneschilche Gehrin efrssst das Wrot als Gnazhiet und ncith jdeen Bchusatben enizln.

Abschließend muss man unsere Vorstellung von Sehen und Hören als zuverlässigen Wahrnehmungsmodalitäten infrage stellen. Halten wir uns vor Augen, dass wir unseren Sinnen nur rela-

---

[5] Im Wort „frisch" fehlt das „r".

tiv trauen dürfen und dass die Redensart „Ich glaube nur, was ich sehe" mit Vorsicht zu genießen ist.

Mehr zum Thema

Levin, D. T., Simons, D. J., Angelore, B. L. & Chabris, C. F. (2002). Memory for centrally attended changing objects in an incidental real-world change detection paradigm. *British Journal of Psychology, 93,* 289–302.

Shams, L., Kamitani, Y. & Shimojo, S. (2000). Illusions: What you see is what you hear. *Nature, 408,* 788.

Simons, D. J. & Chabris, C. F. (1999). Gorillas in our midst: Sustained inattentional blindness for dynamic events. *Perception, 28,* 1059–1094.

Simons, D. J. & Levin, D. T. (1998). Failure to detect changes to people in a real-world interaction. *Psychonomic Bulletin and Review, 5* (4), 644–649.

8 Warum wird die Treppe schlagartig steiler, wenn Sie Ihre Einkäufe schleppen?
Tätigkeit und Wahrnehmung

Sie wohnen in einem Haus ohne Aufzug und meinen zuweilen, den Everest erklimmen zu müssen, wenn Sie Ihre Einkäufe hochtragen müssen? Dann dürfte Sie das folgende Experiment interessieren.

Bhalla und Proffitt (1999) baten 130 Studenten einer amerikanischen Universität, sich an den Fuß eines Hügels zu stellen und dessen Gefälle in Grad zu schätzen. Um Unterschiede zwischen den Individuen festzustellen, wurden vier Experimente durchgeführt.

Im Vergleich zu unbelasteten Studenten im Vollbesitz ihrer Körperkräfte kam anderen Probanden, die eine Last trugen (einen sehr schweren Rucksack), erschöpft waren (sie hatten gerade einen 100-Meter-Lauf absolviert), alt waren oder sogar an einer Krankheit litten, der

Hügel „steiler" vor. Alle Probanden mit Einschränkungen überschätzten die Steigung in beträchtlichem Maße.

Den Forschern zufolge haben diese Überschätzungen einen Sinn. Sie bewahren uns davor, Aktionen in Angriff zu nehmen, die wir angesichts unserer augenblicklichen Kräfte schwerlich bewältigen könnten. Schätzen wir eine Steigung als viel anspruchsvoller ein, als sie in Wirklichkeit ist, mahnt uns das zur Klugheit und verhütet, dass wir das Unmögliche wagen.

Fazit

Die meisten Menschen glauben, die Wahrnehmung spiegele die Wirklichkeit exakt wider. Wiederum beweisen uns solche Experimente, dass dies nicht der Fall ist. Sie zeigen vielmehr, dass sich unsere visuelle Wahrnehmung in Abhängigkeit von unseren aktuellen Unternehmungen verändern kann.

Also verlieren Sie nicht den Mut, falls die Treppe besonders steil vor Ihnen aufragt, wenn Sie spät nach Hause kommen und nach einem hemmungslos durchtanzten Abend auf dem Zahnfleisch gehen.

Mehr zum Thema

Bhalla, M. & Proffitt, D. R. (1999). Visual-motor recalibration in geographical slant perception. *Journal of Experimental Psychology: Human Perception and Performance, 25* (4), 1076–1096.

9 Rechts oder links herum – ist es wirklich so leicht, sich an den Drehsinn von Gegenständen zu erinnern?
Gedächtnis und Rotationsrichtung

Machen Sie einmal das folgende kleine Experiment: Drehen Sie sich vor einer Person ganz unschuldig im Kreis (gegen den Uhrzeigersinn) und fragen Sie sie fünf Minuten später, wie herum Sie sich gedreht haben. Sie werden sehen, dass sich die Leute im Allgemeinen nur schwer daran erinnern; meist antworten sie Ihnen aufs Geratewohl: „Äh, im Uhrzeigersinn." Den Beweis liefert das Experiment von Price und Gilden (2000).

> Diese Forscher wollten wissen, wie Menschen die Bewegung eines Objekts analysieren und im Gedächtnis abspeichern. Sie baten 48 Versuchspersonen, auf einem Computerbildschirm unterschiedlich bewegte Objekte zu beobachten: Die Dinge zogen von links nach rechts oder von rechts nach links, sie näherten oder entfernten sich, sie drehten sich von links nach rechts oder von rechts nach links. Fünf Minuten später zeigten die Forscher den Probanden die Objekte ein zweites Mal und befragten erstere über deren Bewegung.
> Wie Price und Gilden feststellten, konnten die Versuchspersonen sich sehr genau an die Bewegungsrichtung erinnern, wenn diese von links nach rechts (und umgekehrt) verlief oder wenn sich das Objekt zu nähern oder zu entfernen schien. Dagegen gaben sie Zufallsantworten, wenn sie den Drehsinn der kreisenden Objekte aus dem Gedächtnis abrufen sollten. Die Probanden besaßen praktisch keine Erinnerung daran, wie herum sich das Objekt bewegt hatte. Sie gingen automatisch davon aus, dass es im Uhrzeigersinn rotierte.

Die Berechnungen, die unser Gehirn anstellen muss, um zu erkennen, ob sich ein Objekt auf uns zu bewegt, sind genauso komplex wie die zur Identifikation seiner Rotationsrichtung.

Daher widersprechen die Forscher der Hypothese, wir könnten uns einfach deshalb nicht an den Drehsinn erinnern, weil das für unser Gehirn schwierig sei.

Vielmehr bevorzugen Price und Gilden eine evolutionstheoretische Erklärung: Ihrer Ansicht nach ist das visuelle Gedächtnis nicht nach Komplexität organisiert, sondern nach praktischen Konsequenzen für das Verhalten. Nun war aber die Speicherung der Rotationsrichtung eines Gegenstands für das Überleben des Menschen nie besonders wichtig. Ob ein Lebewesen nun Jäger oder Beute ist, es muss speichern und abrufen können, ob etwas näher kommt, zurückweicht oder sich zur einen oder anderen Seite entfernt. Für uns war es beispielsweise nützlich zu erkennen, ob unser Beutetier auf uns zu lief oder vor uns flüchtete. Was jedoch sich drehende Objekte betrifft, gibt es keine Parallele. Die Rotationsrichtung ist wohl kaum eine Frage von Leben und Tod. Wäre das so gewesen, könnten wir uns den Drehsinn eines Gegenstands ganz bestimmt leichter merken.

Stünden Sie plötzlich einem Tiger gegenüber, hätten Sie sicher keine Schwierigkeiten, seine Laufrichtung im Kopf zu behalten. Liefe er jedoch vor Ihnen im Kreis, fiele es Ihnen sehr schwer, Ihren Freunden zu erklären, wie herum er sich drehte.

Das Gehirn hat also wahrscheinlich nie Automatismen für die Speicherung von Rotationsbewegungen entwickelt, wie das bei anderen Bewegungsformen der Fall war. Drehungen hatten in unserer gesamten Evolution nie relevante Auswirkungen für uns. Das Gehirn hat sie in seiner Gedächtnisentwicklung also schlicht und einfach ignoriert.

Fazit

Sind wir außerstande, uns an den Drehsinn von Gegenständen zu erinnern? Es scheint, als fiele uns das spontan tatsächlich recht schwer. Aber wollen wir wetten, dass Sie nach der Lektüre dieses Abschnitts aufmerksamer auf die Drehrichtung von Dingen achten werden? Doch auch wenn Drehbewegungen eine sozusagen universelle Faszination auslösen, haben sie keine Folgen für unser Überleben. Außer vielleicht die des Glücksrades ...

Mehr zum Thema

Price, C. M. & Gilden, D. L. (2000). Representations of motion and direction. *Journal of Experimental Psychology: Human Perception and Performance, 26* (1), 10–30.

10 Warum nehmen Sie manchmal versehentlich Salz statt Zucker?
Gedankenlosigkeit

Ist Ihnen schon einmal aufgefallen, wie oft wir etwas aus simpler Gewohnheit tun, ohne einen Gedanken daran zu verschwenden? Manche dieser „mechanischen" Verhaltensweisen sind nicht ganz unproblematisch: Wem ist es nicht schon passiert, dass er sich nach der Arbeit automatisch auf den Weg zu seiner alten Wohnung gemacht hat, obwohl er doch schon vor einem Monat umgezogen (oder geschieden worden) ist? Wer hat nicht schon nach dem Tischabräumen das Brot im Kühlschrank wiedergefunden? Wer hat nicht schon erstaunt festgestellt, dass er irgendwo eintrifft, aber kaum noch weiß, wie er da eigentlich hingekommen ist, und sich in einem lichten Augenblick fragt: „Was, ich bin schon da?"

Wir handeln häufig in einem „passiven" geistigen Zustand, einem Zustand „niedriger kognitiver Spannung", und sehr oft genügt es uns, bestimmte Elemente in der Situation zu registrieren, um mechanisch ein Verhalten einzuleiten.

Es genügt uns beispielsweise, auf einen Bekannten zu treffen, und schon fragen wir automatisch: „Wie geht's?", ohne uns weiter mit der Antwort abzugeben. Kellner stellen Gästen, die ihr Restaurant betreten, automatisch die Frage: „Sie möchten essen?" Und die Gäste wundern sich in ihrer Gedankenlosigkeit nicht einmal, obwohl sie doch sicher nicht gekommen sind, um Geschirr zu spülen, wie ein Komiker einmal bemerkte.

Selbst Kinder beschränken sich darauf zu überprüfen, ob bestimmte Regeln der Ereignisabfolge eingehalten werden, um sich eine eingehende und komplexe Beobachtung möglichst zu ersparen. Aus diesem Grund liest ein Leseanfänger manchmal vielleicht „Bockmist" statt „Bocksprung". Wenn beide Wörter mit der gleichen Silbe beginnen, liegt es manchmal nahe, das Wort nur daraus zu erschließen.

Dieses vorzeitige Handeln aufgrund eines einzigen Situationsaspekts kann uns dazu bringen, Salz statt Zucker in unsere Kaffeetasse zu schütten, einfach weil beides dieselbe Farbe hat und beides auf dem Tisch steht. Es trifft zu, dass unsere volle Geistesgegenwart sehr oft nur dann nötig ist, wenn wir wichtige Entscheidungen fällen müssen oder uns etwas an mechanischem Verhalten hindert. Ansonsten laufen wir auf Autopilot, wie das folgende Experiment zeigt.

> Ein Versuchsleiter wartete in einem Gang, bis eine Person an einen Fotokopierer trat. Dann tauchte er auf und fragte sie, ob er das Gerät vor ihr benutzen dürfe (Langer, Blank & Chanowitz, 1978). Je nach Bedingung stellte der Forscher eine der drei folgenden Fragen:
> - Entschuldigen Sie, ich habe fünf Seiten. Könnten Sie mich vorlassen? (Keine Rechtfertigung)
> - Entschuldigen Sie, ich habe fünf Seiten. Könnten Sie mich vorlassen, weil ich es sehr eilig habe? (Stichhaltige Rechtfertigung)
> - Entschuldigen Sie, ich habe fünf Seiten. Könnten Sie mich vorlassen, weil ich Kopien machen muss? (Schwache Rechtfertigung)
>
> In diesem Experiment traten 60 Prozent der Personen der Bedingung „keine Rechtfertigung" zurück. Bei der Bedingung „stichhaltige Rechtfertigung" dagegen waren es 94 Prozent und, noch erstaunlicher, sage und schreibe 93 Prozent, wenn die Bitte mit einer schwachen Rechtfertigung verbunden wurde.

Laut Lange und Mitarbeitern genügt es uns, im Alltag zu überprüfen, dass alles normal läuft und die Ereignisse dem gewohnten Schema folgen. Nun pflegt man eine Bitte in der Regel zu begründen. Wir erwarten, dass andere uns einen Grund nennen, wenn sie uns um etwas bitten („Kannst du mir dein Auto leihen, meins ist gerade kaputt"). Wird eine Begründung angeführt, halten wir die Bitte für berechtigt, und es fällt kaum ins Gewicht, ob das, was nach dem „weil" folgt, wirklich stichhaltig ist.

In diesem Experiment vergewissern sich die Probanden lediglich, dass der übliche Ablauf beachtet wird, ohne ihn genauer zu analysieren. Die dritte Bitte war mit einer schwachen Begründung verbunden (warum sonst sollte man Kopien machen wollen, wenn nicht um Kopien zu machen?). Doch schon diese reichte den Probanden aus; sie stimmten automatisch zu, ohne das Argument zu prüfen. In einem anderen Experiment dagegen, in dem derselbe Forscher eine kostspieligere Bitte (20 Kopien statt fünf) äußerte, kamen die Versuchspersonen der dritten Gruppe auf den Boden der Tatsachen zurück, und 60 Prozent ließen ihn nicht vor.

Fazit

Festzuhalten ist, dass wir beim Handeln häufig den Autopiloten einschalten und unsere Gedankenlosigkeit uns manchmal dazu verleitet, Forderungen nachzugeben, die wir später vielleicht bereuen.

Manche Menschen sind sich dieses Phänomens offenbar bewusst und machen es sich zuweilen auf unsere Kosten zunutze. Das kann beispielsweise dahinterstecken, wenn Sie bereitwillig eine Dose Erbsen vom obersten Regal des Vorratsschranks holen, nur weil Sie sich von der Person, die Sie für sich einspannt, gebauchpinselt fühlen, indem sie sagt: „Du mit deinen langen Armen, könntest du mir wohl diese Dose holen?"

Mehr zum Thema

Langer, E., Blank, A. & Chanowitz, B. (1978). The mindlessness of ostensibly thoughtful action: The role of placebic information in interpersonal interaction. *Jounal of Personality and Social Psychology*, 36, 635–642.

11 Was hilft Ihnen, auf ein bekanntes Wort zu kommen, das Ihnen partout nicht einfallen will?
Das Wort auf der Zunge

Finden Sie es nicht auch ärgerlich, wenn Ihnen ein Wort nicht einfällt, obwohl es Ihnen förmlich auf der Zunge liegt? Sie sehen das Gesicht eines berühmten und bekannten Schauspielers, aber Sie kommen einfach nicht auf seinen Namen. Und doch ... dieser Name ... Sie wissen genau, dass Sie ihn wissen. Was könnte Ihnen in solchen Fällen helfen, sich dieses berühmt-berüchtigte Wort, das Ihnen nicht einfallen will, wieder ins Gedächtnis zu rufen?

Wissenschaftler vermuten, dass es genauso wichtig ist, sich an das „Geräusch", den „Klang" des fehlenden Wortes zu erinnern wie an seine Bedeutung.

James und Burke (2000) stellten 108 Versuchspersonen 114 Fragen. Diese bezogen sich auf die Kultur im Allgemeinen, bestimmte Fragen jedoch lösten bekanntermaßen häufig den „Wort-auf-der-Zunge"-Effekt aus. Typisch ist folgendes Beispiel: „Mit welchem Ausdruck bezeichnet man den Akt, mit dem ein König auf den Thron verzichtet?" Die Antwort lautet: „abdanken".

Den Fragen voraus gingen zehn Wörter (Eigennamen, seltene Wörter), die der Proband aussprechen musste. Manchmal erschien in dieser Liste ein Wort, das der Antwort auf die Frage phonetisch ähnelte. Beispielsweise boten die Forscher im Fall von „abdanken" (englisch *abdicate*) das Wort „abstrakt" (englisch *abstract*) dar.

Sprachen die Probanden die der Antwort phonetisch ähnlichen Wörter aus, antworteten sie wie erwartet korrekter auf die Frage, und es unterliefen ihnen weniger „Wort-auf-der-Zunge"-Zwischenfälle, als wenn sich kein Wort der Liste klanglich mit dem zu findenden Wort überschnitt.

Dieses Experiment erklärt, warum uns ein Wort ganz unvermittelt wieder einfallen kann. Manchmal genügt es, ein phonetisch ähnliches Wort wie das gesuchte zu hören, und wir erinnern uns wieder daran.

Fazit

James und Burke erklären, warum die Menge der „Wort-auf-der-Zunge"-Erfahrungen zunimmt, wenn Wörter nicht regelmäßig verwendet werden. Auch mit zunehmendem Alter steigt diese Zahl. Um das „Erinnern" zu verbessern, ist es also wichtig, sein Gedächtnis nicht „einrosten" zu lassen. Psychologen empfehlen, lebenslang aktiv zu sprechen, zu lesen und Kreuzworträtsel zu lösen. Je öfter wir uns des Wortes bedienen und je mehr neue Wörter wir erlernen, desto mehr steigen die Chancen, dass wir diese Wörter auch im Alter behalten und gebrauchen.

Mehr zum Thema

James, L. E. & Burke, D. M. (2000). Phonological priming effects on word retrieval and tip-of-the-tongue experiences in young and older adults. *Journal of Experimental Psychology: Learning, Memory and Cognition, 26* (6), 1378–1391.

12 Warum rauchen Radiologen nicht mehr?
„Lebendige" Information

Was ist Ihnen lieber: eine gut erzählte Geschichte, selbst wenn sie nichts beweist, oder ein abstraktes, mit einleuchtenden Statistiken vollgestopftes Referat? Bestimmt ersteres. Damit befinden Sie sich in guter Gesellschaft, denn die meisten Menschen gehören zu dieser Kategorie. Der Grund: Man ist empfänglicher für eine konkrete Information, die vor dem geistigen Auge „Bilder" aufsteigen lässt, als für eine abstrakte (Nisbett & Ross, 1980).

Stellen Sie sich vor, Sie wollten einen Fernseher kaufen. Sie lesen die entsprechenden Zeitschriften und stellen fest, dass alle gewünschten Eigenschaften sich in dem Gerät X12 von Phinips vereinigen. Es wird von der Mehrzahl der Fachleute empfohlen, und zudem liegt es seit einiger Zeit bei den Verkaufszahlen ganz vorn. Sie treffen Ihren Arbeitskollegen und sprechen mit ihm über Ihre Kaufabsicht. Er erwidert: „Du bist ja verrückt, kauf dir bloß keinen Phinips, mein Nachbar hat nichts als Probleme mit dieser Marke, die Fernbedienung ging nicht, erst war der Ton und danach das Bild weg, und dann musste er auch noch drei Monate auf ein Austauschgerät warten." Diese ätzenden Bemerkungen Ihres Kollegen werden mit Sicherheit in Ihre Entscheidung einfließen, selbst wenn Sie zuvor Tests und andere mit Zahlen unterfütterte Berichte gelesen haben. Das folgende Experiment erhärtet das.

> Borgida und Nisbett (1977) teilten Schüler, die ein Psychologiestudium aufnehmen wollten, in zwei Gruppen ein. Jeder Teilnehmer erhielt Informationen über dieses Fach.
> In einer Gruppe handelte es sich dabei um Statistiken, die mehrere Dutzend studentische Bewertungen verschiedener Psychologiekurse zusammenfassten, sowie um eine kleine Auswahl schriftlicher Kommentare zu diesen Kursen. Die andere Gruppe erhielt ihre Informa-

tionen in einem persönlichen Gespräch mit zwei Psychologiestudenten. Die Auskünfte selbst waren exakt dieselben, nur in mündlicher und nicht in schriftlicher Form. Danach fragten die Forscher die Probanden, welche Kurse sie zu belegen gedächten, aber auch danach, wie sicher sie sich ihrer Entscheidung waren.

Die angehenden Studenten ließen sich von den im Gespräch erteilten Auskünften stärker beeinflussen als von den statistischen Informationen. Verglichen mit den Probanden, die sich in die Statistiken vertieft hatten, zeigten diejenigen, welche die „lebendige" Information erhalten hatten, häufiger die Absicht, positiv bewertete Kurse zu wählen und seltener solche mit negativer Bewertung. Zudem waren sie sich ihrer Entscheidungen deutlich sicherer.

Die Studie spricht also dafür, dass persönliche Empfehlungen einflussreicher sein können als schriftliches Material.

Fazit

Ein wirkungsvoller Trick großer Demagogen besteht darin, Verallgemeinerungen auf eine isolierte und gut erzählte Beobachtung zu gründen. Stalin hat einmal gesagt: „Der Tod eines sowjetischen Soldaten ist eine Tragödie, der Tod Tausender sowjetischer Soldaten ist nur eine Statistik." Dieser berühmte Satz illustriert sehr schön, wie wir denken. Ein Konflikt mit Tausenden Toten berührt uns viel weniger als der Anblick eines auf der Straße in seinem Blut liegenden Menschen oder der eines Kindes, das nach einem Erdbeben nach stundenlangem Graben unter den Trümmern eines Haus geborgen wird. Hier liegt auch der Grund dafür, dass die Radiologen als erste Berufsgruppe mit dem Rauchen aufhörten, als man entdeckte, dass Tabak Lungenkrebs verursacht.

Mehr zum Thema

Borgida, E. & Nisbett, R. E. (1977). The differential impact of abstract vs. concrete information on decisions. *Journal of Applied Social Psychology,* 7, 258–271.

Nisbett, R. E. & Ross, L. (1980). *Human Inference: Strategies and Shortcomings of Social Judgement.* Englewood Cliffs, NJ: Prentice-Hall.

13 Warum reden wir mit den Händen?
Gestik und Denken

Beobachten Sie einmal Menschen, und nicht nur Südländer, beim Reden. Sehr oft wird Ihnen auffallen, dass Handbewegungen die Worte begleiten. Warum fällt es uns so schwer, unsere Hände stillzuhalten, wenn wir miteinander sprechen?

Wie man weiß, unterstreichen Gesten den Sinn, die Bedeutung des Gesprochenen (Morford & Goldin-Meadow, 1992). Lange Zeit dachte man, das Gestikulieren beim Sprechen sei ein Überbleibsel der Kommunikationsform, derer sich die Menschen (oder vielmehr ihre Vorfahren) vor Millionen Jahren, in einer „präverbalen" Vergangenheit bedienten. Doch kürzlich gelangten Forscher zu einer neuen Erklärung, nach der diese Gesten den Denkvorgang erleichtern könnten.

Goldin-Meadow und Mitarbeiter (2001) führten eine Studie mit 40 Kindern und 36 Erwachsenen durch. Das Experiment lief in vier Phasen ab.
- Zuerst mussten die Kinder auf einer Wandtafel Zahlen addieren, während die Erwachsenen Faktorzerlegungsprobleme lösen sollten.
- Im zweiten Schritt gaben die Forscher den Teilnehmern eine Liste mit Buchstaben und Wörtern zum Auswendiglernen.
- In dritten Schritt sollten die Kinder und die Erwachsenen erklären, wie sie zu der Lösung ihrer Mathematikaufgaben gekommen waren. In dieser Phase durfte jeweils die Hälfte der Probanden beim Sprechen nicht gestikulieren; sie mussten bei den mathematischen Erklärungen ihre Hände unbeweglich unter dem Tisch halten. Für die andere Hälfte der Teilnehmer gab es hinsichtlich der Gestik keine Vorschriften; diese war also erlaubt.

- Schließlich baten die Forscher die Erwachsenen wie die Kinder, ihnen möglichst viele Buchstaben und Wörter von der auswendig gelernten Liste zu nennen.

Die Ergebnisse waren verblüffend: Wie die Forscher feststellten, fielen den Probanden, die gestikulieren durften, im Mittel 20 Prozent mehr Wörter und Buchstaben ein als denen der anderen Gruppe.

Die Forscher erklären dies so: Wenn die Probanden darlegen sollen, wie sie ihre Mathematikaufgaben gelöst haben, während sich gleichzeitig ihr Gehirn Wörter und Buchstaben merkt, so hat dies eine hohe „mentale Auslastung" zur Folge. Da die Personen, denen Gesten erlaubt waren, eine bessere Gedächtnisleistung zeigten als die anderen, verringern Gesten wahrscheinlich die mentale Auslastung. Sie setzen demnach Kapazitäten frei, die dann zusätzlich genutzt werden können, um die Wörter im Gedächtnis zu behalten.

Eine Frage jedoch bleibt: *Warum* setzt das Gestikulieren Ressourcen frei? Laut Goldin-Meadow und Mitarbeitern ersetzt die Geste bestimmte verbale Erläuterungen durch Symbole und erleichtert so die Aufgabe der verbalen Erklärung. Die Informationsverarbeitung wird dadurch einfacher und die Anstrengung verringert. Gesten erleichtern den Forschern zufolge zudem den Zugriff auf bestimmte Wörter, indem sie andere Gedächtnisse als das verbale aktivieren, was wiederum den Sprechvorgang begünstigt.

Dieses Experiment macht darüber hinaus verständlich, warum auch Blinde beim Reden ihre Hände einsetzen (Iverson, Tencer, Lany & Goldin-Meadow, 2000) oder warum wir selbst beim Telefonieren gestikulieren, obwohl unser Gesprächspartner uns dabei doch gar nicht sieht.

Fazit

Vergessen Sie das Verbot Ihrer Großmutter, beim Sprechen mit den Händen zu fuchteln, weil sich das nicht gehöre. Untersuchungen deuten vielmehr darauf hin, dass Gesten uns helfen können, kognitive Ressourcen freizusetzen, die dann andernorts zur Verfügung stehen. Sich mit Unterstützung der Hände auszudrücken, befreit also unser Denken und hilft uns, unsere Worte besser zu organisieren.

Wenn wir unsere Worte mit Gesten untermalen, ist das vergleichbar mit einem Speichermodul für unseren alten Rechner: Die Anwendungen laufen schneller, besonders im Multitasking.

Mehr zum Thema

Goldin-Meadow, S., Nusbaum, H., Kelly, S. & Wagner, S. (2001). Explaning math: Gesturing lightens the load. *Psychological Science, 12,* 516–522.

Iverson, J. M., Tencer, H. L., Lany, J. & Goldin-Meadow, S. (2000). The relation between gesture and speech in congenitally blind and sighted language-learners. *Journal of Nonverbal Behavior, 24,* 105–130.

Morford, M. & Goldin-Meadow, S. (1992). Comprehension and production of gesture in combination with speech in one-word speakers. *Journal of Child Language, 19* (3), 559–580.

14 Warum haben Sie immer alles schon vorher gewusst?
Der Rückschaufehler

Stellen Sie sich vor, Sie arbeiten in einem großen Unternehmen. Der Vorstandschef hat seinen Hut genommen und wird ersetzt werden. Noch kennt niemand den Namen des Neuen, der aus dem Unternehmen selbst kommen soll. Die Gerüchteküche brodelt. Manche Kollegen behaupten, es werde dieser, andere, jener. Schließlich wird bekannt gegeben, wer das Rennen gemacht hat. Und jetzt hören Sie sich mal an, was Ihre Kollegen sagen, oder besser noch, fragen Sie sie. Die Mehrzahl von ihnen wird im Nachhinein behaupten, dass sie schon immer fest von dieser Entscheidung überzeugt gewesen wären. Wenn Sie dann entgegnen, dass sie das aber nicht vorausgesagt hätten, werden sie das abstreiten.

Ist das Unaufrichtigkeit? Nein, es handelt sich einfach um den Fehler des „Wissens im Nachhinein" (Rückschaufehler oder retrospektive Verzerrung). Diese Tendenz lässt sich definieren als eine Projektion neuen Wissens in die Vergangenheit, wobei zugleich verneint wird, dass das Wissen um das Ergebnis unser Urteil beeinflusst haben könnte (Hawkins & Hastie, 1990). Diese Verzerrung kann nach jedem neuen Ereignis auftreten, etwa nach

- einer Geburt: „Ich war sicher, dass es ein Junge würde",
- einer Stellungnahme: „Ich habe gewusst, dass du das sagen würdest",
- einer Wahl: „Ich war sicher, dass er es werden würde",
- Ergebnissen wissenschaftlicher Experimente: „Ich hab doch gewusst, dass das nicht funktionieren würde".

Wir verdanken den Nachweis dieses Phänomens dem Forscher Fischhoff (1975; 1977). Er zeigte, dass Versuchpersonen, denen man vor einem Test die richtigen Antworten nennt, danach die Anzahl richtiger Antworten, die sie hätten geben können, überschätzen.

In einem seiner Experimente ließ dieser Forscher fünf Studentengruppen einen Abschnitt über den Krieg von 1814 zwischen den Briten und den nepalesischen Gurkas lesen. Vier Gruppen präsentierte Fischhoff ein je anderes Ende dieses Konflikts: einen Sieg der Briten, einen Sieg der Gurkas, ein Patt ohne Friedensvertrag, ein Patt mit Friedensvertrag. Dann stellte Fischhoff allen Versuchspersonen der vier Gruppen folgende Frage: „Nachdem Sie nun den Abschnitt des Buches gelesen haben und wenn ich Ihnen nicht das Ende nicht verraten hätte, welchen Kriegsausgang hätten Sie dann vermutet?"

Alle Teilnehmer wollten auf eben den Ausgang getippt haben, den der Professor ihnen gerade genannt hatte, auch wenn dieser falsch war (was die Probanden natürlich nicht wussten).

Andere Psychologen wiesen den Effekt ebenfalls nach. Erhält eine Person Kenntnis von einem Ereignis, das einem Opfer unvermutet zugestoßen ist, beispielsweise einer Vergewaltigung, macht dies das Ereignis in den Augen des Beobachters vorhersehbarer (Janoff-Bulman, Timko & Carli, 1985).

Die retrospektive Verzerrung dürfte auf der Organisation unseres Wissens im Gedächtnis beruhen. Bestimmt ist es Ihnen schon passiert, dass Sie mit einer Freundin tratschen und sagen: „Übrigens, weißt du, dass Jack und Julie zusammen sind?", und Ihre Freundin erwidert: „Ja, weiß ich, ich hab es dir erzählt." Solche Beispiele führen uns vor Augen, wie schwer es uns fällt, uns daran zu erinnern, woher wir bestimmte Informationen haben. Da wir nicht mehr wissen, wie wir in ihren Besitz gekommen sind, glauben wir, sie schon immer gewusst zu haben. Das verdeutlicht das folgende Experiment.

Forscher legten Studenten eine Liste mit beliebigen Namen anonymer Personen vor (Jacoby, Kelley, Brown & Jasechko, 1989). Sie ließen 24 Stunden verstreichen und baten die Probanden dann zu beurteilen, ob die Liste berühmte Namen enthielt. Die Probanden identifizierten zahlreiche Namen als berühmt. Bei Versuchspersonen, welche die Liste unmittelbar nach der Lektüre zu beurteilen hatten, war dies dagegen nicht der Fall.

Der Rückschaufehler wird zuweilen zu strategischen Zwecken eingesetzt, insbesondere um zu zeigen, dass man sehr viel besser informiert sei als in Wahrheit: „Ich weiß, ich weiß ..." Doch das Wissen a posteriori kann vielfältige Probleme aufwerfen:

- Zum einen hindert uns dieser Effekt am Lernen, denn er bestärkt uns in der Meinung, es gebe kaum Neues zu lernen.
- Zum anderen lauert in ihm der unangenehme Nasenstüber, den man erhält, wenn man mit einem „Knüller" aufzuwarten glaubt und als Antwort bekommt: „Das bezweifle ich" oder: „Das wusste ich schon". Diese Unannehmlichkeit verschärft sich noch, wenn wir gerade einen Misserfolg hinnehmen mussten und unser Umfeld dazu bemerkt, dass es den negati-

ven Ausgang von Anfang an geahnt hat. So müssen wir zusätzlich zu unserem Misserfolgserlebnis noch psychisch verdauen, als Idiot dazustehen.

- Schließlich erscheinen unsere Analysen und Arbeitsergebnisse den Personen, denen wir sie vorlegen, häufig selbstverständlich. Zweifel an der Bedeutung der Arbeit können sogar dann aufkommen, wenn die Ergebnisse dem Leser intuitiv einleuchten („Das war ja zu erwarten"). Die gelegentlichen Witze über Leute, die sich beruflich mit Analysen befassen, verdeutlichen indirekt diesen Effekt: „Ein Berater ist jemand, der viel Geld dafür verlangt, dass er uns sagt, was wir schon wissen" oder: „Man braucht keinen Ergonomen einzustellen, um zu erfahren, dass die Tischhöhe einen Meter betragen muss".

Fazit

Wissen im Nachhinein ist ein besonders verbreitetes Phänomen. Es ließe sich gut mit einem Murphy-Gesetz[6] beschreiben: „Eine beträchtliche Anzahl Personen kommt aus einer unermesslich großen Zahl von Ecken hervor, um Ihnen *nach* einem Unfall zu sagen, was man *vorher* hätte unternehmen müssen, um zu verhindern, dass er sich wiederholt."

Wollen Sie Ihr Umfeld trotzdem mit Ihren Ergebnissen (Studien, Noten) überraschen und sich ein „Das bezweifle ich" erspa-

---

[6] Edward A. Murphy, jr., Captain der US Air Force, war einer der Ingenieure eines Projekts der US Air Force im Jahre 1949, das die Auswirkungen der Beschleunigung auf Piloten untersuchen sollte (Projekt USAF MX981). Bei einem dieser Experimente kamen insgesamt 16 an verschiedenen Körperstellen der Testperson angebrachte Beschleunigungssensoren zum Einsatz. Es gab zwei Möglichkeiten, die Sensoren an ihrem Anzug zu befestigen, und jemand brachte alle 16 verkehrt herum an. Damals formulierte Murphy sein fatalistisches Gesetz: „Wenn es mehrere Methoden gibt, etwas zu tun, und wenn eine davon zu einer Katastrophe führen kann, wird jemand diese wählen." Dieses erste Gesetz zog zahlreiche fatalistische und humorvolle Varianten nach sich (siehe auch Bloch, A. (1983–1984). *Murphys Gesetz*, 4 Bde. München: Goldmann) [Ergänzung der Übersetzerin].

ren? Dann gibt es eine Lösung: Sie brauchen Ihre Freunde oder Arbeitskollegen (bevor Sie die Ergebnisse bekannt geben) einfach nur zu fragen, ob sie erraten können, was Sie gefunden haben, oder auch, wie sie sich in dieser Situation verhalten würden. Aber das wissen Sie ja schon alles.

Mehr zum Thema

Fischhoff, B. (1975). Hindsight/foresight: The effects of outcome knowledge on judgment under uncertainty. *Journal of Experimental Psychology: Human Perception and Performance, 1,* 288–299.

Fischhoff, B. (1977). Perceived informativeness of facts. *Journal of Experimental Psychology: Human Perception and Performance, 3,* 349–358.

Hawkins, S. A. & Hastie, R. (1990). Hindsight: Biased judgments of past events after the outcomes are known. *Psycholocigal Bulletin, 107,* 311–327.

Jacoby, L. L., Kelley, C., Brown, J. & Jaseshko, J. (1989). Becoming famous overnight: Limits on the ability to avoid unconscious influences of the past. *Journal of Personality and Social Psychology, 56,* 326–338.

Janoff-Bulman, R., Timko, C. & Carli, L. (1985). Cognitive biases in blaming the victim. *Journal of Experimental Social Psychology, 21,* 161–177.

15 Warum ist das Ausland immer so weit weg?
Die Schätzung von Entfernungen zwischen Städten

Sind Sie gut in Geografie? Selbst wenn Sie diese Frage verneinen, ein bisschen kennen Sie sich in Europa doch aus. Es wird Ihnen daher nicht schwerfallen, die folgende Frage zu beantworten: Welche Stadt liegt näher an Frankfurt: Hamburg oder Zürich?

Wenn Sie Hamburg gesagt haben, sind Sie einer Täuschung zum Opfer gefallen: der verfälschten Entfernungsschätzung zwischen Städten des eigenen Landes. Tatsächlich liegt Frankfurt weniger weit von Zürich entfernt als von Hamburg. Nur ist es so, dass Hamburg in Deutschland liegt und Sie unglückseligerweise dazu neigen, die Entfernung zwischen deutschen Städten im Vergleich zu der zwischen einer deutschen Stadt und einer ausländischen zu unterschätzen.

Dies belegten Burris und Branscombe 2005.

Diese beiden Wissenschaftler erforschten mit sechs Experimenten, wie Personen Entfernungen wahrnehmen. In den drei ersten Versuchen sollten die (amerikanischen) Probanden die Distanz zwischen zwei US-amerikanischen Städten (A und B) angeben, dann im nächsten Schritt die zwischen A und einer anderen, ausländischen Stadt (C), die aber in Wirklichkeit genauso weit von A entfernt liegt wie B. Die Amerikaner fielen einer Illusion zum Opfer: Im Vergleich zu der Entfernung zwischen den amerikanischen Städten überschätzten sie die Entfernung zwischen der ausländischen und der amerikanischen Stadt.

In den anderen Experimenten ging es Kanadiern genauso: Sie schätzten die Entfernung zu ausländischen Städten größer ein als die zwischen einheimischen. Überdies stellten die Forscher fest, dass die Entfernungsverzerrung nur auftrat, wenn die eigene Grenze überschritten wurde, nicht aber, wenn es die Entfernung zwischen zwei Orten in zwei verschiedenen fremden Ländern zu beurteilen galt.

Fazit

Wo liegt die Quelle für diesen Irrtum? Im Grunde weiß man ihn nicht recht zu erklären. Jedenfalls erzeugt das psychologische Überschreiten der Grenze des eigenen Landes den Forschern zufolge eine visuelle Täuschung, die Entfernungsbeurteilungen verfälscht. Der Grund hängt möglicherweise damit zusammen, dass man in der Vorstellung die Route zu dieser Stadt im Ausland zurücklegt. Sie ist komplizierter und zwingt unser Gehirn zu verstärkter Arbeit. Achten Sie in diesem Zusammenhang einmal darauf, dass uns auf Reisen der Hinweg meist länger vorkommt als der Rückweg. Auf der Hinfahrt sammelt man neue Eindrücke und prägt sie sich ein. Auf der Heimreise ruht sich das Gehirn aus, der Weg ist einfacher und erscheint kürzer.

Man könnte sich fragen, ob das gedankliche Überschreiten der Grenze nicht auch die Beurteilung des Gewichts von Ereignissen verfälscht. Trifft es nicht zu, dass die Presse häufig den Eindruck vermittelt, zehn Tote in Deutschland seien eine schlimmere Katastrophe als 1 000 Tote im Ausland?

Mehr zum Thema

Burris, C. T. & Branscombe, N. R. (2005). Distorted distance estimation induced by a self-relevant national boundary. *Journal of Experimental Social Psychology, 41,* 305–312.

16 Das Gedächtnis kennt keine Fragen
Die Verzerrung zugunsten von Aussagesätzen

Was behält man, wenn man eine Frage liest? Das ist vielleicht eine komische Frage, mögen Sie jetzt denken. Darauf würde ich erwidern: gar nicht mal so sehr, denn Forschungsarbeiten haben eindeutig bewiesen, dass das Gedächtnis die Frageform ausradiert und sie durch die Aussageform ersetzt.

2006 ließen Pandelaere und Dewitte ihre Probanden eine Liste von Sätzen auf einem Computerbildschirm lesen. Es handelte sich dabei entweder um Frage- oder um Aussagesätze, beispielsweise „Süßwasserschlangen schwimmen rückwärts" oder „Schwimmen Süßwasserschlangen rückwärts?".

In einem zweiten Durchgang legten sie den Studenten eine andere Liste vor, in der jeder Satz der ersten Aufstellung in beiden Formen (Frage und Aussage) erschien. Die Probanden sollten die ursprüngliche Form des in der ersten Liste gelesenen Satzes wiedererkennen.

Wie sich herausstellte, irrten sich die Studenten häufig: Sie entschieden sich öfter für die Aussagesätze, auch wenn diese zuvor in der ersten Liste als Fragen aufgeführt waren.

Die Forscher erklären sich das so: Versuchen wir eine uns gestellte Frage zu verstehen, stellen wir uns den Inhalt als Satz vor, um die Situation in Gedanken „nachzubauen". Die Repräsentation wird dann in dieser Form im Gedächtnis abgespeichert. In der Einprägephase wird also das Format verändert. Infolgedessen laufen wir Gefahr, uns an eine Frage nicht mehr als Frage, sondern vielmehr als Aussage zu erinnern.

Fazit

Unser Gehirn ist nicht dafür geschaffen, sich an Fragen zu erinnern, sondern dafür, sich an Antworten zu erinnern. Dies ist sicherlich einer der Mechanismen, durch die Gerüchte entstehen. Was behält man von einer einfachen Frage zu einer Person, aufgeschnappt in der Presse oder auf der Straße? Lesen Sie die folgenden Sätze: „Ist Herr Müller pädophil?", „Ist Herr Meier drogensüchtig?" oder auch: „Ist die alte Schulze eine Diebin?". Was wird Ihr Gehirn von diesen einfachen Sätzen in einigen Stunden noch behalten haben? Bestimmt steht Müller auf kleine Kinder, ist Meier auf Drogen und klaut die alte Schulze. Schließlich gibt es kein Feuer ohne Rauch.

In der Wirtschaft bedeutet das, dass die in Werbespots und Anzeigen gestellten Fragen unter Umständen mit echten Produktinformationen verwechselt werden. So könnten Fragen die Verführbarkeit des Konsumenten verstärken. Fragen zu stellen, erhöht die Gefahr, dass die Konsumenten die Information als Aussage auffassen. Einschlägige Werbesprüche wären beispielsweise „Ist unser Produkt unentbehrlich?", „Ist X besser als Y?" oder auch „Kann man überhaupt etwas anderes essen als …?".

Mehr zum Thema

Pandelaere, M. & Dewitte, S. (2006). Is this a question? Not for that long. The statement bias. *Journal of Experimental Social Psychology*, 42, 525–531.

17 Warum leben Hunde nicht so lange wie Esel?
Intelligenz und Lebenserwartung

Warum ist es im Leben besser, schlau zu sein als dumm? Ganz einfach, weil man dann länger lebt.

Zahlreiche Forschungsarbeiten haben nachgewiesen, dass Intelligenz und Lebenserwartung zusammenhängen. Was beispielsweise die körperliche Gesundheit angeht, so fand ein Forscher eine Korrelation zwischen höherer Intelligenz und einer zucker- und fettarmen Ernährungsweise. Andererseits war eine geringere Intelligenz mit Alkoholismus, Kindersterblichkeit, übermäßigem Tabakkonsum und Fettleibigkeit verbunden (Gottfredson, 2004).

Die beiden Australier O'Toole und Stankov führten 1992 eine Studie zur Gesundheit von 2 309 Veteranen durch. Sie untersuchten den Einfluss von 56 Faktoren[7] mit dem Ziel, diejenigen zu ermitteln, die den Tod von Soldaten außer Dienst nach Ablauf von 40 Jahren am besten erklären konnten. Den Forschern fiel auf, dass von all diesen Variablen der Intelligenzquotient (IQ) den größten Einfluss auf die Lebenserwartung aufwies. Jeder IQ-Punkt mehr verringerte das Sterberisiko um ein Prozent. In einer anderen Studie untersuchte O'Toole (1990) Autounfälle und fand heraus, dass Soldaten mit einem IQ von 100 bis 115 ein zweifach geringeres Risiko hatten, im Straßenverkehr umzu-

---

[7] Diese Variablen setzten sich zusammen aus Persönlichkeitsmerkmalen, Verhalten, verschiedenen Gesundheitsindikatoren, demografischen Faktoren und dem Intelligenzquotienten (IQ).

kommen, als diejenigen, deren IQ zwischen 85 und 100 lag. Gegenüber denjenigen mit einem IQ von 80 bis 85 war das Risiko sogar dreimal geringer. Autofahren verlangt nicht nur zu lenken, sondern auch Hypothesen aufzustellen, mit dem Schlimmsten zu rechnen, sich Fragen zu stellen, Antworten zu finden, vorwegzunehmen, sich in andere hineinzuversetzen, zu erahnen, wie sie in dieser oder jener Fahrsituation reagieren werden. All dies hängt mit Intelligenz zusammen, und Begriffsstutzigen fällt die Risikobewertung schwerer als hellen Köpfen.

Sterblichkeitsrate im Straßenverkehr auf je 10 000 männliche Australier zwischen 20 und 34 Jahren

IQ	Sterblichkeitsrate
100–105	51,5
85–100	92,2
80–85	146,7

1932 ließ Schottland als einziges Land den IQ sämtlicher 1921 geborenen Schüler ermitteln. Etliche Jahrzehnte verstrichen, bis die beiden Forscher Whalley und Deary (2001) wissen wollten, was aus den 2 792 Kindern der Kleinstadt Aberdeen, die alle an jener Studie von 1932 teilgenommen hatten, geworden war. Die Psychologen konnten ungefähr 80 Prozent von ihnen ermitteln. 1 084 waren gestorben, 1 101 lebten noch, und 45 hatten Schottland verlassen. Die Forscher erhoben überdies gesundheitsbezogene Daten von allen diesen Personen. Und als sie den im Alter von elf Jahren ermittelten IQ der Einwohner mit ihrer Lebenserwartung in Beziehung setzten, fanden sie heraus, dass das Intelligenzmaß vorhersagen konnte, ob die Person über ein Alter von 76 Jahren hinauskommen würde. Genauer gesagt stellte man fest, dass eine Verringerung um eine Standardabweichung (15 Punkte im Intelligenztest) bei Männern mit einer Erhöhung der Krebssterberate um 27 Prozent und bei Frauen um 40 Prozent verbunden war (Deary, Whalley & Starr, 2003).

Möglich wäre, dass die Intelligenz nicht unmittelbar der entscheidende Faktor ist, sondern vielmehr der soziale Status, die Einkommenshöhe und die durch Niedriglöhne bedingten Benachteiligungen etwa beim Zugang zu medizinischer Versorgung.

Andere Forscher haben diese sozioökonomischen Variablen ausgeschaltet und stellten Folgendes fest: Allgemein gesehen erhöht eine Standardabweichung des IQ nach unten das Sterberisiko um 17 Prozent; „kontrolliert" man jedoch den sozioökonomischen Status, beträgt dieses Risiko nur noch zwölf Prozent (Taylor, Hart, Davey Smith, Starr, Hole, Whalley, Wilson & Deary, 2003). Von den mit dem IQ zusammenhängenden Todesursachen stehen vor allem Herz-Kreislauf-Erkrankungen und Lungenkrebs im Vordergrund.

Warum lässt sich aus der Intelligenz die Gesundheit vorhersagen?
Nach Ansicht der Forscher könnte eine höhere Intelligenz die Sterblichkeit senken, weil die Betreffenden eher erkennen, was auf dem Spiel steht und welche Risikofaktoren bei ihnen vorliegen. Beim Tabakkonsum hörten die bestinformierten Menschen früher mit dem Rauchen auf als andere. Mit jeder IQ-Standardabweichung nach oben steigt die Wahrscheinlichkeit, mit dem Rauchen aufzuhören, um 33 Prozent. Berücksichtigt man zusätzlich die sozioökonomische Schicht, kommt man noch auf 25 Prozent, was immer noch erheblich ist (Taylor et al., 2003).

Man muss sagen, dass wir in hohem Maße selbst etwas für unsere Gesundheit tun können. So müssen wir begreifen und lernen, wie wir uns schützen können, aktiv Vorsorge betreiben, uns an die empfohlene Behandlung und Lebensweise halten etc. Und dabei hilft uns Intelligenz. Durch sie können wir uns Informationen über vorbeugende Maßnahmen verschaffen, Therapien verstehen, wachsam bleiben und Risiken erkennen, regelmäßig Selbstkontrollen durchführen etc.

Eine Studie wies nach, dass 40 bis 65 Prozent der Patienten, die im Krankenhaus schlecht aufgeklärt werden, mit der Versorgung nicht zufrieden sind. Werden sie dagegen gründlich informiert und angeleitet, sinkt der Anteil der Unzufriedenen auf fünf bis 24 Prozent (Williams, Parker, Baker, Pirikh, Pitkin, Coates & Nurss, 1995). In einer anderen Untersuchung wussten 60 Prozent der „schlecht angeleiteten" Diabetiker nicht, was sie tun sollten, wenn ihr Blutzuckerspiegel zu hoch oder zu niedrig war (Williams, Baker, Parker & Nurss, 1998). Bei Diabetikern korreliert die Intelligenz zum Zeitpunkt der Diagnose signifikant (.36) mit dem ein Jahr später gemessenen Wissen über Diabetes (Taylor et al., 2003). Zuckerkrankheit erfordert wie Bluthochdruck und übrigens viele andere chronische Krankheiten zahlreiche Selbstkontrollen und häufige Beurteilungen wichtiger physiologischer Werte.

Gottfredson (2004) wies nach, dass geringes gesundheitliches Wissen im Allgemeinen mit mehr und gravierenderen Krankheiten, viel höheren medizinischen Kosten und häufigeren Krankenhausaufenthalten einhergeht.

Fazit

Es besteht tatsächlich ein Zusammenhang zwischen Intelligenz und Gesundheit. Indessen ist dieser Zusammenhang nicht immer systematisch, da während des Zweiten Weltkriegs die Männer mit einem hohen IQ häufiger im Kampf fielen als die mit niedrigem IQ (Whalley & Deary, 2001).

Auf der Grundlage der oben vorgestellten epidemiologischen Studien sollten wir uns jedoch davor hüten, die weniger Begabten noch mehr zu stigmatisieren. Im Gegenteil, diese Erkenntnisse erlauben es uns, Politik und Praxis des Gesundheitswesens so zu modifizieren, dass sie noch wirksamer werden. Sie müssen berücksichtigen, dass die kognitive Kompetenz Gesundheit und Überleben beeinflusst. Jedenfalls geben Gottfredson und Deary (2004) einschlägige Empfehlungen. In Großbritannien treten Fachleute für gesundheitliche Aufklärung bereits dafür ein, dass sich das einschlägige Material (Beipackzettel, Verhaltensvorschriften etc.) an einem Leseverständnis orientiert, welches das Niveau der fünften Grundschulklasse nicht übersteigt.

Mehr zum Thema

Deary, I. J., Whalley, L. J. & Starr, J. M. (2003). IQ at age 11 and longevity: Results from a follow up of the Scottish Mental Survey 1932. In: Finch, C. E., Robine, J. M. & Christen, Y. (Hrsg.). *Brain and Longevity: Perspectives in Longevity.* Berlin: Springer, 153–164.

Gottfredson, L.S. (2004). Intelligence: Is it the epidemiologists' elusive „fundamental cause" of social class inequalities in health? *Journal of Personality and Social Psychology, 86* (1), 174–199.

Gottfredson, L. S. & Deary, I. J. (2004). Itelligence predicts health and longevity, but why? *Current Directions in Pschological Science, 13* (1), 1–4.

O'Toole, B. J. (1990). Intelligence and behavior and motor vehicle accident mortality. *Accident Analysis and Prevention, 22,* 211–221.

O'Toole, B. J. & Stankov, L. (1992). Ultimate validity of psychological tests. *Personality and Individual Differences, 13,* 699–716.

Taylor, M. D., Hart, C. L., Davey Smith, G., Starr, J. M., Hole, D. J., Whalley, L. J., Wilson, V. & Deary, I. J. (2003). Childhood mental ability and smoking cessation in adulthood. *Journal of Epidemiology and Community Health, 57,* 464–465.

Whalley, L. J. & Deary, I. J. (2001). Longitudinal cohort study of childhood IQ and survival up to age 76. *British Medical Journal, 322,* 1–5.

Williams, M. V., Baker, D. W., Parker, R. M. & Nurss, J. R. (1998). Relationship of functional health literacy to patients' knowledge of their chronic diseases. *Archives of Internal Medicine, 158,* 166–172.

Williams, M. V., Parker, R. M., Baker, D. W., Pirikh, N. S., Pitkin, K., Coates, W. C. & Nurss, J. R. (1995). Inadequate functional health literacy among patients at two public hospitals. *Journal of the American Medical Association, 274,* 1677–1682.

18 Warum verfliegen schöne Augenblicke immer so rasch?
Subjektive Zeitwahrnehmung

Ist Ihnen schon aufgefallen, wie lange sich die letzte Minute eines Fußballspiels hinzieht, wenn die eigene Mannschaft führt, oder wie lange sich eine Minute dehnt, wenn man vor einer Toilette warten muss?

Wenn Ihnen derselbe Moment mal kürzer und mal länger erscheint, dann liegt das daran, dass die Zeitwahrnehmung etwas Subjektives ist. Sie finden beispielsweise zwei Sekunden kurz? Klemmen Sie sich mal zwei Sekunden lang den Finger in einer Tür ein, dann werden Sie merken, wie lange zwei Sekunden dauern können!

In bestimmten Situationen scheint sich die Zeit zu dehnen. Das werden Ihnen übrigens Raucher bestätigen: Wenn man sich dieses Laster abgewöhnt, scheint die Zeit nicht enden zu wollen. Auch eine wissenschaftliche Untersuchung bestätigt das.

> In dieser Studie sollten 22 Nichtraucher (zwölf Männer und zehn Frauen) und 20 Gewohnheitsraucher (zwölf Männer und acht Frauen) im Alter von 18 bis 41 Jahren die Länge eines Zeitintervalls schätzen, das faktisch 45 Sekunden dauerte (Kline, Corwin & Stine, 2003).
>
> Die Raucher mussten zwei Durchgänge absolvieren: einen, während sie wie gewöhnlich rauchten, und einen zweiten, nachdem sie 24 Stunden lang nicht geraucht hatten. Der Versuchsleiter gab allen Teilnehmern die folgende Anweisung: „Ich werde gleich wieder den Raum betreten und das Wort ‚Beginn' und dann das Wort ‚Ende' sagen. Sie versuchen, die Zeit zwischen diesen beiden Worten in Sekunden zu schätzen. Versuchen Sie möglichst nicht zu zählen, sondern sagen Sie mir einfach, wie viel Zeit vergangen ist." Wie das Experiment ergab, waren die Zeitschätzungen der Nichtraucher und der Raucher vor der Abstinenzphase ähnlich und recht präzise. Dagegen verminderte sich nach 24 Stunden ohne Zigarette die Korrektheit der Raucher im Ver-

gleich zu der der Nichtraucher und zu ihren eigenen Schätzungen vor der Abstinenzphase spürbar. Die Zeit dauert für Raucher, die sich das Rauchen verkneifen, tatsächlich länger.

Dass realistisches Abschätzen verstrichener Zeit so schwierig ist und dass man sie meist als länger empfindet, als sie tatsächlich ist, könnte die Raucherentwöhnung erschweren.

Genau wie Abstinenz übt auch Musik einen wichtigen Einfluss auf die subjektive Wahrnehmung der Zeit aus: Sie lässt sie schrumpfen.

> Die Teilnehmer einer Studie mussten zunächst in einem Raum warten. Waren sie der experimentellen Bedingung zugeordnet, lief darin Popmusik. Die Testpersonen der Kontrollgruppe hörten keinerlei Musik. Als die Studenten danach schätzen sollten, wie lange sie gewartet hatten, vermuteten diejenigen, die Musik gehört hatten, geringere Wartezeiten als die anderen (Stratton, 1992).
>
> Wenn in einem Restaurant Musik mit langsamem Tempo läuft, halten die Gäste im Vergleich zur Beschallung mit schneller Musik die am Tisch verbrachte Zeit für kürzer als in Wirklichkeit (Caldwell & Hibbert, 1999).
>
> In einem letzten Experiment schließlich ließen Guéguen und Lépy (2001) Versuchspersonen am Telefon warten. Eine Bedingung untermalte das „Bitte warten" mit Musik, eine andere nicht. Die Ergebnisse zeigten, dass die Musik die vergangene Zeit kürzer erscheinen ließ.

Die Zeitwahrnehmung hat vor allem mit unserer physiologischen inneren Uhr[8] zu tun. Manche Faktoren wirken auf diese „neuronale Schleife" und können eine Veränderung des Zeiterlebens herbeiführen. Dies gilt beispielsweise für die Temperatur. Einigen Studien zufolge scheint es, dass die Zeit desto schneller vergeht, je höher die Temperatur steigt. Wenn man fiebert, fühlen sich 40

---

[8] Näheres in folgendem Artikel: Mecka, W. H. & N'Diaye, K. (2005). Un modèle neurobiologique de la perception et de l'estimation du temps. *Psychologie française, 50*, 47–63.

Minuten wie eine Stunde an (Hoagland & Reiser, 1934). Vielleicht ist dies einer der Gründe, warum uns Ferien unter südlicher Sonne so kurz vorkommen!

Bestimmte Hormone wie Dopamin können ebenfalls in unsere Zeitwahrnehmung eingreifen. Menschen, die an der Parkinson'schen Krankheit leiden (Dopaminmangel), neigen dazu, die Dauer kurzer Zeitintervalle zu unterschätzen (Riesen & Schnider, 2004). Adrenalin wirkt gleichfalls auf unsere „psychische Uhr": Es beschleunigt sie. Deshalb hat man unterwegs, wenn man es eilig hat, unter Stress steht und in Verzug ist, wirklich den Eindruck, die Welt bewege sich in Zeitlupe und die anderen Autofahrer kämen nicht voran. Die ganze Welt zuckelt im Schneckentempo vor unserem Wagen her. So fühlen wir uns unglückseligerweise dazu gedrängt, die anderen „auf Touren zu bringen". Doch vergessen wir nicht, dass man besser im Leben eine Minute verliert als in einer Minute das Leben.

Mehr zum Thema

Caldwell, C. & Hibbert, S. (1999). Play that one again: The effect of music tempo on consumer behaviour in a restaurant. *European Advances in Consumer Research, 4,* 58–62.

Guéguen, N. & Lépy, N. (2001). L'influence d'une musique d'attente téléfonique sur la perception temporelle. CNRIUT 2001, Roanne, 13.–15. Juni 2001.

Hoagland, H. & Reiser, O. L. (1934). The chemistry of time. *Philosophy of Science, 1* (3), 351–353.

Kline, L. C., Corwin, E. J. & Stine, M. M. (2003). Smoking abstinence impairs time estimation accuracy in cigarette smokers. *Psychopharmacology Bulletin, 37* (1), 90–95.

Riesen, J. M. & Schnider, A. (2004). Time estimation in Parkinson's disease: Normal long duration estimation despite impaired short duration discrimination. *Journal of Neurology, 248* (1), 27–35.

Stratton, V. (1992). Influence of music and socializing on perceived stress while waiting. *Perceptual and Motor Skills, 75* (1), 33.

2
Urteile, Attributionen und Erklärungen

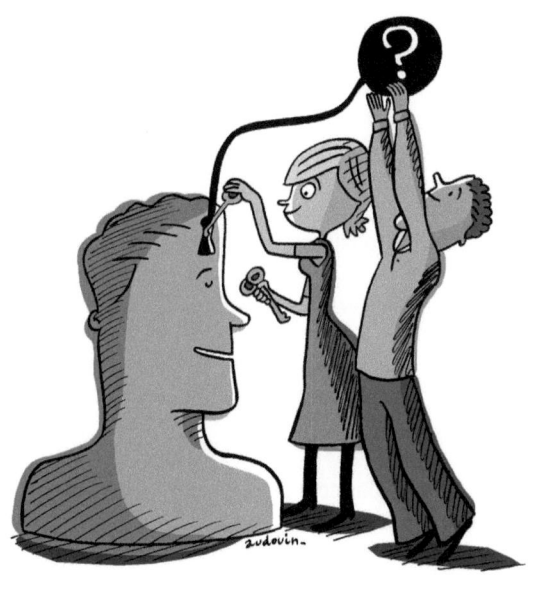

Inhaltsübersicht

19 Warum sind ausgerechnet dann alle Ampeln rot, wenn Sie es eilig haben?
Die Korrelationstäuschung.......................... 65

20 Warum finden Sie Barbie schön?
Körperliche Attraktivität und Evolutionstheorie 74

21 Warum bleiben Sie entspannter, wenn der Zahnarzt Ihnen die Möglichkeit gibt, den Bohrer zu stoppen, auch wenn Sie das nicht machen?
Die Kontrollillusion................................. 79

22 Warum befolgen Ihre Freunde Ihre Ratschläge nicht und verharren lieber in ihrem Irrtum?
Konfirmatorisches Hypothesentesten 83

23 Warum kommt es oft so, wie Sie es vorausgesagt haben?
Sich selbst erfüllende Prophezeiungen 87

24 Warum glauben wir, dass eine vergewaltigte Frau es „irgendwie" darauf angelegt haben muss?
Der fundamentale Attributionsfehler................ 91

25 Warum sind wir großzügiger, bevor wir unters Messer müssen?
Der Glaube an die Gerechtigkeit der Welt 95

26 Wie stellen es Illustrierte an, dass ihre Persönlichkeitstests uns ein so treffendes Spiegelbild vorhalten?
Der Barnum-Effekt 98

27 Darf man Leuten glauben, die behaupten, keine Homosexuellen zu mögen?
Homophobie und sexuelle Erregung................. 103

2 Urteile, Attributionen und Erklärungen

28 Warum findet Ihre Schwester ihre eigene Bruchbude schöner als eine tolle, große Villa?
„Name-Letter-Effekt" und Besitztumseffekt 106

29 Warum sollten Sie aus vollem Hals lachen?
Lachen und Sympathie 110

30 Warum war früher alles besser?
Vertrautheit und Gefallen 111

31 Würden Sie Ihre Geldbörse eher Ihrem Doppelgänger anvertrauen als sonst jemandem?
Vertrauen und Ähnlichkeit.......................... 116

32 Sind Sie empfänglich für „digitale Schmeichelei"?
Schmeichelnde Computer und Urteilsprozesse......... 118

33 Müssen die Spieler der TSG 1899 Hoffenheim sich vom Blau ihrer Trikots verabschieden?
Der Einfluss von Rot auf menschliche Leistungen 121

34 Behandeln Eltern ihre Kinder wirklich alle gleich?
Physische Attraktivität der Kinder und elterliche Zuwendung............................. 122

19 Warum sind ausgerechnet dann alle Ampeln rot, wenn Sie es eilig haben?

Die Korrelationstäuschung

Finden Sie nicht, dass wir in unserem Alltag zuweilen ein wenig „überinterpretieren"? Was das betrifft, so haben die Forscher festgestellt, dass Menschen übertrieben oft Zusammenhänge zwischen gleichzeitig stattfindenden Ereignissen vermuten oder sogar welche erfinden, zum Beispiel: „Es ist doch klar, dass er sich mir gegenüber kühl gegeben hat, schließlich stammt er aus dem Norden" oder: „Am Steuer sind Frauen gefährlicher als Männer". Indessen belegt die Statistik, dass das Risiko, bei einem Unfall umzukommen, für Frauen 2,6-mal niedriger liegt als das für Männer.[9]

Oft hören wir Äußerungen wie: „Der Kunde, der am wenigsten bezahlt, beschwert sich am meisten", „All die Attraktiven sind schon in festen Händen", „Jedesmal wenn ich meinen Wagen wasche, regnet es gleich danach", „Immer wenn man das Auto dringend braucht, will es nicht anspringen", „Ausgerechnet dann, wenn man es eilig hat, sind alle Ampeln rot", „Die Wettervorhersage ist, wie immer, falsch", „Spätestens wenn man nur noch eine Seite zu kopieren hat, geht das Papier aus" und so weiter und so weiter.

Für diese kognitive Tendenz, Beziehungen zwischen einzelnen Ereignissen zu verallgemeinern, haben Wissenschaftler den Begriff „Korrelationstäuschung" (Chapman, 1967) geprägt; man täuscht sich über die Häufigkeit, mit der die beiden Ereignisse im selben Zusammenhang auftreten.

---

[9] Quelle: Oberservatoire interministériel de la sécurité routière.

Kausalitätsirrtum

Wir überschätzen aber nicht nur die Beziehungen zwischen faktischen Ereignissen, sondern verwechseln auch häufig Ursache und Wirkung. Manchmal hört man Behauptungen wie „Hutträger kriegen eine Glatze". In Wirklichkeit wird eher umgekehrt ein Schuh draus. Glatzköpfe tragen Hut, weil sie am Kopf frieren. Hier wird also die Wirkung mit der Ursache vertauscht.

> Ein weiteres Beispiel ist etwa die Vorstellung, Antibiotika machten müde. In Wahrheit ist es so, dass wir uns erschöpft fühlen, wenn wir welche einnehmen müssen. Wir glauben also, die Antibiotika seien verantwortlich für diese Ermattung. Eigentlich ruft aber die Infektion, gegen die unser Arzt das Medikament verschrieben hat, diesen Erschöpfungszustand hervor. Doch da Mattigkeit und Antibiotika Ereignisse sind, die immer gemeinsam auftreten, glauben wir, sie stünden in einer Ursache-Wirkungs-Beziehung zueinander (Horn, 1998).

Es gibt noch mehr derartige Verwechslungen im Zusammenhang mit Erkrankungen. So erkrankt man angeblich im Winter häufiger, weil es dann kalt ist. „Zieh dich warm an, du erkältest dich sonst!" Doch Kälte hat noch nie Krankheiten verursacht! Fragen Sie Ihren Arzt oder Apotheker. Vielmehr sind Bakterien und Viren schuld, wenn es Sie „erwischt". Also warum erkranken wir im Winter häufiger? Ganz einfach, weil wir uns öfter in geschlossenen Räumen aufhalten, wo sich die Mikroben leichter von einer Person auf die andere übertragen.

Überzeugungen und Urteile

Zuweilen erfinden wir auch Zusammenhänge zwischen Tatsachen. Sie kennen sicherlich Menschen, die überzeugt sind, dass der Vollmond die Suizidneigung oder auch die Entbindungszahlen beeinflusst, obwohl schon seit Langem bewiesen ist, dass zwischen diesen Phänomenen keinerlei Zusammenhang besteht

(Byrnes & Kelly, 1992; Little, Bowers & Little, 1987; Periti & Biagiotti, 1994.)

Der angebliche Zusammenhang zwischen den Mondphasen und unserem Verhalten ist dennoch tief in unseren Köpfen verankert, selbst bei bestimmten Angehörigen von Gesundheitsberufen. Dieser Glaube stellt eine Korrelationstäuschung dar, weil die Auftretenswahrscheinlichkeit bestimmter Verhaltensweisen während bestimmter Mondphasen überschätzt wird.

Solche Vorurteile können auch bei manchen Menschen auftreten, die Verbindungen zwischen Persönlichkeitszügen anderer und deren Sternzeichen sehen: „Du musst Waage sein, weil du immer das Für und Wider abwägst ..." Gleichwohl ist die Astrologie allenfalls ein unterhaltsames Spiel, und man hat durch zahlreiche und berühmte Experimente nachgewiesen, wie wenig sie funktioniert und wie irrational sie ist (Carlson, 1985). Dennoch verhindert das nicht, dass sich solche Methoden hartnäckig halten und zahlreiche Menschen unverdrossen an enge Zusammenhänge zwischen dem Verhalten einer Person und ihrem Sternzeichen glauben.

> Haben Sie vielleicht schon einmal gehört, dass Rheumapatienten behaupten, ihre Schmerzen hingen von bestimmten Wetterlagen ab? Angeblich leiden sie bei feuchtem Wetter mehr.
> Die beiden Forscher Redelmeier und Tverska (1996) verfolgten daher 15 Monate lang die Zusammenhänge zwischen Witterung und der Symptomatik der Patienten (subjektiv empfundene Schmerzen, ärztliche Beurteilung etc.). Die Ergebnisse zeigten keinerlei Verknüpfung zwischen diesen Faktoren. Als die Wissenschaftler ihre Resultate den Patienten vorlegten, weigerten sich diese rundheraus, sie zu glauben!

Korrelationstäuschungen und Verhalten

Wir übertreiben die Wirkung einer möglichen Ursache zuweilen so sehr, dass allein deren Erwähnung unser Urteilsvermögen außer Kraft setzen und unser Verhalten direkt beeinflussen kann. Das ist etwa beim Placeboeffekt so: Ein Scheinmedikament ohne jeden Wirkstoffgehalt (beispielsweise Mehl), das dem Kranken aber als echte Therapie präsentiert wird, kann eine leichte Besserung[10] hervorrufen.

Wenn Ihnen ein derartiges Medikament verordnet wird und selbst wenn es nichts weiter enthält als Wasser (allerdings ohne dass Sie es wissen), könnte es durchaus sein, dass Sie sich dadurch ein wenig besser fühlen. Der Placeboeffekt beruht auf einer illusorischen Korrelation, denn die Probanden übertreiben die Häufigkeit, mit der eine Medikamenteneinnahme mit einer Besserung verbunden ist, und zwar so sehr, dass es ihnen subjektiv tatsächlich besser geht, wenn sie so ein Wunderelixier geschluckt haben.

Das folgende Experiment illustriert den scheinbaren Zusammenhang zwischen unseren Überzeugungen und unserem eigenen Verhalten.

Forscher verglichen drei Gruppen. Einige Personen tranken Wodka Tonic, andere glaubten, dieses Getränk zu konsumieren, während es sich in Wirklichkeit um Sprudel mit Limettensaft handelte, und die letzte Gruppe erhielt nur Mineralwasser und wusste das auch (Marlatt & Rohsenow, 1980).

Die Ergebnisse waren überraschend. Die Männer, die glaubten, Alkohol getrunken zu haben, verhielten sich viel aggressiver als diejenigen, die nur Wasser zu sich genommen hatten. In einem anderen Experiment gaben sowohl die Männer als auch die Frauen an, sich sexuell gleich stark erregt zu fühlen (Abrams & Wilson, 1983).

Diese Probanden waren einer Korrelationstäuschung zum Opfer gefallen. Sie überschätzten die Häufigkeit aggressiven und sexuellen Verhaltens nach Alkoholkonsum so sehr, dass sie sich selbst für betroffen hielten, obwohl sie nur Wasser getrunken hatten.

---

[10] Festgestellte Wirkung auf die subjektive Schmerzempfindung, aber sehr schwache auf die Krankheit selbst (Hrobjartsson & Gotzsche, 2001).

Naive Alltagspsychologie und Korrelationstäuschungen

Wir übertreiben nicht nur die Häufigkeit von Zusammenhängen zwischen Ereignissen, sondern gründen auch unsere Erklärung dieser Beziehung häufig auf naive Theorien, die wir für solche Ereignisse haben. Ein Beispiel: „Es ist normal, dass es heute (Mitte April) kalt ist, denn wir hatten Weihnachten keinen Schnee" (nach dem Motto „grüne Weihnachten, weiße Ostern").

Selbst klinische Psychologen sind nicht gegen diese Täuschungen gefeit. Forscher (Chapman, 1967; Chapman & Chapman, 1969) legten Psychologen und Psychologiestudenten die Fälle hypothetischer Patienten mit verschiedenen Problematiken vor. Jede Falldarstellung enthielt eine Diagnose (Paranoia, Impotenz etc.) und ein angeblich vom Patienten gezeichnetes Männchen.

Die Ergebnisse zeigten, dass die Versuchspersonen die Häufigkeit von symptomatischen Merkmalen in der Zeichnung des Patienten überschätzten. Meinten sie beispielsweise, einen Paranoiker zu beurteilen, fielen ihnen an den Zeichnungen öfter große Augen auf. Fürchtete der Patient angeblich um seine Männlichkeit, sahen sie häufiger breite Schultern und ausgeprägte Muskulatur.

Dieser Effekt erwies sich als äußerst widerstandsfähig gegen widersprechende Daten, da die Menschen selbst angesichts von Zusammenhängen, die das Gegenteil beweisen[11], ihre Schlussfolgerungen nicht korrigieren und weiter an ihren Alltagstheorien festhalten.

Es scheint, dass wir Erklärungen bevorzugen, die unsere Meinungen bestätigen. Das Unangenehme ist, dass der Rückgriff auf diese naiven Theorien unsere Stereotype bestärkt und aufrechterhält: „Klar, dass der Gemüsehändler ein Türke ist."

Ein anderes Beispiel für diese irrigen Vorurteile betrifft die Größe von Menschen.

---

[11] Man weiß, dass die Zeichnung des Männchens keinerlei Erklärungswert in der Psychologie hat (Motta, Little & Tobin, 1993).

Wenn Sie glauben, dass großgewachsene Menschen den Eindruck von Stärke vermitteln, würden Sie ihnen vielleicht mehr Befugnisse anvertrauen. Darin liegt sicherlich der Grund, weshalb beim Militär große Soldaten, die bei ihrer Einberufung zwangsläufig denselben Sold erhalten wie ihre kleiner gewachsenen Kameraden, 25 Jahre später erheblich besser entlohnt werden als diese (Gergen & Gergen, 1984).

Unsere Überzeugungen sorgen dafür, dass Großgewachsene mehr Chancen zum Aufstieg in verantwortliche Positionen haben.

Woher kommen diese falschen Theorien? Offenbar entstehen und verbreiten sie sich durch das Umfeld, in dem wir uns bewegen. Der Aufstieg des Antisemitismus bildet ein krasses Beispiel für derartige fehlerhafte Meinungen.

Der antisemitische Publizist Édouard Drumont erklärte 1886 in seinem zweibändigen Werk *La France juive*, man könne einen Juden am Aussehen erkennen: „Diese berühmte gekrümmte Nase, die stechenden Augen, die zusammengebissenen Zähne, die abstehenden Ohren, die viereckigen Nägel, der zu lange Rumpf, die Plattfüße, die runden Knie, die übermäßig nach außen gebogenen Knöchel, die weiche, teigige Hand des Heuchlers und Verräters." Die rassistischen Anthropologiezeitschriften zitierten diese Worte, und die Presse griff sie auf. Sie wiederum verbreitete diese Theorien weiter, bis sie unter dem Deckmantel pseudowissenschaftlicher Entdeckungen zu einer sogenannten beobachtbaren Wahrheit wurden und antisemitische Einstellungen und Verhaltensweisen rechtfertigten (bis hin zum Holocaust im nationalsozialistischen Deutschland [Ergänzung der Übersetzerin]).

Warum scheint das menschliche Denken sich der Strenge wissenschaftlicher Überlegungen so grundlegend zu widersetzen? Warum überschätzt es den Einfluss wahrscheinlicher Ursachen und verlässt sich lieber auf volkstümliche Redensarten, auf naive, nicht stichhaltige Theorien und auf absurde Überzeugungen? Zunächst einmal, weil wir dem, was wir wahrnehmen, einen Sinn verleihen müssen. Der Mensch besitzt eine natürliche Neigung, sich alles erklären zu wollen. Auch möchten wir uns lieber mit unseren bereits bestehenden Theorien einen Reim auf Ereignisse machen; wir möchten nämlich vermeiden, Informationen sammeln zu müssen, die wir nur in Lexika finden können.

Überdies können wir angesichts einer neuen Situation oder einer neuen Person nicht alle sie betreffenden Hypothesen prüfen; das würde viel zu lange dauern. Wir vertrauen also lieber auf den „gesunden Menschenverstand" und greifen zu den am schnellsten verfügbaren Erklärungen. Also kommen uns zahlreiche Pseudotheorien in den Sinn. Manche dürfen als wahr gelten, andere, was sehr oft der Fall ist, als falsch. Doch sie sind so tief in unserem Denken und unserer Kultur verwurzelt, dass sie für eine erkleckliche Zahl von Menschen den Status von wissenschaftlichen Theorien und Methoden besitzen. Das trifft etwa auf die Phrenologie, die von dem deutschen Mediziner Franz-Joseph Gall begründete „Schädellehre"[12], sowie die Grafologie zu. Letztere wird immer noch eingesetzt, obwohl die Beweise dafür, dass sie weder Verhalten vorherzusagen noch Persönlichkeiten zu beschreiben vermag, erdrückend sind (King & Koehler, 2000).

Um uns dieses praktische System des gesunden Menschenverstands zur Welterklärung zu erhalten, neigen wir zudem dazu, die Zahl der Fälle zu übertreiben, in denen sich diese Alltagstheorien auf Ereignisse anwenden lassen.

Fazit

Stellen Sie sich abschließend vor, Sie fahren auf einer kleinen Landstraße und spüren plötzlich ein Lenkradflattern. Sie fahren rechts ran, halten und stellen fest, dass Sie einen Platten haben. Wenn Sie sich sagen: „Dieses Problem tritt im Mittel einmal auf 60 000 Kilometer auf, ich liege in der Norm", dann verhalten Sie

---

[12] Pseudowissenschaft, wonach Gesichts- und Schädelprofil mit Persönlichkeitsmerkmalen in Zusammenhang gebracht wurden: So galt eine hohe Stirn als Zeichen hoher Intelligenz.

sich eher rational. Wenn Sie denken: „Ich muss irgendwas Schlimmes getan haben und werde jetzt dafür bestraft", dann drückt sich darin Ihr Glaube an ausgleichende Gerechtigkeit aus (siehe auch Abschnitt 25). Wenn Sie schließlich sagen: „Das musste ja passieren, jedes Mal, wenn ich eine schwarze Katze gesehen habe, ist mir was Unangenehmes passiert", dann spricht dies dafür, dass Sie zufällige Ereignisse miteinander verknüpft haben und somit Opfer einer Korrelationstäuschung geworden sind. Apropos Autofahren und Korrelationstäuschung: Haben Sie gemerkt, dass alle Ampeln rot sind, wenn man es eilig hat? Kennt man sich dagegen nicht aus und denkt: „Ah, endlich eine Ampel, da kann ich in die Karte schauen", zeigt die Ampel garantiert grün.

So sorgen Korrelationstäuschungen manchmal für Erheiterung, wie einige Auszüge aus Murphys Gesetzen zeigen:
- Warteschlangengesetz: „In der Schlange nebenan geht es immer schneller."
- Supermarktgesetze von Maurice: „Man steht immer hinter der alten, halbtauben Dame, die vergessen hat, ihr Gemüse zu wiegen", „Falls sie zufällig doch daran gedacht hat, hat die Kassiererin vergessen, Ihnen zu sagen, dass die Kasse direkt nach ihr schließt", „Falls Sie den beiden vorigen Gesetzen entwischt sind, dann fehlt auf einem Ihrer Artikel das Preisschild und Sie müssen darauf warten, dass ‚Herr Bernhard' losgeht und den Preis feststellt".
- Korollar zum dritten Gesetz: „Herr Bernhard ist immer auf der Toilette, wenn man ihn ruft."

Mehr zum Thema

Abrams, D. B. & Wilson, G. T. (1983). Alcohol, sexual arousal, and self-control. *Journal of Personality and Social Psychology, 45* (1), 188–198.

Byrnes, G. & Kelly, I. W. (1992). Crisis calls and lunar cycles: A twenty-year review. *Psychological Reports, 71,* 799–785.

Carlson, S. (1985). A double-blind test on astrology. *Nature, 318,* 419–425.

Chapman, L .J. (1967). Illusory correlation in observational report. *Journal of Verbal Learning and Verbal Behavior, 6,* 151–155.

Chapman, L. J. & Chapman, J. P. (1969). Illusory correlation as an obstacle to the use of valid psychodiagnostic signs. *Journal of Abnormal Psychology, 74,* 271–280.

Gergen, K. J. & Gergen, M. M. (Hrsg.) (1984). *Historical Social Psychology.* Hillsdale, NJ: Erlbaum.

Horn, B. (1998). Müdigkeit. *Schweizer Ärzte-Zeitung, 79,* 2136–2141.

Hrobjartsson, A. & Gotzsche, P. C. (2001). Is the placebo powerless? An analysis of clinical trials comparing placebo with no treatment. *New England Journal of Medicine, 344* (21), 1594–1602.

King, R. N. & Koehler, D. J. (2000). Illusory correlations in graphological inference. *Journal of Experimental Psychology: Applied, 6* (4), 336–348.

Little, G., Bowers, R. & Little, L. H. (1987). Geophysical variables and behavior: Lack of relationship between moon phases and incidents of disruptive behavior in inmates with psychiatric problems. *Perceptual and Motor Skills, 64,* 1212.

Marlatt, G. A. & Rohsenow, D. J. (1980). Cognitive processes in alcohol use: Expectancy and the balanced placebo design. In: Mello, N. K. (Hrsg.). *Advances in Substance Abuse.* Greenwich, CT: JAI Press.

Motta, R. W., Little, S. G. & Tobin, M. I. (1993). The use and abuse of human figure drawings. *School Psychology Quarterly, 8* (3), 162–169.

Periti, E. & Biagiotti, R. (1994). Fasi lunari ed incidenza di parti spontanei. Nostra esperienza. *Minerva Ginecologica, 46* (8), 429–433.

Redelmeier, D. A. & Tverska, A. (1996). On the belief that arthritis pain is related to the weather. *Proceedings of the National Academy of Sciences, 93* (2), 2895.

20 Warum finden Sie Barbie schön?
Körperliche Attraktivität und Evolutionstheorie

Ob Sie Kinder haben oder nicht, Sie kennen sicher die berühmte Barbie-Puppe. Und ob Sie nun verrückt danach sind oder sie verabscheuen, Sie müssen einräumen, dass man ihr allgemein außergewöhnliche Schönheit zuschreibt[13].

Warum finden wir diese Puppe so schön? 1997 gelang es dem Forscher Albert Magro vom Fairmont State College, dieses berühmte Geheimnis zu lüften:

> Er bereitete zahlreiche schematische Darstellungen und Fotos vor und zeigte sie anschließend 495 Personen. Die Bilder stellten Menschen mit verschiedenen körperlichen Merkmalen dar (unterschiedliche Gesichts- und Körperformen etc.). Die Teilnehmer mussten die verschiedenen Merkmale beurteilen und angeben, wie attraktiv sie sie fanden.
>
> Den Ergebnisse zufolge *missfielen* den Probanden kurze Waden, krumme Beine, große Eckzähne (vor allem, wenn sie spitz waren), vorstehendes Zahnfleisch, kurze Daumen, lange Handflächen, gekrümmte Zehen, kurze Hälse, vorspringende Kiefer. Dagegen *gefielen* ihnen großgewachsene Personen, lange Beine, schmale Taillen, lange Hälse, rote, geschwungene Lippen, große Augen, eckige Schultern, ebenmäßige, eng stehende Zähne, gerade Finger, glatte, haarlose Haut, gerade Stirnen, flache Bäuche, flexible Fußgewölbe.

Magro merkt an, dass die Barbie-Puppe die von den Teilnehmern geschätzten Eigenschaften perfekt in sich vereinigt. Er erinnert daran, dass Untersuchungen an Hominidenfossilien darauf hindeuten, dass im Lauf der Entwicklung bestimmte körperliche Attribute zugunsten anderer verloren gingen. Diese neuen Merk-

---

[13] Manche Frauen unterziehen sich sogar Schönheitsoperationen, um ihr zu ähneln.

male entstanden mit der Herausbildung des aufrechten Ganges, des Intelligenzzuwachses, der manuellen Geschicklichkeit und der Ernährungsweise als Allesfresser. Eben diese neuen körperlichen Errungenschaften schätzten die Probanden in Magros Studie am meisten. Beispielsweise erzwang der zweibeinige Gang eine Verlängerung der Beine[14], eine Streckung des Halses und eine eckige, leicht nach hinten geneigte Schulterpartie. Die Ernährungsweise eines Allesfressers veränderte die Form des Kiefers und des Gebisses, die Entwicklung des Kortex erweiterte Volumen und Form des Schädels; die Vergrößerung der Intelligenz steigerte die Fähigkeit zum Werkzeuggebrauch und die manuelle Geschicklichkeit, woraufhin sich wiederum die Form der Hände veränderte. Bezüglich der Lippen muss man wissen, dass wir die einzige Art sind, bei der sich die Lippenschleimhaut nach außen stülpt, was bei anderen Primaten nur im Fötalstadium auftritt. Aus diesem Grund werden rote Lippen (die Farbe der Schleimhaut) geschätzt. Sie sind Zeichen für eine fortgeschrittene Entwicklung. Der Autor stellt außerdem fest, dass die am wenigsten geschätzten Merkmale für unsere primitiven Ahnen kennzeichnend waren und bei Affen immer noch vorhanden sind.

Betrachtet man eine Barbie-Puppe, erkennt man, dass sie eine bizarre Verdichtung der weit entwickelten Merkmale (Körper und Gesicht) darstellt und kein einziges primitives Charakteristikum aufweist. Wahrscheinlich ist es das, was ihre Popularität begründet.

Unsere Vorstellung von Schönheit hat sich sicherlich zur selben Zeit wie unsere Körpermerkmale entwickelt. Falls diese

---

[14] Die in der Studie geschätzten beweglichen Fußgewölbe erlauben das Gehen mit Absätzen und verlängern somit die Beine noch mehr. Lange Beine sind ein Zeichen ausgeprägter Weiblichkeit. Desmond Morris bemerkt dazu, das sich in den 1940er Jahren Pin-up- und Cartoonzeichner dieses Merkmal zunutze machten und Figuren schufen, deren Beine anderthalb Mal länger waren als die ihrer realen Vorbilder (Morris, D. (2004). *Die nackte Eva*. München: Heyne).

„neuen" Charakteristika heute deutlicher hervortreten, dann aus dem Grund, weil die Menschen ihre Partner danach auswählten. Diese Merkmale wurden also durch „selektive" Reproduktion weitergegeben. Frauen, die über solche Trümpfe verfügten, hatten größere Fortpflanzungschancen und gebaren Kinder, die diese Merkmale ebenfalls besaßen. Schließlich vermehrten sich die Menschen sozusagen nach dem Modell Barbie (und tun es vielleicht heute noch).

Wenn man einmal davon absieht, dass die Barbie-Puppe (aufgrund der von ihr transportierten typisch weiblichen Rollenklischees oder in ihrer Eigenschaft als „stereotypes Mädchenspielzeug") zuweilen Verärgerung hervorruft, so verdeutlicht sie, wie sich die Vorstellung von menschlicher Schönheit entwickelt hat. Sie stellt exemplarisch die körperlichen Eigenschaften dar, die wir als schön empfinden. Vielleicht ist das auch der Grund, weshalb alle Schönheitsköniginnen der Welt letztlich gleich aussehen.

Selbst wenn sich die Normen für ein schönes Gesicht mit Zeit und Kultur verändern, so wandeln sie sich Forschern zufolge doch insgesamt nicht allzu sehr. Es gibt tatsächlich eine universelle Schönheitsnorm. Eine Darwin'sche Hypothese könnte unsere Vorliebe für Schönheit erklären: die Theorie der „guten Gene". Äußere Schönheit (von Gesicht und Körper) ist demnach ein Indikator für Gesundheit; wir wollen uns also mit schönen Menschen paaren, um unsere Gene mit den ihren zu vereinen. Sind die Haare schön, ist der Körper schlank und muskulös, die Haut glatt und straff, das Gesicht symmetrisch (rechte/linke Hälfte), dann ist das genetische Erbe günstig und die Entwicklung gut verlaufen. Und wieder besitzt Barbie all diese Merkmale. Trotz ihrer Wespentaille besitzt sie deutlich ausgeprägte Hüften. Nun hat aber der kürzlich verstorbene Devendra Singh, seinerzeit an der Universität von Austin in Texas, nachgewiesen, dass Männer extrem sensibel auf das Verhältnis von Hüft- zu Taillenumfang (Waist to Hip Ratio, WHR) reagieren. Es muss unter 0,7 liegen (beispielsweise ein Taillenmaß von 60 Zentimetern zu einem Hüftumfang von 90 Zentimetern) und ist ein Indiz für die Fortpflanzungsfähigkeit einer Frau.[15]

Überdies wirkt die Puppe eher jung, und Jugend ist im Großen und Ganzen ebenfalls ein Schönheitskriterium, weil sie auch für Fruchtbarkeit spricht. In der Studie von Magro wurden große Augen geschätzt, weil sie (wie die von Kindern) ein Zeichen für Jugend sind. Zu allen Zeiten liebten Menschen die Jugend und begehrten junge Frauen. Lediglich Jugendliche bevorzugen Frauen, die fünf Jahre älter sind als sie selbst, das heißt fruchtbarere Frauen als ihre Altersgenossinnen, wie Kenrick und Kollegen 1996 an der Universität von Arizona feststellten.

Was ist schließlich über die blonde Mähne von Barbie zu sagen? Bevorzugen Männer Blondinen? Vielleicht. Sicher ist jedenfalls, dass wir Menschen lieben, die sich genetisch stark von uns selbst unterscheiden. So dürften in zahlreichen Ländern, in denen brünette Haare vorherrschen, Blondinen und Blonde bevorzugt sein, da sie selten sind. Sich mit ihnen zu vereinigen, hilft die genetische Vielfalt aufrechtzuerhalten und das Immunsystem des Nachwuchses zu stärken, was wiederum der Arterhaltung dient.

Aber glauben Sie bloß nicht, nur die Erwachsenen seien empfänglich für Schönheit. Ein überraschendes Experiment hat nachgewiesen, dass selbst Säuglinge das Gesicht von Monica Belluci dem von Quasimodo vorziehen und dass Neugeborene ebenfalls dem Diktat der Schönheit unterliegen.

Slater und Mitarbeiter (1998; 2000) führten an der Universität von Exeter eine Serie von Experimenten zu diesem Thema durch. Bei einem davon waren die Versuchspersonen 100 fünf Stunden bis zwei

---

[15] Frauen mit einem WHR über 0,85 tragen beträchtliche Gesundheitsrisiken und werden weniger leicht schwanger als solche, deren WHR nahe 0,7 liegt (Zaadstra, B. M., Seidell, J. C., Van Noord, P. A., Velde, E. R., Habbema, J. D., Vrieswijk, B. & Karbaat, J. (1993). Fat and female fecundity: Prospective study of effect of body fat distribution on conception rates. *British Medical Journal, 306(6876)*, 484–487.)

Tage alte Babys. Die Forscher zeigten den Kindern immer zwei Fotos, je eines beiderseits ihres Kopfes, etwa 30 Zentimeter von ihrem Gesicht entfernt. Es kamen zwar zahlreiche Paare zum Einsatz, doch immer bestanden sie aus dem Foto einer sehr schönen Frau und dem einer sehr … mittelmäßigen. Woher wusste man, ob die Frau schön oder weniger schön war? Nun, die Forscher hatten zuvor erwachsene Probanden gebeten, jedes Gesicht auf einer Skala von eins bis fünf einzustufen. Die Ergebnisse zeigten, dass die Säuglinge in 80 Prozent der Zeit lieber die attraktiven Gesichter betrachteten und den unansehnlichsten nur 20 Prozent gönnten. Nach Ansicht der Forscher ist dieses Identifikationsvermögen von Geburt an und sicher auch schon vorher fest verdrahtet. Babys kommen mit einem bereits weit entwickelten Wahrnehmungssystem auf die Welt.

Wo liegt der Grund dafür, dass Säuglinge Schönheit bevorzugen? Slater zufolge bilden die schönen Gesichter den eigentlichen Prototyp eines menschlichen Antlitzes. Durch Verschmelzung Hunderter Gesichter gelangt man zu einem statistischen Mittel, das sich als unglaublich attraktiv erweist. Im Denken eines Säuglings dürften solche schönen Gesichter das menschliche Gesichtsstereotyp repräsentieren. Dieses Modell dient dem Baby möglicherweise als Bezugsgröße, um die wahrgenommenen Gesichter in Abhängigkeit von ihrer Übereinstimmung mit diesem Prototyp zu identifizieren. Im Gegensatz zu Oscar Wildes Ausspruch liegt Schönheit eben nicht im Auge des Betrachters, da ihre Definition schon dem Baby angeboren ist.

Fazit

Der Begriff „Sexismus" dürfte Ihnen bekannt sein. Sie kennen bestimmt auch den „Jugendwahn". Derzeit spricht man vom „Schönheitswahn". Ob wir männlich oder weiblich sind, aus Afrika oder der Arktis stammen und was auch immer wir behaupten mögen – wir sind empfänglich für Schönheit. Wir sind von Geburt an biologisch darauf programmiert, sie zu erkennen und anziehend zu finden. Und was ist der Inbegriff aller Merkmale weiblicher Schönheit? Die Barbie-Puppe. Doch in einem können Sie ganz sicher sein: Selbst wenn Ihr Kind Barbie-verrückt sein sollte, bleibt in seinen Augen die schönste Frau der Welt immer noch seine Mama.

Mehr zum Thema

Kenrick, D. T., Gabrielidis, C., Keefe, R. C. & Cornelius, J. (1996). Adolescents' age preferences for dating partners: Support for an evolutionary model of life-history strategies. *Child Development, 67,* 1499–1511.

Magro, A. M. (1997). Why Barbie is perceived as beautiful. *Perceptual and Motor Skills, 85,* 363–374.

Singh, D. (1993). Adaptive significance of female physical attractiveness: Role of waist-to-hip ratio. *Journal of Personality and Social Psychology, 65,* 293–307.

Slater, A., Quinn, P., Hayes, R. & Brown, E. (2000). The role of facial orientation in newborn infants' preference for attractive faces. *Developmental Science, 3,* 181–185.

Slater, A., Von der Schulenburg, C., Brown, E., Badenoch, M., Butterworth, G., Parsons, S. & Samuels, C. (1998). Newborn infants prefer attractive faces. *Infant Behavior and Development, 21,* 345–354.

21 Warum bleiben Sie entspannter, wenn der Zahnarzt Ihnen die Möglichkeit gibt, den Bohrer zu stoppen, auch wenn Sie das nicht machen?
Die Kontrollillusion

Bitten Sie einmal Leute in Ihrem Umfeld, mit zwei Würfeln die kleinstmögliche Anzahl Augen zu werfen. Bitten Sie sie danach, mit denselben Würfeln zwei Sechsen zu würfeln. Sie werden sehen, dass Ihre „Probanden" im ersten Fall meist sanft und mit viel Gefühl würfeln. Wollen sie dagegen Sechsen haben, werfen sie die Würfel mit größerer Kraft. Dies zeigte der Forscher Henslin 1967. Vermutlich bilden sich die Spieler ein, sie würden ihre Chance auf eine Sechs erhöhen, wenn sie schwungvoller würfeln. In Wirklichkeit geben sie sich der Illusion hin, etwas Unkontrollierbares zu kontrollieren, nämlich den Zufall. Die Wissenschaftler haben diesem psychologischen Mechanismus einen Namen gegeben: Kontrollillusion (Langer, 1975).

Langer (1975) bot Personen an ihrem Arbeitsplatz ein Los für einen Dollar zum Kauf an. Damit konnten sie an einer Lotterie teilnehmen. Die Forscherin ließ entweder die Teilnehmer das Los selbst auswählen oder teilte es ihnen zu. Etwas später kam sie zurück und erklärte jedem Probanden, dass eine Person in einem benachbarten Büro sehr gerne an der Lotterie teilnehmen würde, sie aber kein Los mehr zu verkaufen habe. Langer fügte hinzu, diese Person sei bereit, irgendjemandem sein Los abzukaufen. Dann fragte sie: „Zu welchem Preis würden Sie es verkaufen?"

Den Ergebnissen zufolge verkauften diejenigen, die ihr Los hatten selbst ziehen können, es seltener und, falls doch, mehr als viermal so teuer wie diejenigen, denen ihr Los zugeteilt worden war. Die Probanden hielten also das selbst gewählte Los für wertvoller, sicherlich weil sie die Chance, dass es das Gewinnerlos war, für größer hielten als bei einem zufällig zugeteilten Los. Eine schöne Demonstration der Kontrollillusion …

	selbst gezogenes Los	zugeteiltes Los
Ablehnung des Losverkaufs	37 %	19 %
Durchschnittsverkaufspreis	8,9 $	1,9 $

Anteil abgelehnter Losverkäufe und Durchschnittsverkaufspreis

Diesem Prinzip zufolge kreuzen Lottospieler ihre Zahlen lieber selbst an, als dies einer Maschine zu überlassen. „Lotto Flash" markiert die Kästchen nach dem Zufallsprinzip, sodass man die Entscheidung nicht selbst treffen muss. Wenn letztere Art des Lottospiels die Spieler kaum lockt, dann sicherlich, weil sie der Täuschung aufsitzen, sie hätten eine größere Gewinnchance, wenn sie die Rentenversicherungsnummer von Oma spielen, als wenn die Zahlen maschinell per Zufall bestimmt werden. Wohlgemerkt, statistisch gesehen besteht mit einem Geburtsdatum keine größere Gewinnchance als mit zufällig angekreuzten Kästchen.

Andere Experimente verdeutlichen ebenfalls, dass Menschen sich der Täuschung hingeben, sie würden Situationen kontrollieren, die sie überhaupt nicht in der Hand haben.

> Beispielsweise hält die Mehrzahl von uns auf Nachfrage das Risiko eines Autounfalls für höher, wenn eine andere Person am Steuer sitzt als man selbst, das heißt, wenn man die Situation nicht kontrolliert (McKenna, 1993). In diesem Fall kann sich die Täuschung sogar in Handlungen ausdrücken, etwa wenn man beim Auftauchen einer Gefahr anstelle des Fahrers „bremst".

Woher kommt diese Illusion? Zunächst einmal brauchen wir das Gefühl, die Situation steuern zu können: So ist nachgewiesen, dass Patienten, die auf einen Knopf drücken dürfen, um den Zahnarztbohrer zu stoppen, entspannter und zufriedener sind als andere, selbst wenn sie keinen Gebrauch von dieser Erlaubnis machen.

Zudem fürchtet sich der Mensch vor dem, was er nicht kontrollieren kann, etwa vor Tod, Krankheit, Zufällen oder Erdbeben. Auch gibt er sich häufig der Täuschung hin, seine Umwelt dadurch beeinflussen zu können, dass er sich in einer bestimmten Weise verhält. Zuweilen kann dieses Verhalten irrationale Züge annehmen. Hinter dem Regentanz des Schamanen eines Eingeborenenstammes steckt nichts anderes als eine Kontrollillusion.

Der Gedanke, dass das Leben des Stammes ganz und gar vom Regen abhängt, wäre zu beängstigend. Der Schamane gibt sich also der Illusion hin, er könne das Unkontrollierbare kontrollieren, das heißt im vorliegenden Fall das Wetter. Die Beobachtung, dass der Tanz manchmal zu wirken scheint und Regen fällt, verstärkt den Glauben an die Wirksamkeit des Rituals (siehe auch Abschnitt 19).

In unserer westlichen Kultur macht sich die Illusion an anderen Objekten fest, denn durch Wissenschaft und Technik wirken wir in höherem Maße auf unsere Umwelt ein und haben Faktoren wie Gesundheit, Ernährung und Entspannung eher in der Hand.

Wir sollten allerdings nicht verschweigen, dass wir manchmal die Kontrollinstanz aus uns heraus verlagern. Das betrifft etwa Talismane und Glaubensvorstellungen. Diesen schreiben wir die Fähigkeit zu, an unserer statt unser Schicksal quasi durch Zauberhand zu lenken („Gott hat meinen Sohn so gewollt"). Und das ist, da sind wir uns wohl einig, oft sehr beruhigend. Diese äußere Kontrolle findet übrigens eine schöne Veranschaulichung in einer Resolution des amerikanischen Kongresses vom März 2003. Das Hohe Haus beschloss, einen speziellen Bet- und Fasttag einzuführen, und zwar zum Zweck von Fürbitten um den Segen Gottes für die amerikanischen Soldaten im Irak und um seinen Schutz für das amerikanische Volk vor Anschlägen, wie die Agentur Reuters am 28. März 2003 meldete.

Fazit

Als 1977 ein Journalist[16] den Gewinner der spanischen Weihnachtslotterie fragte, was er unternommen habe, um an das richtige Los zu kommen, erwiderte er: „Ich habe ganz einfach sieben Nächte lang von der Zahl 7 geträumt, und da 7 mal 7 48 ergibt,

---

[16] *Los Angeles Times*, 30. Dezember 1977.

habe ich ein Los mit der Endnummer 48 genommen." Es ist schon drollig, dass der Spieler nicht rechnen kann, denn 7 mal 7 ergibt keineswegs 48. Doch dieses Beispiel zeigt vor allem, wie fest wir daran glauben, Ereignisse, die doch ganz und gar zufällig sind, stünden in unserer Macht. Wir bedürfen ganz entschieden des Gefühls, das Heft in der Hand zu haben.

Da wir also von Natur aus die Realität meist so deuten, als hätten wir sie im Griff, sollten wir uns um mehr Objektivität bemühen. Was dürfen wir uns wirklich selbst zuschreiben und was bleibt dem Zufall überlassen? So lernen wir unsere Lektion und können eher herausfinden, welche Handlungen rational sind. Diese sollten wir stets wiederholen, denn nur sie funktionieren wirklich. An den anderen müssen wir „noch arbeiten".

Mehr zum Thema

Henslin, J. M. (1967). Craps and magic. *American Journal of Sociology, 73*, 316–330.

Langer, E. J. (1975). The illusion of control. *Journal of Personality and Social Psychology, 32*, 311–328.

McKenna, F. P. (1993). It won't happen to me: Unrealistic optimism or illusion of control? *British Journal of Psychology, 84*, 39–50.

22 Warum befolgen Ihre Freunde Ihre Ratschläge nicht und verharren lieber in ihrem Irrtum?
Konfirmatorisches Hypothesentesten

Kommt es vor, dass Sie Freunden einen Rat geben? Falls dem so ist, haben Sie sicher schon beobachtet, dass Ihre Empfehlungen kaum einmal Wirkung zeigen, vor allem nicht, wenn sie die ursprünglichen Ansichten Ihres Freundes nicht bestätigen. Forscher, die dieses Phänomen untersucht haben, bezeichneten es als konfirmatorisches Hypothesentesten oder Bestätigungsfehler (Snyder & Swann, 1978).

Diese Tendenz drückt sich aus wie folgt: Ihr Freund neigt dazu, alle Beweise, die Sie ihm vortragen, die aber seinen Theorien und Überzeugungen zuwiderlaufen, systematisch abzuwehren. Diese Beweise sind in seinen Augen nichts als Vorurteile oder Nebensächlichkeiten. Zugleich sucht er nach Informationen, die seine anfänglichen Überzeugungen bestätigen, selbst wenn diese Informationen wenig stichhaltig sind.

Wenn Sie beispielsweise Ihrem Vater gegenüber bemerken, er fahre zu schnell und das sei riskant, kontert er vielleicht mit: „Behalte deine Moralvorschriften für dich" (Zurückweisung der Information, denn sie widerspricht der Hypothese, dass er ein ausgezeichneter Fahrer ist). Dann setzte er möglicherweise noch eins oben drauf: „Du kennst also die Statistiken nicht? Nicht die Geschwindigkeit verursacht tödliche Unfälle, sondern der Alkohol und die jungen Kerle. Aber ich bin ein hervorragender Fahrer. Der Beweis: 30 Jahre Führerschein, 50 Prozent Schadensfreiheitsrabatt und kein einziger Unfall" (Suchen und Vortragen von Informationen zur Erhärtung der Hypothese, dass er exzellent fährt). Dennoch weiß Ihr Vater anscheinend nicht, dass die Krankenhäuser voll sind mit Fahrern, die zuvor noch nie einen Unfall hatten.

Ein Auszug aus einem Sketch des französischen Komikers Raymond Devos illustriert diesen Hang zur Bestätigung unserer Hypothesen auf amüsante Weise: „Als ich gestern Abend früher als sonst nach Hause kam, hat doch einer meine Hausschuhe angehabt … mein bester Kumpel … Da frage ich mich doch, ob der nicht meine Sachen benutzt, wenn ich nicht da bin!" (Dann zählt der Komiker eine ganze Reihe von Dingen auf, mit denen er seinen besten Freund regelmäßig ertappt, und fährt fort:) „Eines Abends trete ich auf den Treppenabsatz und höre: ‚Nutzen wir es aus, dass er nicht da ist … Schick doch deinen blöden

Mann in die Wüste.' Also gehe ich zurück und sage zu meinem Kumpel, der da war: ‚He! Dreh das Radio ein bisschen leiser, man hört es unten ...' Also, meine Hausschuhe, mein Radio, mein Schlafanzug, meine Bettdecke ... Warum nicht auch meine Frau, wenn er schon mal da ist?"

Die Figur des Sketches führt sich hartnäckig alle Informationen vor Augen, die seine anfängliche Meinung bestätigen: Sein Freund bedient sich eben seiner Sachen. Eine andere, trotzdem plausiblere Hypothese, ignoriert er standhaft.

Ein Experiment von Lord, Ross und Lepper (1979) untermauerte diesen Effekt auf geniale Weise. Die Forscher wählten zunächst Befürworter und Gegner der Todesstrafe aus. Dann legten sie ihnen zwei fiktive Studien vor und baten sie, die in diesen Untersuchungen angewandten Methoden zu bewerten. Die Studien stützten entweder die Ansicht, die Todesstrafe schrecke von Straftaten ab, oder sie widerlegten sie.

Den Ergebnissen zufolge beurteilten die Anhänger der Todesstrafe die Studie zugunsten einer Abschreckungswirkung als methodisch besser angelegt und überzeugender als die gegenteilige Studie. Analog beurteilten die Gegner der Todesstrafe die Studie, die ihre Einstellung bestätigte, ebenfalls als methodisch besser als die andere Untersuchung.

Wer sagt: „Ich habe guten Grund zu der Ansicht, dass die Politiker alle unehrlich sind; schon wieder steht einer unter Beschuss", der möchte seine vorgefasste Meinung bestätigt sehen, ohne die sicherlich weit zahlreicheren ehrenhaften Politiker zu berücksichtigen, gegen die nie ermittelt wird.

Nehmen Sie jetzt einmal an, Sie glauben daran, dass man im Traum etwas voraussehen kann. Nun haben Sie gestern Nacht geträumt, Sie bekämen eine Gehaltserhöhung, und drei Tage später ... passiert das tatsächlich. Bestimmt denken Sie jetzt, dass Sie einen Wahrtraum hatten.

Dieser Glaube an Vorahnungen ist sehr verbreitet. Alle Menschen träumen mehrmals pro Nacht, selbst wenn sie sich nicht daran erinnern. Das macht pro Nacht insgesamt mehrere Milliarden Traumproduktionen. Statistisch gesehen ist es wahrscheinlich, dass manche davon ab und zu Ereignisse enthalten, die in den folgenden Tagen Wirklichkeit werden. Lustigerweise jedoch betrachten die Betroffenen diesen Effekt als paranormales Erlebnis, als „Wahrtraum". Sie vergessen einfach die Milliarden anderer Träume, die nie wahr geworden sind. Erinnern Sie sich: Als Sie träumten, Sie hätten die Nacht mit Harrison Ford oder Sophie Marceau verbracht, was ist daraufhin passiert?

Falls Sie nun trotzdem weiterhin glauben, die „okkulten Wissenschaften" seien vertrauenswürdig, und schon einmal eine Hellseherin aufgesucht haben, möchte ich darauf wetten, dass Sie nicht eingetroffene Voraussagen rasch vergessen und sich vielmehr an diejenigen erinnern werden, die sich erfüllt haben, selbst wenn deren Vorhersagewert unklar ist und sie sich irgendwann auf jeden beliebigen Menschen beziehen können („Sie werden ein Kind bekommen", „Es gibt eine Person, die Ihnen Böses will", „In einem Jahr wird eine große Veränderung eintreten"). Aber Sie werden dann im Brustton der Überzeugung verkünden: „Alles, was sie mir vorausgesagt hat, ist eingetroffen!"

Fazit

Das konfirmatorische Hypothesentesten bestätigt, dass in einer Begegnung zwischen zwei einander unbekannten Personen (etwa bei einem Vorstellungsgespräch) die ersten Minuten entscheidend sind. Haben sich die Beteiligten eine Meinung gebildet, suchen sie nach bestätigenden, also konfirmatorischen Informationen und meiden solche, die ihren Standpunkt schwächen. Daher ist es wichtig, von Anfang an einen guten Eindruck zu machen.

Falls Sie zu Eifersucht neigen und argwöhnen, dass Ihr Partner oder Ihre Partnerin Sie betrügt, sind Sie Studien zufolge besonders empfänglich für Anzeichen, die Ihre anfängliche Hypothese zu bestätigen scheinen („Eifersucht ist Leidenschaft, die mit Eifer sucht, was Leiden schafft" [Ergänzung der Übersetzerin]). Unter diesen Umständen sollten Sie fair sein und sich bemühen, nicht über Informationen hinwegzusehen, die für die Stabilität Ihrer Beziehung sprechen. Da der Bestätigungsfehler tief in uns verwurzelt ist, kann man ihm nach Ansicht mancher Forscher nur durch die feste Entschlossenheit, widersprechende Informationen zur Kenntnis zu nehmen, entgegenwirken (Kunda, 1990).

Mehr zum Thema

Kunda, Z. (1990). The case for motivated reasoning. *Psychological Bulletin, 108*, 480–498.

Lord, C. G., Ross, L. & Lepper, M. R. (1979). Biased assimilation and attitude polarization: The effects of prior theories on subsequently considered evidence. *Journal of Personality and Social Psychology, 37*, 2098–2109.

Snyder, M. & Swann, W. B., jr. (1978). Behavioral confirmation in social interaction. *Journal of Experimental Social Psychology, 14*, 148–162.

23 Warum kommt es oft so, wie Sie es vorausgesagt haben?
Sich selbst erfüllende Prophezeiungen

Ein weiterer Sketch von Raymond Devos beginnt so: „Vor acht Tagen habe ich in meinem Horoskop gelesen: Zank und Streit in Ihrer Ehe. Ich gehe zu meiner Frau und frage sie: ‚Was habe ich dir getan?' – Sagt sie: ‚Nichts.' – ‚Also gut', sage ich zu ihr: ‚Warum streitest du dann mit mir?' – Danach waren wir dann zerstritten. Heute Morgen lese ich in meinem Horoskop: Unfallgefahr. Da hab ich den ganzen Tag am Steuer meines Wagens aufgepasst wie ein Schießhund: Nach rechts schauen, nach links schauen … nichts … nichts. Denk ich bei mir: ‚Vielleicht habe ich mich getäuscht.' Muss ich doch noch mal in meiner Zeitung nachschauen, die auf der Rückbank meines Wagens lag. Peng! Da wars passiert. Der Fahrer steigt aus und sagt: ‚Das hätten Sie vermeiden können.' Ich antwortete ihm: ‚Ganz und gar nicht, es war vorhergesagt, der Unfall steht schon in der Zeitung."

Dieser Sketch ist lustig, weil er zeigt, wie sehr unsere Überzeugungen und vermeintlichen Kenntnisse uns dazu verleiten können, uns genau so zu verhalten, dass sich diese Überzeugungen schließlich bestätigen. Wissenschaftler haben diesen Mechanismus als sich selbst erfüllende Prophezeiung bezeichnet. Demnach bringen uns unsere Erwartungen häufig dazu, unwissentlich die Situationen heraufzubeschwören, die wir vor unserem geistigen Auge haben. Selbstredend bestätigen sie dann unsere Eingangserwartungen.

Solche sich selbst erfüllenden Prophezeiungen lassen sich auch im Wettrüsten zwischen den Großmächten nachweisen. Die Vereinigten Staaten rechneten mit Feindseligkeit und Bedrohung seitens der UdSSR. So beschlossen sie, die Zahl ihrer Raketen zu erhöhen. Die UdSSR deutete dieses Verhalten ihrerseits als Bedrohung ihrer Sicherheit und rüstete ebenfalls auf. Daraufhin sahen sich die Vereinigten Staaten in ihrer ursprünglichen Einschätzung bestätigt (dieses Beispiel funktioniert genauso, wenn man bei der UdSSR anfängt).

Ein anderes Beispiel: Sie sind ein Mann und glauben, die Frau, mit der Sie gerade telefonieren, sei sehr schön. Bestimmt geben Sie sich viel freundlicher und herzlicher, als wenn Sie erfahren hätten, dass sie ein hässliches Entlein ist. Ihre Verbindlichkeit wiederum löst freundlicheres und umgänglicheres Verhalten seitens Ihrer Gesprächspartnerin aus. Dadurch könnten Sie sich in Ihrer ursprünglichen Meinung bestätigt sehen, dass Sie ein großer Verführer seien oder entschieden Recht mit Ihrer Ansicht hätten, schöne Frauen seien sympathischer als Vogelscheuchen.

So können Vorstellungen von einem Interaktionspartner, auch wenn sie nicht zutreffen, dessen Verhalten beeinflussen.

Dies belegte der Forscher Snyder (1984; 1992) mehrfach. In einer seiner Untersuchungen legte er Studentinnen unter einem Vorwand das Foto einer Person vor, mit der sie ein Telefongespräch führen sollten. Das Bild zeigte entweder eine Person mit Übergewicht oder eine normalgewichtige Person. Die Probandinnen sollten sich aufgrund des Telefonats einen Eindruck von der abgebildeten Person verschaffen.

Erwähnt werden sollte noch, dass die Probandinnen der untersuchten Population (amerikanische Studierende) Fettleibigkeit häufig mit unangenehmen und negativen Eigenschaften verknüpfen. Die Ergebnisse überraschen daher kaum. Nach dem Telefongespräch hatten die Frauen, die glaubten, sich mit einem Dicken unterhalten zu haben, einen weitaus ungünstigeren Eindruck von ihrem Gesprächspartner als die Probandinnen, die mit einem vermeintlich Normalgewichtigen gesprochen hatten. Erstere verhielten sich zudem unfreundlicher. Deshalb reagierte die Person am Telefon in negativer Weise und bestätigte so die anfänglichen Überzeugungen der Probandinnen, nämlich dass dicke Menschen unsympathische Zeitgenossen seien.

Prophezeiungen dieser Art kommen in zahlreichen Situationen vor. Stellen Sie sich beispielsweise vor, Sie haben es eilig und unter solchen Umständen nur eine Sorge: nämlich die, hinter einem älteren Herrn mit Hut im Opel herzockeln zu müssen. Ihrer Meinung nach fahren diese Fahrer langsamer als alle anderen und behindern Sie unterwegs. Sie fahren gerade recht zügig, als Sie sich nach dem Abbiegen an einer Kreuzung genau hinter einem solchen Vehikel wiederfinden. Sie sehen Ihre Felle davonschwimmen, denn das ist genau das, was Sie befürchtet haben. Ihr Fahrstil wird daher ein bisschen aggressiver. Hinter einem Opel drängeln Sie gewöhnlich mehr als hinter einem anderen Auto. Damit signalisieren Sie dem Fahrer, dass Sie es eilig haben und dass er schneller fahren soll. Indem Sie den Abstand verringern, machen Sie sich zudem bereit zu überholen, wenn sich die Gelegenheit bietet. Den Mann im Opel beunruhigt Ihr Fahrstil. Er wünscht sich nur eines: dass Sie ihn endlich überholen. Also wird er langsamer und fährt noch zaghafter als gewöhnlich, nervös und besorgt, hinter sich einen Irren am Steuer zu haben. Dadurch wiederum sehen Sie sich in Ihrer Meinung von dem Verhalten, das Sie gerade selbst provoziert haben, bestätigt, nämlich dass Opelfahrer nicht von der Stelle kommen.

Andererseits könnte sich dieser Mechanismus auch positiv auswirken, wenn er beispielsweise Schülern zu Leistungssteigerungen verhilft.

> Jamieson und Mitarbeiter (1987) führten einen Feldversuch durch, bei dem sie Schülern zu Jahresbeginn eine neue Lehrkraft vorstellten. In einer Klasse erklärten die Forscher, der neue Lehrer sei sehr kompetent und intelligent. In einer anderen wurde den Kindern nichts gesagt (Kontrollgruppe).
>
> Die Forscher beobachteten das Verhalten der Schüler ohne deren Wissen, und nach drei Wochen konnten sie folgende Bilanz ziehen: Im Vergleich zur Kontrollgruppe hatten die Schüler, die sich von einem besonders kompetenten Lehrer unterrichtet glaubten, bessere Noten. Zudem urteilten sie, er sei fähiger und ginge mehr auf sie ein. Den Forschern fiel überdies auf, dass in dieser Klasse weniger Radau herrschte und die Schüler dem Unterricht aufmerksamer folgten. Man könnte sagen, dass die Erwartungen der Schüler hinsichtlich ihres neuen Lehrers ihre Schulleistungen beeinflussten.

Ähnliche Schlüsse ließen sich auch im Hinblick auf Lehrkräfte ziehen.

> 1973 suchte Seaver Schulen auf, um die Schulzeugnisse von Schülern einzusehen, deren Bruder oder Schwester früher dieselbe Lehranstalt besucht hatte. Er erhob die Noten der jüngeren und der älteren Geschwister und verglich dann die Zeugnisse derjenigen, die vom selben Lehrer unterrichtet worden waren, mit denen der Geschwister, die verschiedene Lehrer gehabt hatten.
>
> Seaver kam zu dem Ergebnis, dass die Noten eines Schülers von den Noten seines Bruders oder seiner Schwester „beeinflusst" werden, aber nur wenn die Kinder dieselbe Lehrkraft hatten. Das spricht dafür, dass Lehrer in gewissem Maße an die Erblichkeit von Intelligenz und Begabung glauben. Der Unterrichtende meint bei einem Kind dieselben

Anlagen wahrzunehmen wie bei seinem Bruder oder seiner Schwester. Er behandelt es daraufhin ähnlich, was sich (im Guten oder Schlechten) in der Leistung des Schülers niederschlägt.

Fazit

Misstrauen Sie Ihren Gewissheiten, sie können Sie dazu verleiten, sich so zu verhalten, dass Sie diese Überzeugungen später bestätigt sehen.

Mehr zum Thema

Jamieson, D., Lydon, J., Stewart, G. & Zanna, M. P. (1987). Pygmalion revisited: New evidence for student expectancy effects in the classroom (ERIC Document Reproduction Service No. ED 269 671). *Journal of Educational Psychology, 79,* 461–466.

Seaver, W. B. (1973). Effects of naturally induced techer expectancies. *Journal of Personality and Social Psychology, 28,* 333–342.

Snyder, M. (1984). When belief creates reality. In: Berkowitz, L. (Hrsg.). *Advances in Experimental Social Psychology,* Bd. 18. Orlando, FL: Academic Press, 247–305.

Snyder, M. (1992). Motivational foundations of behavioral confirmation. In: Zanna, M. P. (Hrsg.). *Advances in Experimental Social Psychology,* Bd. 25. New York: Academic Press, 67–114.

24 Warum glauben wir, dass eine vergewaltigte Frau es „irgendwie" darauf angelegt haben muss?
Der fundamentale Attributionsfehler

Es ist Ihnen bestimmt schon passiert, dass Sie jemand im Auto rasant überholt hat. Haben Sie bemerkt, dass wir dann meistens denken, er sei geistesgestört, und nicht, dass seine Frau in den Wehen liegt? Ähnlich halten wir unseren Kollegen, wenn er seine Arbeit nicht macht, für faul und nicht für überlastet. Und wenn unser Ehepartner kurz angebunden ist, dann, weil er einen schlechten Charakter hat, und nicht, weil wir etwas Hirnrissiges gefragt haben.

Es ist eine Tatsache: Bedauerlicherweise neigen wir dazu, uns das Verhalten anderer mit „dispositionellen Faktoren" zu erklären, das heißt, es auf Charaktereigenschaften oder Fähigkeiten zurückzuführen statt auf „situative" Aspekte (Kontextbezug, Umstände), auch wenn letztere möglich wären. Mit anderen Worten, wenn wir uns das Verhalten oder Handeln einer Person erklären müssen (was im Alltag ständig geschieht), dann überschätzen wir die in der Person liegenden, inneren Ursachen auf Kosten der äußeren. Und das in allen möglichen Situationen. Die Wissenschaftler bezeichnen diese Tendenz als fundamentalen Attributionsfehler.

> In einem berühmten Experiment ließen Jones und Harris (1967) ihre Probanden Aufsätze lesen. Die darin verteidigte Ansicht stellte angeblich entweder die von der Lehrkraft verlangte dar oder die freie Meinungsäußerung des Verfassers. Die Versuchspersonen sollten abschätzen, welchen Standpunkt der Verfasser in Wirklichkeit vertrat. Auch wenn die der einen Bedingung zugewiesenen Probanden glaubten, der Inhalt des Aufsatzes sei von der Lehrkraft vorgegeben, urteilten sie dennoch, der Text spiegele nichtsdestotrotz die Meinung des Verfassers wider. Die Testpersonen ließen also die den Schreibern auferlegten situativen Zwänge außer Acht. Ihre Einstellung[17] wurde als überein-

---

[17] In der Psychologie bezieht sich „Einstellung" auf relativ dauerhafte Gefühle und Verhaltenstendenzen gegenüber bestimmten Personen, Vorstellungen oder Objekten. Eine Einstellung ist negativ oder positiv („Ich liebe Paprika"), stark oder schwach („Ich bin verrückt nach Paprika"); sie kann für uns sehr wichtig sein, dann ist sie „zentral" („Ich kann mir ein Leben ohne Paprika nicht vorstellen"); sie löst Verhalten aus („Wenn ich eine Paprika sehe, esse ich sie").

stimmend mit der Position wahrgenommen, die sie zwangsweise hatten vertreten müssen.

Der fundamentale Fehler ist sehr machtvoll, wie das folgende Experiment zeigt. Dabei sind die Versuchspersonen verantwortlich für das Verhalten des Akteurs.

Gilbert und Jones (1986) forderten ihre Probanden auf, Studenten eine Abhandlung über Abtreibung zu diktieren und anschließend die Ansicht der Studenten zu diesem Thema einzuschätzen. Obwohl die Studenten nicht darüber zu entscheiden hatten, was sie schrieben, wurde denjenigen, denen ein Plädoyer zugunsten der Abtreibung diktiert worden war, eine Einstellung im Sinne ihrer Niederschrift unterstellt. Der zwangsweise geschriebene Text wirkte so, als gäbe er die Meinungen des Schreibers wieder.

Dieser Wahrnehmungsfehler bringt jedoch nicht nur Nachteile mit sich. Je nachdem, welche Rolle wir übernehmen, können wir sogar Vorteile daraus ziehen, wie das folgende Experiment zeigt.

Ross, Amabile und Steinmetz (1977) baten ihre Probanden, bei einer Art Quiz mitzuspielen. Die Rollen von Fragesteller und Befragtem wurden durch das Los bestimmt. Eine dritte Person hatte die Aufgabe, die Szene zu beobachten. Obwohl alle Teilnehmer wussten, dass die Rollenverteilung zufällig erfolgt war, sollte der Beobachter dennoch die beiden anderen Spieler beurteilen.

Seltsamerweise wurde der Spielleiter, der die Fragen zu stellen und die richtige Antwort bekannt zu geben hatte, als intelligenter und kenntnisreicher wahrgenommen als die befragte Person. Noch erstaunlicher ist, dass der Befragte selbst die Fähigkeiten des Fragers für seinen eigenen überlegen hielt.

Wenn Sie also zu einer Party eingeladen sind, bei der Sie nicht alle Gäste kennen, und man Ihnen nach dem Essen vorschlägt, ein Gesellschaftsspiel nach Art von *Wer wird Millionär?* zu spielen, dann wählen Sie die Rolle von Günther Jauch. So umweht Sie sicherlich die Aura der Allwissenheit.

Sie halten jetzt vielleicht den fundamentalen Fehler für einen beunruhigenden kognitiven Irrtum, und das mit gutem Grund, vor allem wenn es um die Verantwortlichkeit einer Person geht. Andererseits sollten Sie wissen, dass es zumindest ein Gegenmittel gegen diese Verzerrung gibt: Empathie beweisen. Wenn man sich in einen anderen hineinversetzen kann, sieht die Sache ganz anders aus.

Dazu gibt es eine erhellende Untersuchung von Gould und Sigall (1977). Wenn sich die Beobachter selbst anstelle des Handelnden vorstellen oder sogar die gleiche Arbeit ausführen sollen (Chen, Yates & McGinnies, 1988), gleichen sich ihre Attributionen denen der Handelnden an. Die Zahl der dispositionellen Attributionen bei den Beobachtern nimmt dann stärker ab als bei solchen, die das Verhalten des Akteurs lediglich beobachten sollen.

Fazit

Der fundamentale Attributionsfehler stellt eine bedeutende Quelle für zwischenmenschliche Konflikte dar, sowohl bei Paaren als auch im Berufsleben. So kann es vorkommen, dass sich ein Ehemann das Verhalten seiner Frau mit deren Persönlichkeit erklärt. Daraufhin wird sich diese in endlosen Rechtfertigungen ergehen, um ihren Gatten von einer ganz anderen Deutung der Umstände zu überzeugen, einer Interpretation, in der der Kontext viel mehr Gewicht hat als in der Ansicht ihres Mannes. Hat beispielsweise Ihre Frau den Wagen immer noch nicht zur Reparatur in die Werkstatt gebracht, besteht die Gefahr, dass Sie sich ihr Verhalten eher mit Nachlässigkeit als mit Überlastung (Kinderbetreuung, Einkaufen, Haushalt und Kochen) erklären. Wenn Sie dagegen ein paar Tage lang ihren Platz einnehmen oder sich einfach nur einfühlsam in sie hineinversetzen, können wir wetten, dass Sie ihr Verhalten anders sehen werden als zuvor.

Mehr zum Thema

Chen, H., Yates, B. T. & McGinnies, E. (1988). Effects of personal involvement on observers' attributions and estimates of consensus, distinctiveness, and consistency. *Personality and Social Psychology Bulletin, 14,* 468–478.

Gilbert, D. T., Jones, E. E. (1986). Perceiver-induced constraint: Interpretations of self-generated reality. *Journal of Personality and Social Psychology, 50* (2), 269–280.

Gould, R. & Sigall, H. (1977). The effects of empathy and outcome on attribution: An examination of the divergent-perspectives hypothesis. *Journal of Experimental Social Psychology, 13,* 480–491.

Jones, E. E. & Harris, V. A. (1967). The attribution of attitudes. *Journal of Experimental Social Psychology, 3,* 1–24.

Ross, L., Amabile, T. M. & Steinmetz, J. L. (1977). Social roles, social control, and biases in social-perception processes. *Journal of Personality and Social Psychology, 35,* 485–494.

25 Warum sind wir großzügiger, bevor wir unters Messer müssen?
Der Glaube an die Gerechtigkeit der Welt

Haben Sie nicht manchmal den Eindruck, die Dinge geschähen nicht zufällig? Oder auch, dass jeder bekommt, was er verdient? Die meisten Menschen neigen dazu, und es scheint, als hielten wir die Welt im Prinzip für fair und gerecht. Also erklären wir uns Schicksalsschläge als vorhersehbar, weil wir glauben, dass die Leute verdienen, was ihnen zustößt. Infolgedessen erlebt man häufig, dass die Opfer für das ihnen widerfahrene Unglück auch noch verantwortlich gemacht werden. Und je schlimmer der Schaden, desto schwerer die „Schuld" des Opfers.

Diese Urteile ließen sich in dem folgenden Satz zusammenfassen: „Es muss wohl so sein, dass die Leute, denen ein Unglück zustößt, es verdient haben." Einen Menschen nicht für sein

Unglück verantwortlich zu machen, würde darauf hinauslaufen, die beängstigende Vorstellung zuzulassen und zu billigen, dass die Welt ungerecht ist und dass vielleicht Unschuldige (wir selbst) grundlos leiden müssen.

Um diese Vorstellung von einer berechenbaren Welt aufrechtzuerhalten, neigen wir dazu, uns von Menschen mit einem Problem abzugrenzen: Sie sind auf die eine oder andere Weise anders als wir; sie sind vielleicht weniger fähig, weniger qualifiziert oder schlicht verschroben, und sie müssen es irgendwie auf das angelegt haben, was ihnen widerfahren ist. Dieser Informationsfilter entspricht dem, was manche Forscher als „Glaube an die Gerechtigkeit der Welt" bezeichnet haben (Lerner, 1980).

> Ein Experiment dieses Forschers von 1965 erhärtet die Hypothese vom Glauben an eine ausgleichende Gerechtigkeit. Der Psychologe forderte seine Versuchspersonen auf, durch einen Einwegspiegel hindurch die Arbeit zweier Personen zu beurteilen. Es handelte sich um zwei Männer (in Wahrheit Komplizen des Versuchsleiters), die qualitativ und quantitativ exakt dasselbe taten. Der Beobachter erfuhr, dass das Labor nicht genügend Geld habe, um beide Männer zu bezahlen, und dass man ausgelost habe, welcher leer ausgehen sollte. Dem ahnungslosen Beobachter wurde, bevor er sein Urteil abgab, gezeigt, welcher der beiden Männer leer ausgehen würde.
>
> Wie sich herausstellte, wurde die Arbeit des Pechvogels (der keinen Lohn erhalten sollte) als schlechter wahrgenommen als die des anderen, obwohl objektiv keine Unterschiede bestanden. Der vom Zufall auserkorene Glückspilz musste sein glückliches Los einfach verdient haben.

Ein zweites Experiment legt nahe, dass die Menschen diesen Gauben manchmal auch auf sich selbst beziehen.

> Zuckerman (1975) rief Studenten an und bat sie um ihre Einwilligung, einen ganzen Abend lang einem Blinden vorzulesen. Bei der Hälfte der Angerufenen richtete der Forscher es so ein, dass diese Anfrage in eine prüfungsfreie Zeit fiel, in der die Studenten also über viel Freizeit verfügten. Die andere Hälfte sprach er mitten in den Prüfungen an, als die Probanden zeitlich sehr ausgelastet waren.

Es stellte sich heraus, dass die Studenten die Bitte viel häufiger erfüllten (einem Blinden den ganzen Abend lang vorzulesen), wenn sie mitten in den Prüfungen steckten, als wenn sie wenig in Anspruch genommen waren. Zuckerman schloss daraus, dass die Hilfsbereitschaft in den Augen der Studenten die Funktion hatte, während der Prüfungen das Schicksal zu ihren Gunsten zu beeinflussen.

Es scheint also, dass sehr viele Menschen die folgende selbstbezogene Überzeugung hegen: „Wenn ich Gutes tue, lenke ich Gutes auf mich."

Betrachten wir ein weiteres Experiment, das in herzchirurgischen Abteilungen großer Krankenhäuser durchgeführt wurde (Delhomme, 1987, zitiert in Deconchy, 2002). Die Versuchsleiterin (eine Krankenschwester) bat Patienten, einem anderen, ihnen unbekannten Kranken ihre Armbanduhr zu leihen.

Es wurden drei Kategorien von Patienten gefragt:
- Patienten, die noch nicht wussten, ob sie sich einer Operation würden unterziehen müssen,
- Patienten, die wussten, dass sie operiert werden würden,
- Patienten, die eine Operation hinter sich hatten und ihren Entlassungszeitpunkt kannten (in 48 Stunden).

Welche Patientengruppe verlieh Ihrer Meinung nach ihre Uhr am bereitwilligsten? Die erste. Die Personen in Ungewissheit erwiesen sich als die größten Altruisten. Offenbar tritt dieses Verhalten vor allem bei besonders starker Ungewissheit auf, denn das Schicksal kann sich ja noch wenden. Aber wenn man weiß, dass einem eine Operation bevorsteht oder dass man morgen nach Hause darf ...

Fazit

Der Glaube an eine gerechte Welt beeinträchtigt häufig die Ursachenanalyse bei negativen, andere betreffenden Ereignissen (Unfällen, Misserfolgen etc.). Wenn wir dem Opfer die Schuld zuschreiben, konzentrieren wir uns auf dessen Einstellung und hindern uns an der Untersuchung der zahlreichen anderen Faktoren im Zusammenhang mit dem negativen Ereignis.

Doch falls dieser Glaube zu irrationalen Urteilen führt, dann aus dem Grund, weil er einen Filter darstellt, durch den wir unsere Welt als erträglich, vorhersehbar, gerecht und beruhigend wahrnehmen. Dieser Filter macht es uns zudem möglich, Ungerechtigkeit, fremdes Leid und Unglück mitanzusehen und trotzdem weiterzuleben und unseren belanglosen Beschäftigungen nachzugehen.

Mehr zum Thema

Deconchy, J.-P. (2002). Représentations et processus idéologiques: Effets d'enveloppe et expérimentation. *Nouvelle Revue de Psychologie Sociale, 1*, 90–98.

Lerner, M. J. (1980). *The Belief in a Just World: A Fundamental Delusion.* New York: Plenum Press.

Zuckerman, M. (1975). Belief in a just world and altruistic behavior. *Journal of Personality and Social Psychology, 16*, 669–680.

26 Wie stellen es Illustrierte an, dass ihre Persönlichkeitstests uns ein so treffendes Spiegelbild vorhalten?
Der Barnum-Effekt

Wenn Sie Tests mögen, dann machen Sie den folgenden.
1. Nehmen Sie ein Blatt Papier und legen Sie darauf eine Spalte von 1 bis 10 an:
   1
   2
   3
   etc.

2. Befolgen Sie dann die Anweisung und antworten Sie möglichst spontan:
   - Schreiben Sie neben die Zahl 1 eine beliebige Zahl.
   - Schreiben Sie neben die 2 und die 6 den Namen einer Ihnen bekannten Person des anderen Geschlechts.
   - Schreiben Sie neben die 3, 4 und 5 den Namen von Nahestehenden (Freunden, Eltern etc.).
   - Schreiben Sie vier Songtitel zu 7, 8, 9 und 10 (immer nur einen pro Zahl).
3. Testergebnis:
   - Wenn die Zahl, die Sie neben die 1 gesetzt haben, gerade ist, sind Sie ein Mensch, der sich sehr anstrengen kann. Ist sie ungerade, sind Sie sehr verantwortungsbewusst.
   - Die Person unter 2 ist diejenige, die Sie lieben.
   - Diejenige unter 6 ist eine Person, die Sie sehr schätzen, die Sie jedoch als problematisch empfinden.
   - Sie hängen besonders an der Person unter 3.
   - Der hinter 4 gesetzte Name ist der einer Person, die Sie sehr gut kennt.
   - Das Lied unter 7 hat mit der Person unter 2 zu tun.
   - Der Titel unter 8 ist das Lied für die Person unter 6.
   - Der unter 9 genannte Song sagt am meisten über Ihren gegenwärtigen Gemütszustand aus.
   - Das hinter 10 gesetzte Lied ist dasjenige, das etwas über Ihre allgemeine Meinung über das Leben verrät.

Sind Sie einverstanden mit diesen Ergebnissen? Viele Menschen sind es.

Wenn Sie genau hinschauen, haben Sie in den Liedern unter 7 und 9 bestimmt Elemente gefunden, die den Testergebnissen entsprechen (augenblicklicher Gemütszustand, Beziehung zu der Person unter 2 etc.). Aber seien Sie nicht allzu enttäuscht, denn leider hat dieses Spielchen offensichtlich keinerlei Wert. Es verdeutlicht nur, in welchem Maße es uns gelingt, in vage, unbestimmte Informationen (die Testergebnisse) einen Sinn hineinzuinterpretieren. Wir sind imstande, lediglich auf ungereimten Mutmaßungen beruhende Deutungen unserer Persönlichkeit zu akzeptieren und auch noch einen Sinn darin zu sehen.

Dieses Phänomen wies der Psychologe Forer (1949) nach und nannte es den „Barnum-Effekt"[18], heute auch Täuschung durch persönliche Validierung genannt [Ergänzung der Übersetzerin]. Damit meinte er die Bereitschaft von Menschen, eine verschwommene Persönlichkeitsbeschreibung so aufzufassen, als träfe sie exakt zu, ohne sich bewusst zu machen, dass sie genauso gut für jeden anderen gelten könnte.

Forer (1949) ließ jeden seiner Studenten einen Persönlichkeitstest ausfüllen. Die Ergebnisse warf er in den Papierkorb und kopierte den Text einer Persönlichkeitsanalyse, die er in der Astrologierubrik einer Zeitschrift gefunden hatte. Einige Tage später händigte er jedem seiner Studenten diesen Text aus: „Sie brauchen es, geliebt und bewundert zu werden, und trotzdem sind Sie sehr kritisch sich selbst gegenüber. Sie haben mit Sicherheit Schwachpunkte in Ihrer Persönlichkeit, aber Sie verstehen sie im Allgemeinen auszugleichen. Sie verfügen über beträchtliches Potenzial, das Sie nicht zu Ihrem Vorteil genutzt haben. Äußerlich sind Sie diszipliniert und haben sich in der Hand, doch innerlich neigen Sie zum Grübeln und zu schwachem Selbstwertgefühl. Manchmal fragen Sie sich ernsthaft, ob Sie die richtige Entscheidung getroffen oder das Nötige getan haben. Sie wünschen sich ein gewisses Maß an Veränderung und Abwechslung und werden unzufrieden, wenn man Sie einengt und beschränkt. Sie schmeicheln sich, ein unabhängiger Geist zu sein, und Sie akzeptieren die Meinung anderer nur, wenn sie gebührend bewiesen ist. Sie halten es für unpassend, sich anderen vorbehaltlos zu öffnen. Zuweilen gehen Sie stark aus sich heraus, während Sie in anderen Augenblicken in sich gekehrt,

---

[18] Nach Phineas T. Barnum, dem amerikanischen Zirkuspionier. Ihm schreibt man zwei Aussprüche zu. Erstens: „Bei einer Show muss jeder glauben, dass etwas für seinen Geschmack dabei ist." Zweitens: „In jeder Minute wird ein Trottel geboren."

vorsichtig und zurückhaltend sind. Manche Ihrer Ideale sind ziemlich unrealistisch."

Die Studenten wussten nicht, dass alle denselben Bericht erhalten hatten. Forer bat sie, diese „Analyse" auf einer Skala von 0 bis 5 nach Übereinstimmung zwischen Testergebnis und Persönlichkeit zu beurteilen. Die Ergebnisse beeindruckten Forer. In einem Mittelwert von 4,2 drückte sich praktisch Deckungsgleichheit aus.

Dieses Experiment wurde sehr oft repliziert, immer mit dem gleichen Erfolg. So stellten Ulrich, Strachnick und Stainton (1963) fest, dass 53 von 57 Testpersonen meinten, die ihnen überreichte Bilanz stelle eine ausgezeichnete Deutung ihrer Persönlichkeit dar. In dieser Studie fiel den Forschern jedoch ein noch merkwürdigerer Umstand auf: Obwohl die Probanden nach dem Experiment erfuhren, dass alle dasselbe Profil erhalten hatten, verharrten manche weiter im „Barnum-Effekt". Ein Proband äußerte sogar, er glaube, dass in seinem Fall diese Interpretation individuell passe, denn es gebe zu viele ihm entsprechende Facetten, als dass sie eine Verallgemeinerung sein könne (S. 833).

Wie lässt sich der Barnum-Effekt erklären? Laut Dickson und Kelly (1985), die sämtliche Arbeiten zu diesem Phänomen untersucht haben, sind wir zunächst einmal offenbar besonders versessen auf Schmeicheleien und Aufwertungen. Infolgedessen nehmen wir in einer Analyse sehr oft nur das wahr, was uns zupass kommt.

So geht aus verschiedenen Studien hervor, dass die für uns vorteilhaften Charakterzüge eher als genaue Beschreibung unserer Persönlichkeit akzeptiert werden als die unvorteilhaften. Machen Sie selbst einmal den entsprechenden Versuch und sagen Sie beispielsweise zu jemandem: „Ich finde, du hast ein starkes Gerechtigkeitsempfinden, nicht wahr?" Sie werden sehen, dass die Antwort unweigerlich lautet: „Ja, das stimmt."

Die Arbeit von Dickson und Kelly unterstreicht überdies, dass der Barnum-Effekt bei Personen mit einem ausgeprägten Bedürfnis nach Bestätigung oder einer autoritären Tendenz stärker ist.

Das Risiko beim Barnum-Effekt besteht darin, dass wir Gefahr laufen, jede beliebige Methode der Persönlichkeitsbeurteilung für zweckdienlich zu halten und jede gewagte, ja sogar falsche, Aussage über unsere Person anzuerkennen, wenn wir sie nur als hinreichend positiv oder schmeichelhaft betrachten. Eine falsche Persönlichkeitsbeschreibung kann uns präzise und spezifisch erscheinen, obwohl sie vage ist und sich auf viele Personen beziehen könnte.

Wissenschaftliche Untersuchungen bestimmter Praktiken wie Astrologie, Numerologie oder Grafologie belegen, dass sie keinesfalls valide Werkzeuge der Persönlichkeitsbeurteilung darstellen. Trotzdem sind ihre Kunden überwiegend zufrieden und überzeugt von der Präzision dieser Methoden, da sie exakte Analysen vorspiegeln.

Fazit

Finden Sie, dass die Persönlichkeitstests[19], wie man sie in Zeitschriften findet, ein zutreffendes Bild Ihrer Persönlichkeit zeichnen? Glauben Sie desgleichen, dass sich in Ihrem Horoskop oder Numeroskop Ihr Wesen widerspiegelt? Wenn Sie das bejahen, sind Sie ein Opfer des Barnum-Effekts.

Mehr zum Thema

Dickson, H. D. & Kelly, I. W. (1985). The Barnum effect in personality assessment: A review of the literature. *Psychological Reports, 57,* 367–382.

Forer, B. R. (1949). The fallacy of personal validation: A classroom demonstration of gullibility. *Journal of Abnormal Psychology, 44,* 118–121.

---

[19] Keiner dieser Zeitschriftentests misst auch nur irgendetwas korrekt. Es handelt sich lediglich um ein Spiel zum Zeitvertreib. Nur die von Psychologen verwendeten Tests, an die Nichtfachleute gar nicht herankommen, sind streng nach wissenschaftlichen Kriterien (Reliabilität, Validität, Eichung) konstruiert, damit diese Instrumente so zuverlässig und gültig wie irgend möglich werden.

Ulrich, R. E., Strachnik, T. J. & Stainton, S. R. (1963). Student acceptance of generalized personality interpretations. *Psychological Reports, 13*, 831–834.

27 Darf man Leuten glauben, die behaupten, keine Homosexuellen zu mögen?
Homophobie und sexuelle Erregung

Psychoanalytiker sind schon lange der Meinung, dass Homophobie (das heißt Abneigung und Feindseligkeit gegen Homosexuelle) Folge einer unterdrückten Homosexualität sei, kurzum, dass Schwulenhasser selbst schwul seien, ohne es zu wissen. Der Homophobe fürchtet demnach den Homosexuellen, weil er in ihm einen Gleichgesinnten sieht, der ihn an sein eigenes Verlangen erinnert. Blieb nur noch, diese Hypothese wissenschaftlich zu untermauern. Diese Aufgabe stellten sich Adams, Wright und Lohr 1996.

> Die Forscher nahmen ein Experiment mit 70 sich als strikt heterosexuell bezeichnenden Männern in Angriff. Zuerst ermittelten sie, welche Teilnehmer Homosexuelle ablehnten und welche nicht. Dazu verwendeten sie einen Fragebogen zur Messung von Homophobie (Hudson & Ricketts, 1980). Er enthielt Fragen wie „In einer Gruppe von Homosexuellen werde ich nervös" (stimme zu/stimme nicht zu). Danach zeigten Adams und Mitarbeiter sowohl den 35 als homophob eingestuften Probanden als auch den übrigen 29 Pornofilme. Diese (in zufälliger Reihenfolge dargebotenen) Videos enthielten heterosexuelle, homosexuelle und lesbische Szenen.
> Der Grad der sexuellen Erregung der Probanden wurde mit einem Penisplethysmografen gemessen. Dabei werden mithilfe einer um das Glied gelegten Manschette dessen Umfangsveränderungen registriert. Wie sich zeigte, erregten die heterosexuellen und die lesbischen Videos

die Männer der beiden Gruppen fast gleich stark. Dagegen trat bei der Vorführung des homosexuellen Filmes ein deutlicher Unterschied zwischen den beiden Gruppen auf: Bei den homophoben Männern war eine viel ausgeprägtere Umfangssteigerung zu verzeichnen als bei den anderen. Der Film versetzte einen viel größeren Anteil von ihnen (54 Prozent) in Erregung als in der anderen Gruppe (24 Prozent). Im Einzelnen zeigte mehr als die Hälfte der Schwulenhasser (54 Prozent) angesichts des homosexuellen Filmes starke Erregung (Umfangssteigerung von über zwölf Millimetern), 26 Prozent mittelgradige Erregung (sechs bis zwölf Millimeter) und nur 20 Prozent gar keine Erregung (null bis sechs Millimeter). Bei den nicht homophoben Männern gab es folgende Resultate: starke Erregung 24 Prozent, mittlere Erregung zehn Prozent und keine Erregung 66 Prozent.

Nach der Filmvorführung sollten die Probanden ihren subjektiven Erregungsgrad durch jeden der drei Filme einschätzen. Die Antworten der Männer beider Gruppen fielen recht realistisch aus; sie lagen nahe bei den plethysmografisch gemessenen Werten, von einer Ausnahme abgesehen: Die homophoben Männer unterschätzten bei dem Schwulenfilm signifikant das Ausmaß ihrer Erregung.

Bedeuten diese Daten, dass Homophobie in der Tat eine Reaktion auf unterdrückte oder verdrängte homosexuelle Impulse darstellt? Obwohl die Ergebnisse diese Theorie bestätigen, weisen die Autoren darauf hin, dass auch andere theoretische Erklärungen denkbar sind. So meinen manche Psychologen, dass Angst ebenfalls Erektionen hervorrufen kann (Barlow, Sakheim & Beck, 1983). Die Vorführung des homosexuellen Videos hätte dann bei den Schwulenhassern negative Emotionen (Angst) auslösen können, was die im Vergleich mit der anderen Gruppe übermäßigen Erektionen in dieser Gruppe erklären würde. Diese konkurrierenden Erklärungen müssen in weiteren Forschungsarbeiten geprüft werden.

Fazit

Homophobie ist eine diskriminierende Einstellung, die sich nicht auf offene Ablehnung von Schwulen beschränkt. Homophobe verhalten sich zudem allgemein aggressiver gegenüber Homosexuellen als andere Menschen. Dies belegte ein neueres Experiment: Schwulenhasser erteilten ihrem Gegner mehr Elektroschocks, wenn sie glaubten, es mit einem Homosexuellen zu tun zu haben. Dieses Verhalten zeigten nicht homophobe Männer nicht (Bernat, Calhoun, Adams & Zeichner, 2001).

Sofern tatsächlich zutrifft, worauf die Arbeit von Adams hindeutet, dass nämlich Homophobe insgeheim homosexuelle Wünsche hegen, könnte es gut möglich sein, dass Menschen aggressiv gegen andere werden, wenn sie in ihnen das wiederfinden, was sie an sich selbst am tiefsten verabscheuen.

Mehr zum Thema

Adams, H. E., Wright, L. W. & Lohr, B. A. (1996). Is homophobia associated with homosexual arousal? *Journal of Abnormal Psychology, 105* (3), 440–445.

Barlow, D. H., Sakheim, D. K. & Beck, J. G. (1983). Anxiety increases sexual arousal. *Journal of Abnormal Psychology, 92,* 49–54.

Bernat, J. A., Calhoun, K. S., Adams, H. E. & Zeichner, A. (2001). Homophobia and physical aggression toward homosexual and heterosexual individuals. *Journal of Abnormal Psychology, 110* (1), 179–187.

Hudson, W. & Ricketts, W. (1980). A strategy for the measure of homophobia. *Journal of Homosexuality, 5,* 357–372.

28 Warum findet Ihre Schwester ihre eigene Bruchbude schöner als eine tolle, große Villa?

„Name-Letter-Effekt" und Besitztumseffekt

Ist Ihnen schon aufgefallen, wie unehrlich die Leute sind? Allem Anschein nach sind ihnen meistens ihre eigenen „Habseligkeiten" lieber als die, die ihnen nicht gehören, selbst wenn diese objektiv besser sind. Nehmen wir beispielsweise an, Sie machen Urlaub und spazieren mit ihrer Schwester durch eine kleine Stadt am Meer. An einer Straßenbiegung erblicken Sie eine große, schöne Villa. Sie halten kurz inne und geben einen Stoßseufzer von sich: „Ach, wie gerne hätte ich ein Haus wie dieses!" Wie aus der Pistole geschossen erwidert Ihre Schwester: „Nein, mir ist mein Häuschen lieber." Sie gehen nicht darauf ein, denken aber bei sich, dass Ihre Schwester eigentlich eine Lügnerin ist, und vielleicht haben Sie damit sogar Recht.

Stellen wir uns eine andere Situation vor: Sie befinden sich an Ihrem Arbeitsplatz, und seit dem Morgen nervt Sie Ihre Kollegin mit ihrer neuesten Erwerbung (einem Kleidungsstück, einem Accessoire), obwohl Sie dem guten Stück überhaupt nichts abgewinnen können. Sie denken sich vielleicht, dass Ihre Kollegin keinen Geschmack hat. Vielleicht finden Sie ihr Verhalten aber auch normal; sie ist nicht gut bei Kasse, und es hat sie viel Mühe und Geld gekostet, dieses Stück zu erwerben. Deshalb ist es in ihren Augen so überaus reizvoll.

Es gibt also offenbar viele Gründe, weshalb Menschen behaupten, ihre eigenen Besitztümer höher zu schätzen als solche, die ihnen nicht gehören (Unehrlichkeit, mühsamer Erwerb, Verringerung der kognitiven Dissonanz[20] etc.). Aber würden Sie glauben, dass über all diese Erwägungen hinaus der einfache Umstand,

---

[20] Siehe hierzu Abschnitt 58.

dass Sie der Eigentümer eines Objekts sind, es in Ihren Augen attraktiver macht? Eben dies konnte Nuttin (1987) nachweisen. Er ersann eine List, durch die es seinen Versuchspersonen verborgen blieb, dass sie ein Objekt, das ihnen gehörte, mit einem ihnen nicht gehörenden verglichen. Dieses Vergleichsobjekt war ihr eigener Name.

> Nuttin legte den Probanden mehrere Serien zu je sechs Buchstaben (etwa B, F, E, P, I, C) vor und ließ sie diejenigen auswählen, die ihnen am meisten zusagten. Merkwürdigerweise bevorzugten die Teilnehmer systematisch die Schriftzeichenreihen, welche die Anfangsbuchstaben ihres Vor- oder Nachnamens enthielten, gegenüber solchen ohne diese Initialen.
>
> Dieses Experiment wurde mit Versuchspersonen verschiedener Nationalitäten repliziert, immer mit demselben Ergebnis. Weder kam auch nur eine davon dahinter, dass „ihre" Buchstaben in den Reihen steckten, noch, was die Untersuchung bezweckte.

Können Sie sich denken, wie der Forscher diesen Effekt nannte? Antwort: NL-Effekt. Und was bedeutet das? Antwort: Narzisstischer Lese-Effekt!

Augenscheinlich verschafft uns das Lesen unserer eigenen Initialen so etwas wie narzisstische Befriedigung.

> In einer Studie sollten 60 Studenten einen Computerbildschirm betrachten, auf dem unterschwellig Buchstaben dargeboten wurden (das heißt so kurz, dass den Versuchspersonen nicht bewusst wurde, dass sie sie erblickt hatten, obwohl ihr Gehirn sie durchaus registrierte). Bei manchen Teilnehmern entsprachen die Buchstaben den Initialen ihres Namens, bei anderen nicht.
>
> Als man nach dem Experiment das Selbstwertgefühl und die Stimmung der Teilnehmer ermittelte, zeigte sich, dass diejenigen, die ihre Initialen „gesehen" hatten, bessere Laune und ein besseres Selbstwertgefühl hatten als die anderen (Ventura, Kulfanek & Greve, 2005).

Tja, was den Selbstwert angeht, so tut es immer gut, sich im Fernsehen zu sehen.

Andere Forscher entdeckten einen dem Name-Letter-Effekt ähnlichen psychologischen Mechanismus und tauften ihn „Besitztumseffekt".

Dieser Effekt lässt sich so zusammenfassen: Menschen neigen dazu, mehr Geld für etwas zu fordern, das ihnen gehört und das sie hergeben sollen, als sie ausgeben würden, um es zu besitzen.

Kahneman und Mitarbeiter (1991) gaben der Hälfte der Studenten in einem Unterrichtsraum (nach dem Zufallsprinzip) eine leere Kaffeetasse. Dann sollten sich alle Studenten eine Tasse genau ansehen (die ihre oder die ihres Nachbarn, wenn sie keine hatten). Dann forderten die Forscher die Tassenbesitzer auf, den Mindestpreis aufzuschreiben, zu dem sie ihre Tasse verkaufen würden. Wer keine Tasse sein eigen nannte, sollte notieren, wie viel er im Höchstfall für eine zu bezahlen bereit wäre.

Man hätte in beiden Gruppen ähnliche Preise erwartet. Doch die Forscher kamen zu einem anderen Ergebnis: Die Eigentümer legten im Mittel einen Mindestpreis von 5,25 Dollar für ihre Tasse fest, während die Käufer nur 2,50 Dollar dafür boten.

Schenkt man also jemandem etwas, entwickelt er sofort eine besondere Vorliebe für dieses Objekt, ein bloßer Beobachter der Übergabe nicht.

Nehmen wir an, Sie gewinnen zwei Eintrittskarten für ein Freundschaftsspiel der Fußballnationalmannschaft. Ihr Nachbar kann es nicht fassen und bietet Ihnen 60 Euro für die Tickets. Sie sagen: „Nein, nein, die behalte ich." Hätten Sie sie jedoch nicht gewonnen, wären Sie nicht bereit gewesen, sie zu diesem Preis käuflich zu erwerben. Anders ausgedrückt: Die Karten sind Ihnen zu teuer, wenn Sie sie kaufen müssen, aber nicht teuer genug, wenn Sie sie verkaufen sollen.

Fazit

Schon der Name-Letter-Effekt zeigt, dass es genügt, einen Gegenstand zu besitzen, um ihn mit größerer Wahrscheinlichkeit attraktiv zu finden. Dass sich die bloße Zugehörigkeit zum Eigentum so auswirkt, können wir bei jedem Kaufakt erleben. Wenn uns beispielsweise Schuhe in einem Schaufenster in die Augen stechen, werden sie uns noch mehr gefallen, wenn wir sie erst bezahlt haben und sie uns wirklich gehören. Sind die Schuhe sehr teuer, finden wir sie noch schöner, doch dabei ist ein anderer Mechanismus am Werk (siehe Abschnitt 58). Den Besitzumseffekt wiederum können Sie am eigenen Verhalten beobachten: Wenn Sie Ihr Auto verkaufen wollen, überschätzen Sie seinen Zeitwert nach der Schwackeliste. Wollen Sie dagegen einen Gebrauchtwagen kaufen, wundern Sie sich, wie viel dessen Eigentümer dafür haben will.

Jetzt, wo Sie diese Tendenz kennen, sollten Sie Nachsicht mit Ihrer Schwester oder Ihrer Kollegin üben!

Mehr zum Thema

Kahneman, D., Knetch, J. L. & Thaler, R. H. (1991). The endowment effect, loss aversion and status quo bias. *Journal of Economic Perspectives, 5,* 193–206.

Nuttin, J. M. (1987). Affective consequences of mere ownership: The name letter effect in twelve European languages. *European Journal of Social Psychology, 17,* 381–402.

Ventura, D., Kulfanek, M. & Greve, W. (2005). Masked affective priming by name letters: evidence for correspondence of explicit and implicit self-esteem. *Journal of Experimental Social Psychology, 41* (6), 654–663.

29 Warum sollten Sie aus vollem Hals lachen?
Lachen und Sympathie

Das Lachen eines Menschen ist wie sein Fingerabdruck, ganz individuell und nur ihm eigen. Aber haben Sie schon einmal darauf geachtet, welche Wirkung das Lachen eines anderen auf uns haben kann? Manchmal ist Lachen kommunikativ und steckt uns mit guter Laune an, andere Male nervt es uns über alle Maßen. Bachorowski und Owren (2001) untersuchten, welche Formen des Lachens Menschen am meisten schätzen.

> In ihrem Experiment baten sie 130 Personen, sich 50 ungehemmte und 20 andere, „beherrschtere" Heiterkeitsausbrüche anzuhören. Die Probanden sollten diese verschiedenen Äußerungen nach drei Kriterien beurteilen:
> - inwieweit sie sie angenehm fanden,
> - wie sie ihrer Einschätzung nach Dritten gefallen würden,
> - ob sie die lachende Person „sexy" fanden und diese gerne kennen lernen würden.
>
> Wie sich herausstellte, wurde Gelächter aus vollem Hals, das heißt freimütiges, unverfälschtes Lachen höher geschätzt als zurückhaltendes, gehemmtes. Die Teilnehmer beurteilten ehrliche Lacherinnen und Lacher als „erotischer" als die anderen. Sie wollten sie auch häufiger kennen lernen. Dagegen waren die unbeliebtesten Formen von Gelächter die stimmlosen, das heißt alle Arten von Grunzen, Räuspern und vor allem Schnauben, insbesondere von Lacherinnen.

Fazit

Lachen Sie frei und hemmungslos. Im Gegensatz zu dem, was man glauben könnte, wird dieses Verhalten Ihre Umgebung mit Sicherheit weniger nerven, als wenn Sie in Ihren Bart prusten.

Mehr zum Thema

Bachorowski, J. A. & Owren, M. J. (2001). Not all laughs are alike: Voiced but not unvoiced laughter readily elicits positive affect. *Psychological Science, 12*, 252–257.

30 Warum war früher alles besser?
Vertrautheit und Gefallen

Jeder hat schon solche Sprüche gehört wie „Zu meiner Zeit wusste sich die Jugend in der Öffentlichkeit zu benehmen", „In meiner Kindheit gab es noch richtige Jahreszeiten, aber heute mit der Klimaerwärmung …", „Früher war die Tour de France noch echter Sport; heute sind sie doch alle gedopt", „Früher hat Arbeit der Jugend noch etwas bedeutet, das war etwas Erstrebenswertes. Heute fällt es ihnen schwer aufzustehen, wenn sie malochen gehen sollen!", „Früher hast du für 15 Euro wirklich was bekommen, heute ist das gar nichts mehr" oder „Vor den neuen Regelungen konnte man noch Auto fahren". Früher, ja schon, aber früher als wann? Bevor die Berliner Mauer fiel? Bevor die Frauen das Wahlrecht erkämpften oder frei entscheiden konnten, ob sie Kinder wollten? Vor dem Aufkommen unserer modernen Kommunikationsmittel, unserer modernen Therapien, unserer modernen Medikamente, vor der Verbesserung der Sicherheit im Straßenverkehr (mehr als 20 000 Tote im Jahr 1970 allein in Deutschland, weniger als 4 000 im Jahr 2010) und der unserer Lebensbedingungen?

Man mag ja durchaus meinen, die Zeiten hätten sich tatsächlich geändert und es wäre früher besser gewesen. Doch diese Sichtweise ist in Wahrheit keineswegs neu. Schon Sokrates soll vor 2 400 Jahren gesagt haben: „Die Jugend liebt heute den Luxus. Sie steht nicht mehr auf, wenn Ältere das Zimmer betreten, sie widerspricht ihren Eltern und plaudert, wo sie arbeiten sollte."

Wie ist dieses Phänomen zu erklären?

Richard Walker, Professor für Psychologie an der University of North Carolina, hat kürzlich gezeigt, dass wir uns eher positive Ereignisse der Vergangenheit ins Gedächtnis zurückrufen als negative. Nur Depressive fallen dieser Täuschung nicht zum Opfer. So behaupteten alle Testpersonen in zwölf Studien, sie hätten mehr Positives als Negatives erlebt. Entspricht dies der Realität? Andere Arbeiten wiesen einen „Löscheffekt" nach, der sich mit dem Alter verstärkt. In einem vor 20 Jahren durchgeführten Experiment suchten die Psychologin Susan Charles und ihre Mitarbeiter (2003) an der University of California in Irvine Versuchspersonen für drei verschiedene Altersgruppen: 18- bis 29-jährige, 41- bis 53-jährige und 65- bis 80-jährige. Dann zeigten sie jeder Gruppe positive Bilder (lachende Kindergesichter), negative Bilder (Fotos von Wunden) oder neutrale Bilder (Tier- oder Landschaftsaufnahmen). Anschließend prüften sie das Erinnerungsvermögen der Probanden für diese Bilder. Wie sich zeigte, erinnerten die jungen Teilnehmer mehr negative als positive Bilder. Den älteren fielen mehr positive Bilder wieder ein. Dieser Positivfilter könnte erklären, warum manche ältere Menschen bei der Betrachtung ihrer Vergangenheit deren negative Aspekte vergessen.

Dieses Phänomen ließ sich durch bildgebende Verfahren auch im Gehirn von Versuchspersonen nachweisen: Bei älteren Menschen aktivieren sowohl positive wie negative Bilder den Amygdala-Komplex, der mit der Entstehung von Emotionen zu tun hat. Diese Region wird bei Jüngeren nur beim Anblick negativer Bilder aktiv. Diese Beobachtung gibt Anlass zu der Vermutung, dass Ältere eine höhere emotionale Reaktionsbereitschaft auf positive Bilder zeigen als Jüngere: Sie widmen ihnen offenbar mehr Aufmerksamkeit. Der „sozioemotiven Selektionstheorie" zufolge richtet jeder seine Aufmerksamkeit auf positive Gedanken oder Erinnerungen, wenn er sich bewusst macht, dass die ihm verbleibende Lebenszeit begrenzt ist. Bei älteren Menschen ist dies der Fall, aber auch bei jüngeren, deren Leben sich dem Ende zuneigt: Sie zeigen eine verstärkte Aufmerksamkeit für positive Reize.[21]

---

[21] Diese Theorie bestätigte sich auch bei jüngeren todkranken Menschen, deren Motivation sehr ähnlich gelagert ist (Carstensen & Fredrickson, 1998).

2 Urteile, Attributionen und Erklärungen

Nehmen wir beispielsweise einen Mann, der sich an seine Zeit als Motorradfahrer erinnert. Er beklagt sich über die Entwicklung des Verhaltens auf der Straße und trauert der Zeit nach, in der das Zusammengehörigkeitsgefühl stärker war. „Heute ist Motorradfahren auch nicht mehr das, was es mal war. Die Fahrer grüßen sich nicht mal mehr." In Wirklichkeit geht die Solidarität der Motorradfahrer auf eine Zeit zurück, in der viele oft kaum mehr als 200 Kilometer weit kamen, ohne dass die Maschine schlapp machte. Aus diesem Grund musste man sich auf die anderen verlassen können, weil man sich nicht auf seine Maschine verlassen konnte. Doch sich an solche Negativereignisse zu erinnern, fällt unserem älteren Motorradfahrer ganz einfach schwerer, weil er dem Löscheffekt unterliegt.

Warum aber schwelgen alte Leute lieber in vergangenen positiven Ereignissen, als sich gegenwärtige positive Ereignisse vor Augen zu führen? Bezieht man sich auf die Theorie der sozioemotiven Selektion, müssten sie alles Positive in ihrem Umfeld behalten. Um diese Vorliebe für die Vergangenheit zu erklären, müssen wir auf den Mere-Exposure-Effekt zurückgreifen, den der amerikanische Psychologe Robert Zajonc 1968 entdeckt hat: Man mag ein Objekt oder eine Person allein deshalb, weil man mit ihm oder ihr zu tun hat [Ergänzung der Übersetzerin].

Dieser Forscher bot seinen Versuchspersonen zwölf sinnlose Wörter aus je sieben Buchstaben dar und behauptete, es handele sich um Türkisch. Die Bedingungen sahen vor, dass diese Wörter kein-, zwei-, fünf-, zehn- oder 25-mal dargeboten wurden. Danach sollten die Probanden für jedes Wort angeben, in welchem Maße es ihrer Einschätzung zufolge etwas „Gutes" oder etwas „Schlechtes" bedeutete.

Überraschenderweise zeigten die Ergebnisse einen sehr starken Zusammenhang zwischen der Darbietungshäufigkeit der Wörter und dem Sinn, den die Probanden ihnen beilegten. Die sehr häufig (zehn- und 25-mal) dargebotenen Wörter hatten nach Ansicht der Teilnehmer eine positivere Bedeutung als die selten (kein-, ein- und zweimal) präsentierten.

Ist es Ihnen noch nie passiert, dass Sie ein Lied hörten, es platt und langweilig fanden und sich dann dabei ertappen, dass Sie es unter der Dusche trällern, bloß weil Sie es zufällig aufgeschnappt haben? Die Radiosender kennen diesen Mere-Exposure-Prozess nur zu gut; deshalb muss ein neuer Song so oft wie möglich gespielt werden. Erklären lässt sich das damit, dass die erstmalige Konfrontation mit einem neuen Objekt oder einer neuen Situation negative Empfindungen (Angst, Argwohn) hervorruft. Waren dagegen die Versuchspersonen einige Male mit dem Stimulus konfrontiert und geht keine Bedrohung von ihm aus, finden sie ihn attraktiver. Der Reiz erhöht sich in dem Maße, wie das Objekt vertrauter und daher weniger bedrohlich wird. Aufgrund desselben Mechanismus funktioniert auch die Werbung: Je öfter man das Objekt sieht und je mehr man es sich zu eigen macht, desto weniger bedrohlich und desto positiver wird es.

Da man das, was man kennt, gegenüber Unbekanntem bevorzugt, hört man häufig Sätze wie „Da gibt es nichts dran zu ändern, das haben wir schon immer so gemacht", „Das wird nie funktionieren" oder sogar „Dieses neue Dings brauchen wir nicht, wir haben schon alles Nötige". Das Problem ist, dass der Widerstand gegen Innovation zu allen Zeiten die Entwicklung und Verbesserung von Methoden, Wissenschaft und Technik gebremst hat. Nicht nur, dass die Menschen jedem Ansatz zu einer Veränderung mit Skepsis begegnen – mit der „Das wird nie funktionieren"-Einstellung –, sie behaupten obendrein auch noch, wenn sich die Veränderung einmal durchgesetzt hat: „Vorher war es besser." Als in Frankreich die ersten Regelungen bezüglich Alkohol am Steuer in Kraft traten (1970, als strafbar wurde ein Blutalkoholgehalt von 1,2 Gramm pro Liter festgesetzt), erhob sich unter den Autofahrern ein allgemeines Gemecker: „Bald werden wir auch nicht mehr arbeiten dürfen, keine Verträge mehr unterschreiben können, wir werden alle arbeitslos!" Man beachte, dass hinsichtlich neuerer einschlägiger Vorschriften immer noch ähnliche Klagen zu hören sind.

Abschließend soll die Arbeit von Richard Eibach von der Cornell University vorgestellt werden. Dieser Forscher zeigte, dass Elternschaft den „Vorher war es besser"-Mechanismus eventuell sogar noch verstärkt.

Eibach fragte 51 Grundschullehrkräfte danach, wie sie das Gefährdungspotenzial in der heutigen Welt einschätzten. Lehrer und Lehrerinnen, die vor Kurzem Eltern geworden waren, nahmen die Welt als deutlich gefährlicher wahr als ihre Kollegen. Eibach zufolge verändert sich die Wahrnehmung, wenn man ein Kind bekommt: Aus evolutionärer Sicht empfiehlt es sich, dann argwöhnischer zu sein und das Neugeborene so besser zu schützen. Eltern, die spontan allem Neuen misstrauen, vermeiden es auf diese Weise, ihr Kind einer potenziellen Gefahr auszusetzen. Skepsis gegenüber Neuerungen gewährleistete besseren Schutz für die Kinder, und so wurde das innovationsfeindliche Verhalten beibehalten und weitergegeben. Heute ist diese Einstellung zu einem integralen – nicht bewussten – Bestandteil unseres Verhaltens geworden.

Fazit

Die eben aufgeführten Mechanismen (Erinnerung an Positives, Mere-Exposure-Effekt, Geburt eines Kindes) machen verständlich, warum wir so oft dem „Früher" nachtrauern. Und da wir uns dieses Phänomens nicht bewusst sind, neigen wir zu der Ansicht, die Welt werde tatsächlich schlechter. Aus diesem Grund kann es uns, Forschern zufolge, passieren, dass wir in eine zynische Einstellung hineinrutschen. Halten wir uns zudem vor Augen, dass man, wenn man älter wird, ohnehin nicht dazu neigt, Verbesserungen wahrzunehmen, weil man anfälliger für den „Früher war es besser"-Effekt wird.

Mehr zum Thema

Carstensen, L. L. & Fredrickson, B. F. (1998). Influence of HIV status and age on cognitive representations of others. *Health Psychology, 17*, 494–503.

Charles, S. T., Mather, M. & Carstensen, L. L. (2003). Aging and emotional memory: The forgettable nature of negative images for older adults. *Journal of Experimental Psychology: General, 132* (2), 310–324.

Zajonc, R. B. (1968). Attitudinal effects of mere repeated exposure. *Journal of Personality and Social Psychology: Monograph Supplement, 9,* 1–27.

31 Würden Sie Ihre Geldbörse eher Ihrem Doppelgänger anvertrauen als sonst jemandem?
Vertrauen und Ähnlichkeit

Schenken Sie eher Personen Vertrauen, die Ihnen ähnlich sehen? Das ist eine Frage, die Sie sich sicher noch nie gestellt haben. Dessen ungeachtet erlauben die Ergebnisse einer Untersuchung von DeBruine (2002), sie mit ja zu beantworten.

> DeBruine (2002) bat Studenten, im Internet an einem Spiel mit einem Partner teilzunehmen, von dem sie nur ein Foto zu sehen bekamen. In Wirklichkeit gab es den Gegner gar nicht und seine Reaktionen waren im Rechner vorprogrammiert, was die Studenten natürlich nicht wussten. Bei dem Spiel sollte der Proband zwischen sich und dem anderen Spieler Geld aufteilen oder diesem vertrauen, wenn er eine beträchtliche Summe aufteilte.
>
> Die Hälfte der Studenten spielte mit einer Person, deren Foto durch eine Verschmelzung ihres eigenen Gesichts mit dem des Unbekannten entstanden war. Dazu hatte der Forscher zunächst jeden Studenten unmittelbar vor dem Experiment unter einem Vorwand fotografiert. Dann erfolgte die Fusion durch eine Morphing-Software. Die andere Hälfte der Teilnehmer spielte mit einer Person, deren Foto das Ergebnis der Verschmelzung zweier unbekannter Gesicht war.
>
> Wie DeBruine feststellte, vertrauten die Teilnehmer einem Spielpartner, der zahlreiche Gesichtsmerkmale mit ihnen teilte, in mehr als zwei von drei Fällen. Dagegen schenkten diejenigen, deren Partner ein unbekanntes Gesicht hatte, ihm nur in der Hälfte der Fälle ihr Vertrauen.

Später untersuchte DeBruine, ob der Vertrauensvorschuss nicht einfach auf die Vertrautheit des Gesichts zurückzuführen war. Er wiederholte daher das Experiment, diesmal aber mit Morphings von Prominentenfotos (Ben Affleck, Sarah Michelle Gellar) mit Bildern von Unbekannten. Wie die Ergebnisse zeigten, trat nur dann Vertrauen zu dem anderen Spieler auf, wenn Gesichtsähnlichkeit bestand, und nicht bloß, wenn das Gesicht bekannt war.

Doch woher rührt diese Tendenz? Und hat sie einen sozialen Nutzen? DeBruine zufolge mag sie dafür gesorgt haben, dass sich unsere Vorfahren in den ersten sozialen Gruppen stärker um ihre Eltern als um andere kümmerten. Forschungen haben gezeigt, dass Tiere, etwa bestimmte Eichhörnchen, ebenfalls denen mehr helfen, die ihnen ähneln.

Andere Tiere (Paviane, Hamster, Rhesusaffen) sind offenbar imstande, ihre Eltern durch den Vergleich ihres eigenen Geruchs mit dem ihren zu erkennen. DeBruine beweist offenbar, dass wir zum selben Zweck unseren Sehsinn einsetzen.

Erstaunlicherweise widmen Männer dieser Ähnlichkeit anscheinend sehr viel mehr Aufmerksamkeit als Frauen. Platek und Mitarbeiter (2002) fanden heraus, dass im Gegensatz zu Frauen Männer, denen man Fotos von mit ihrem eigenen Gesicht verschmolzenen Babys (25 bis 50 Prozent gemeinsame Merkmale) zeigt, diese Kinder attraktiver finden und mehr um deren Wohlbefinden besorgt sind, als wenn das Gesicht des Babys keinerlei Ähnlichkeit mit dem ihren aufweist.

Die Psychologen vermuten, dass Frauen anders als Männer nicht die Ungewissheit plagt, ob das Kind auch wirklich ihres ist. Sie mussten also auch kein wirksames Identifikationsverfahren entwickeln, um ihren eigenen Nachwuchs zu erkennen. Ähnlichkeit stellt demnach für Männer ein Mittel dar, sich der Vaterschaft zu vergewissern.

Fazit

Es scheint erwiesen, dass „äußere Ähnlichkeit" das Sozialverhalten erleichtert. Wenn Sie also klamm sind und einen Kredit benötigen, suchen Sie sich Ihren Banker sorgfältig aus. Ähnlichkeiten zwischen Ihnen und ihm könnten ein entscheidendes Kriterium dafür sein, dass Ihnen das Darlehen gewährt wird.

Mehr zum Thema

DeBruine, L. M. (2002). Facial resemblance enhances trust. *Proceedings of the Royal Society of London, 269,* 1307–1312.

Holme, W. G. & Sherman, P. W. (1982). The ontogeny of kin recognition in two species of ground squirrels. *American Zoologist, 22,* 491–517.

Platek, S. M., Burch, R. L., Panyavin, I. S., Wasserman, B. H. & Gallup, G. G. (2002). Reactions to children's faces: Resemblance affects males more than females. *Evolution and Human Behavior, 23,* 159–166.

32 Sind Sie empfänglich für „digitale Schmeichelei"?
Schmeichelnde Computer und Urteilsprozesse

Ihr Computer lässt Sie kalt. Schließlich wissen Sie, dass er nichts als ein Haufen Kunststoff und Silizium ist, der Ihren Gemütszustand in keiner Weise beeinträchtigt, außer wenn er Sie kläglich im Stich lässt. Wären Sie trotzdem empfänglich für Schmeicheleien wie „Glückwunsch, gute Arbeit!", wenn die Kiste Sie manchmal nach einer schwierigen Aufgabe oder bei der Beendigung eines Programms damit belohnen würde?

Fogg und Nass (1997) dachten sich ein Experiment aus, um die Empfänglichkeit von Menschen für Schmeicheleien eines Rechners zu untersuchen.

In diesem Experiment sollten Studenten an ein Tier denken. Vor ihnen stand ein Computer und stellte ihnen mehrere Fragen, die sie per Tastatur mit ja oder nein beantworten sollten („Besitzt das Tier Federn?"). Vorgeblich sollte die Maschine mithilfe der Fragen das Tier erraten. In Wirklichkeit war das Programm so angelegt, dass der Student gewann.

Vor Beginn eines neuen Durchgangs schlug der Rechner dem Teilnehmer vor, durch Hinzufügen einer Zusatzfrage, die später anderen Studenten gestellt werden konnte, zur Verbesserung des Programms beizutragen. Der Proband konnte beispielsweise ergänzen: „Besitzt das Tier Hufe?" War diese Aufgabe erledigt, lieferte der Computer dem Teilnehmer eine Bewertung dieser Verbesserung.

Manche Testpersonen erhielten ein schmeichelhaftes Urteil: „Ihre Frage bringt eine interessante und nützliche Unterscheidung. Gute Arbeit!" Oder sogar: „Sie verfügen offenbar über die seltene Fähigkeit, Daten logisch zu strukturieren." Der Hälfte dieser Probanden (Bedingung „Schmeichelei") hatten die Forscher zuvor erklärt, die Bewertung des Rechners habe nichts mit ihrem realen Beitrag zu tun. Die Probanden wussten demnach von vornherein, dass die Bewertung, auch wenn sie schmeichelhaft war, auf reinem Zufall beruhte. Die andere Hälfte der Studenten (Bedingung „echtes Lob") sollte glauben, dass die vom Computer gelieferte Bewertung exakt ihrer Arbeit entsprach: Man sagte ihnen, der Rechner würde ihre Arbeit mit der Hunderter anderer Spielteilnehmer vergleichen und dann einen Schluss ziehen.

In Wirklichkeit waren bei beiden Bedingungen die rechnergenerierten Bewertungen vorprogrammiert und identisch.

Schließlich bekamen manche Studenten für ihren Beitrag kein Lob (Bedingung „Standard"), sondern nur eine neutrale Meldung („Sie können mit der nächsten Serie beginnen").

Alle Probanden mussten anschließend einen Fragebogen ausfüllen, mit dem ermittelt werden sollte, wie sie die gesamte Aktivität mit dem Rechner wahrgenommen hatten.

Wie die folgenden Diagramme zeigen, berichteten die Studenten der Bedingungen „echtes Lob" und „Schmeichelei" von besserer Laune, fanden ihre Leistung überlegen, ihren Rechner leistungsfähiger und zeigten sich öfter bereit, das Experiment fortzusetzen als die Probanden der Bedingung „Standard".

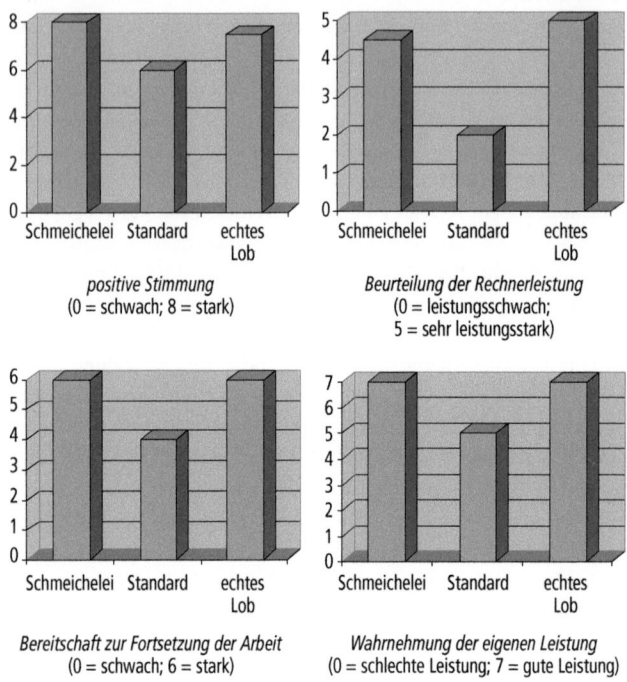

Witzigerweise reagierten selbst die Studenten positiv, die wussten, dass die rechnergenerierte Bewertung nichts mit ihrer realen Arbeit zu tun hatte (Bedingung „Schmeichelei").

Fazit

Diese Ergebnisse sprechen dafür, dass der Computer auf einer bestimmten psychologischen Ebene nicht nur eine Maschine, sondern auch ein sozialer Akteur ist. Wenn er uns schmeichelt und lobt, so wirkt das auf uns genauso, wie wenn es ein Mensch „aus Fleisch und Blut" getan hätte. Also, verhätscheln Sie Ihren alten PC oder Mac, denn er könnte Ihren Gemütszustand oder Ihre Urteile positiv beeinflussen, wie die Wissenschaft gerade erst zu entdecken beginnt.

Mehr zum Thema

Fogg, B. J. & Nass, C. (1997). Silicon sycophants: The effects of computers that flatter. *International Journal of Human-Computer Studies, 46,* 551–561.

33 Müssen die Spieler der TSG 1899 Hoffenheim sich vom Blau ihrer Trikots verabschieden?
Der Einfluss von Rot auf menschliche Leistungen

Sind Sie sportlich? Falls, ja, welche Farbe hat Ihr T-Shirt? Grün? Die Farbe der Hoffnung? Dazu möchte ich nur sagen: „Na ja!" Wie eine Studie beweist, sollten Sie besser zu Rot wechseln.

Hill und Barton wiesen 2005 nach, dass die Farbe Rot die Chancen auf sportlichen Erfolg steigert. Die Forscher befassten sich bei den Olympischen Spielen mit den Wettbewerben in den Kampfsportarten (Boxen, Ringen etc.), bei denen die Farbe des Trikots der Sportler ausgelost wird. Es ist entweder blau oder rot. Die Ausgangshypothese lautete, dass die Anzahl der Sieger in Blau und in Rot gleich sein muss, wenn die Trikotfarbe keinen Einfluss auf den Ausgang des Kampfes ausübt. Die Forscher stellten jedoch fest, dass Träger des roten Trikots mehr Siege davontrugen als diejenigen, die in Blau angetreten waren. Und wie erwähnt hatte doch der Zufall die Farbe bestimmt! Die Kämpfer in Rot errangen über gleichwertige Gegner 50 Prozent mehr Siege! Dagegen zeigte die Farbe keinerlei Effekt, wenn ein Sportler seinem Kontrahenten tatsächlich überlegen war.

Rot, die Farbe des Blutes und der Angriffslust, schwächt vermutlich die Verteidigung des Gegners, weil sie urtümliche emotionale Automatismen auslöst.

Fazit

Ja, Hoffenheim müsste die Trikotfarbe ändern. Wenn Trainer am Spielerverhalten ansetzen wollen, um den Vorteil für ihre Mannschaft um zwei oder drei Prozent zu erhöhen, täten sie gut daran zu bedenken, dass eine einfache Farbe einen Vorteil von bis zu 50 Prozent bringen könnte. Die Wahl einer Farbe, wenn man eine Mannschaft gründet, kann wichtig sein. Wenn Sie vor dieser Aufgabe stehen oder auch als Individualsportler eine Hose oder ein Trikot auswählen müssen, dann entscheiden Sie sich für Rot. Es liegt auf der Hand, dass dies den Sieg begünstigt.

Mehr zum Thema

Hill, R. & Barton, R. (2005). Psychology: Red enhances human performance in contests. *Nature, 435,* 293–293.

34 Behandeln Eltern ihre Kinder wirklich alle gleich?
Physische Attraktivität der Kinder und elterliche Zuwendung

Fragen Sie Eltern von mehreren Kindern. Sie werden ausnahmslos behaupten, ihre Sprösslinge alle gleich zu lieben und keinen Unterschied zwischen ihnen zu machen. Doch Sie, selbst Kind Ihrer Eltern, wissen genau, dass das nicht stimmt. Von Kindesbeinen an haben Sie gemerkt, dass in einer Geschwisterschar nicht alle im selben Boot sitzen und dass die Folgen einer Dummheit sich unterschieden, je nachdem, ob Sie oder Ihr Bruder sie ausgefressen hatte.

Eltern überschätzen die Unterschiede zwischen ihren Kindern

Nach welchen beiden Merkmalsskalen wird kindliches Verhalten in einer Geschwisterschar im Allgemeinen am häufigsten beurteilt? Meist sind es immer dieselben: Schüchternheit und Lebhaftigkeit. So sind die Sätze, die Kinder am häufigsten zu hören bekommen, wahrscheinlich solche wie „Heute ist er aber wieder schüchtern, was?" oder „Oh! Wie lebhaft er ist!".

Psychologen beurteilten das Temperament und die Befangenheit von 95 Geschwisterpaaren; sie waren jeweils Kinder derselben Eltern, keine Zwillinge und zwischen drei und acht Jahren alt. Die Beurteilung erfolgte durch Einschätzung der Eltern, welche Fragebögen zum Naturell ihrer Kinder ausfüllten. Weitere, deutlich objektivere Messungen erhielt man durch Aktigrafen[22] und Beobachter. Letztere registrierten beispielsweise, ob die Kinder nach dem Eintreffen im Labor ohne Zögern nach einem ihnen angebotenen Spielzeug griffen oder ob sie sich an ihrem Elternteil festklammerten.

Die Ergebnisse zeigten, dass die Eltern die Unterschiede zwischen ihren Kindern hinsichtlich Schüchternheit und Lebhaftigkeit für beträchtlich hielten. Dessen ungeachtet bewiesen die objektiven Beobachtungen das Gegenteil. Die Unterschiede sind nicht so groß, wie die Eltern glauben.

Die Wahrnehmung der Eltern ist demnach verfälscht, und obgleich diese ihre Kinder häufig als so verschieden wie Tag und Nacht wahrnehmen, ähnelt sich in Wirklichkeit deren Temperament meist ziemlich stark. Grund ist die genetische Ähnlichkeit der Geschwister. Die elterliche Sicht weicht deutlich von der

---

[22] Kleine Beschleunigungssensoren, die messen, wie oft und mit welcher Kraft sich eine Gliedmaße bewegt. Diese kleinen Geräte wurden für 48 Stunden am dominanten Bein und Arm jedes Kindes befestigt.

wahren Wesensart ihrer Kinder ab. Überdies stellt die Mehrzahl der Eltern negative Korrelationen zwischen ihren Kindern her, das heißt, sie neigen dazu, das Naturell ihrer Sprösslinge als stark entgegengesetzt zu sehen. Für je schüchterner sie beispielsweise das eine Kind halten, als desto lebhafter und extravertierter betrachten sie das andere. Wenn dann das eine wirklich schüchtern ist, ist das andere in der Tat genau das Gegenteil.

Woher kommt diese elterliche Polarisierung? Wie die Forscher vermuten, könnte sie auf unsere die Individualität hochhaltende Gesellschaft zurückzuführen sein. Diese Verzerrung verschwindet möglicherweise in stärker gemeinschaftsorientierten Gesellschaften. Eine andere Erklärung verweist schlicht auf Anpassungsgründe. Wenn man die Unterschiede zwischen den Kindern übertreibt, kann man sie besser voneinander abgrenzen, sie besser verstehen und besser auf ihre individuellen Eigenheiten eingehen.

Hinzuzufügen ist noch, dass es zu Forschungs- oder Therapiezwecken zu berücksichtigen gilt, dass die Urteile der Eltern nicht belastbar sind.

Widmen die Eltern dem schönsten Kind mehr Aufmerksamkeit?

Ja, die Eltern gehen mehr auf das Kind ein, das am hübschesten ist. Dies belegen die Arbeiten von Harrell, der seine Ergebnisse 2005 auf der Warren E. Kalbach Population Conference in Edmonton in der kanadischen Provinz Alberta vorgestellt hat. Dieser Forscher kündigte seinen Vortrag übrigens sehr provokativ an: „Eine evolutionstheoretische Erklärung für die Vernachlässigung hässlicher Kinder." Für sein Experiment suchte Harrell einen Supermarkt auf und filmte Eltern in Begleitung ihrer Kinder beim Einkauf. Natürlich erfolgte die Beobachtung ohne ihr Wissen.

Harrell erfasste mehrere Parameter: den physischen Abstand, den die Eltern zwischen sich und ihren Kindern ließen, und die Zeit, in der die Kinder sich nicht mehr in Sichtweite der Eltern befanden. Harrell beobachtete zudem, ob die Kinder im Einkaufswagen angeschnallt waren oder darin standen und allgemein ob die Benutzung des Sicherheitsgurts sich direkt proportional zur Attraktivität des Kindes verhielt. Überdies stellte er fest, ob die Eltern ihre Kinder bei gefährlichem Tun gewähren ließen.

Harrell fotografierte all diese Kinder und zeigte die Fotos Passanten mit der Bitte, die auszusuchen, die sie am schönsten fanden.

Die Resultate belegten, dass die hübschesten Kinder von ihren Eltern am strengsten beaufsichtigt wurden: Je schöner das Kind war, desto genauer wurde es überwacht. Zudem wurden nur vier Prozent der unattraktivsten Kinder angeschnallt, während dieser Anteil bei den schönsten 14 Prozent betrug. Der Unterschied trat noch deutlicher zutage, wenn Väter einkauften. In diesem Fall war keines der weniger anziehenden Kinder im Einkaufswagen angeschnallt, hingegen fast 13 Prozent der hübschen.

Fazit

Woher rührt ein derartiger Unterschied? Verschiedene Forschungsarbeiten belegen, dass schöne Menschen Vorzugsbehandlung genießen (siehe Abschnitt 20). Und obwohl auch andere Kriterien in der Partnerwahl eine Rolle spielen, hängt der physische Reiz nicht von Einkommen, Bildung oder Schichtzugehörigkeit ab. Im Tierreich ist körperliche Attraktivität direkt mit Fortpflanzung verknüpft. Die schönsten Individuen haben die größten Chancen, sich zu paaren und ihre Gene weiterzugeben, weil sie von potenziellen Sexualpartnern als diejenigen wahrgenommen werden, die mit großer Wahrscheinlichkeit gute Gene besitzen und daher das beste genetische Erbe zur Erhaltung der Art beisteuern können. Die Eltern widmen also den Kindern besondere Aufmerksamkeit, die sie mit der größten Wahrscheinlichkeit zu Großeltern machen werden.

Mehr zum Thema

Harrell, A. (2005). Physical attractiveness of children and parental supervision in grocery stores: An evolutionary explanation of the neglect of ugly kids. Warren E. Kalbach Population Conference, The University of Alberta.

Saudino, K. J., Wertz, A. E., Gagne, J. R. & Chawla, S. (2004). Night and day: Are siblings as different in temperament as parents say they are? *Journal of Personality and Social Psychology, 87* (5), 698–706.

3
Selbstbild und Selbstdarstellung

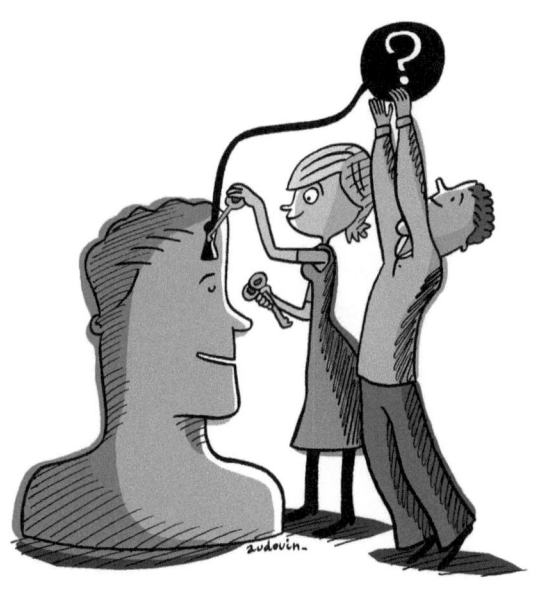

Inhaltsübersicht

35 Warum ist der Professor schuld, wenn Sie die Prüfung verhauen?
Egozentrische Verzerrungen 129

36 Wie oft in zehn Minuten lügen Sie?
Lügen und Selbstdarstellung 132

37 Meinen es Oscar-Gewinner und -Gewinnerinnen ernst, wenn sie sagen, sie hätten es ohne die anderen nie so weit gebracht?
Strategische Selbstrepräsentation 135

38 Warum vergleicht man sich lieber mit dem Penner an der Ecke als mit dem Bundespräsidenten?
Soziale Vergleiche................................... 143

39 Ihr Händedruck ist so schlapp wie ein toter Fisch – kann das Ihrem Image schaden?
Händedruck und Eindruck 148

40 Warum glauben manche Leute, Kaninchen in Schokolodensoße wäre nach Ihrem Geschmack?
Falsche Einzigartigkeit und falscher Konsensus 150

41 Sind Frauen gemein?
Selektive visuelle Aufmerksamkeit bei Frauen 153

42 Warum sollten Sie sich nicht tätowieren lassen?
Tätowierungen und Fremdwahrnehmung von Attraktivität und Glaubwürdigkeit 155

35 Warum ist der Professor schuld, wenn Sie die Prüfung verhauen?
Egozentrische Verzerrungen

Stellen Sie sich vor, Herr X sitzt am Steuer seines Wagens, neben ihm seine Frau. Er fährt bei dichtem Verkehr auf der Überholspur der Autobahn. Plötzlich reißt er das Lenkrad nach rechts herum, weil ihm einfällt, dass er an dieser Stelle von der Autobahn abfahren muss.

Was geschieht hinter ihm? Die anderen Fahrer sind überrascht, Bremsen quietschen, vor allem bei mangelndem Abstand, und schon ist der Unfall passiert. Herr X rollt seelenruhig die Ausfahrt raus, ohne auch nur das Geringste mitzukriegen. Er passiert die Brücke über die Autobahn, und erst da bemerkt er die Karambolage. Verblüfft sagt er zu seiner Frau: „Guck mal, Liebling, sie sind alle ineinandergefahren! Diese Idioten ... Also da hab ich gut dran getan, dass ich rausgefahren bin, noch ein bisschen und ich hätte mittendrin gesteckt. Ich muss einen siebten Sinn haben." Herr X ahnt nicht einmal, dass er selbst den Unfall verschuldet hat. Folglich hat er auch keinen Grund, etwas aus dem Zwischenfall zu lernen. Im Gegenteil, seine Ahnungslosigkeit bestärkt ihn nur in der Vorstellung, er sei ein guter Fahrer, da er ja rechtzeitig abgefahren ist. Er wird sich sicherlich wieder genauso verhalten, wenn er das nächste Mal beinahe die Ausfahrt verpasst.

Diese Anekdote illustriert, dass wir unbedingt die wahren Ursachen selbst erlebter Ereignisse erkennen sollten, damit wir aus unseren Erfahrungen lernen und uns weiterentwickeln können.

Beispielsweise ist es wichtig herauszufinden, welcher Anteil an unseren Misserfolgen auf unser eigenes Konto geht, damit wir nicht dieselben Fehler nochmals begehen. Doch häufig fällt uns dies ungemein schwer, und das liegt an einem psychologischen

Mechanismus, den die Forscher als selbstbezogene oder egozentrische Verzerrung bezeichnen.

Diese kognitive Verfälschungstendenz führt dazu, dass wir unsere Erfolge Ursachen zuschreiben, die in uns selbst liegen, etwa unserer Kompetenz, unseren Anstrengungen und unseren Fähigkeiten. Gleichzeitig neigen wir unglückseligerweise dazu, unsere Misserfolge auf äußere Ursachen zurückzuführen, beispielsweise auf Pech, auf die Böswilligkeit anderer oder sogar auf das Schicksal. Wir tendieren also ganz natürlich dazu, die Fakten so zu interpretieren, dass unsere hohe Meinung von uns selbst nicht angekratzt wird (Zuckerman, 1979).

Wenn ich beispielsweise bei mir zu Hause eine Wand neu verputze und nach zwei Tagen der ganze Gips, den ich so mühsam aufgetragen habe, wieder herunterbröselt, mache ich garantiert das Werkzeug, das man mir angedreht hat und das nicht meinen Anforderungen entspricht, dafür verantwortlich. Ich könnte die Schuld auch auf den begriffsstutzigen Verkäufer oder sogar auf den miesen Gips schieben. Gelingt dagegen meine Heimwerkerarbeit, dann bestimmt deshalb, weil ich einen so „hervorragenden" Gipser abgebe.

So können wir andere für unser Versagen verantwortlich machen. Es lässt sich unmöglich noch zählen, wie viele Prüfungen angeblich um einen Viertelpunkt (was im Übrigen ein Quasi-Bestehen unterstellt) verpasst wurden, weil das Bewertungssystem vernagelt oder der Professor sadistisch war. Beachten Sie aber, dass Studenten nicht die einzigen sind, die den Beweis für diese Verzerrung liefern, denn im Lehrkörper tritt sie genauso auf.

> Gosling (1992) befragte Lehrkräfte nach den Ursachen des Erfolgs und des Scheiterns ihrer Schüler.
> Wie sich herausstellte, neigten sie dazu, sich Schülererfolge selbst auf die Fahnen zu schreiben. Gute Schülerleistungen gingen ihrer Ansicht nach auf die Qualität des Unterrichts und des Unterrichtenden zurück (interne Attribuierung). Sollten die Lehrer dagegen ein

Schülerversagen erklären, verwiesen sie häufiger auf den familiären Hintergrund (externe Attribuierung) als auf die Unterrichtsqualität.

Es ist einfach so: Wir möchten, dass die anderen uns positiv sehen, das heißt als Menschen voller guter Eigenschaften.

Unsere westliche Gesellschaft schätzt die „Internalität", in der sich Selbstbestimmung und Verantwortlichkeit des Einzelnen widerspiegeln. Die Menschen wissen, dass es aufwertet, interne Zuschreibungen für Erfolge anzuführen, auch wenn diese Interpretationen nicht stichhaltiger oder objektiver sind als externe Deutungen. Diese „Internalitätsnorm" (Dubois, 1994) wird früh verinnerlicht: Fragt man ein dreijähriges Kind nach dem Grund, weshalb es seinem Spielkameraden ein Bonbon gegeben hat, antwortet es gewöhnlich etwas wie: „Weil er mich darum gebeten hat" (externe Attribution). Stellt man diese Frage aber einem fünfjährigen Kind, sagt es eher: „Weil ich nett bin" (interne Attribution).

Fazit

Es ist wichtig, Fehler einzusehen, damit wir Nutzen daraus ziehen können und persönlich weiterkommen. Sonst begehen wir dieselben Dummheiten erneut. Es kommt also darauf an, den Anteil der egozentrischen Attributionen zu verringern, damit wir mehr und besser lernen. Dann erst verstehen wir die wahren Gründe für unser Scheitern und finden heraus, wo wir künftig den Hebel ansetzen sollten.

Nach einem Erfolg sollten Sie innehalten und über dessen wahre Ursachen nachdenken. Seien Sie objektiv und lassen Sie außer Acht, was dem Zufall oder dem Glück geschuldet ist. Das nützt Ihnen insofern, als Sie dann reproduzieren können, was wirklich funktioniert hat. Nach einem Misserfolg sollten Sie Rechtfertigungen vermeiden und stattdessen versuchen, objektiv die Gründe für Ihren Fehlschlag dingfest zu machen. Wenn Sie Mist gebaut haben, gestehen Sie sich das ein.

Bitten Sie einmal einen Freund oder einen Elternteil, bei einem Spiel mitzumachen, bei dem es angeblich um das Gedächtnis geht. Die Person soll sich an einen Misserfolg erinnern und den oder die Gründe dafür erklären. Dann bitten Sie sie, sich einen Erfolg ins Gedächtnis zurückzurufen und diesen zu begründen. Sie werden erleben, dass sich die Neigung zur egozentrischen Verzerrung bestätigt.

Abschließend sollten Sie wissen, dass diese Verzerrung zwar unsere Lernprozesse stört, aber dennoch ein Zeichen von guter psychischer Gesundheit darstellt. In der Tat tritt sie bei depressiven Menschen, deren Selbstwertgefühl sehr schwach ist, nicht auf (Taylor, 1989).

Mehr zum Thema

Dubois, N. (1994). *La Norme d'Internalité et le Libéralisme.* Grenoble: PUG.

Gosling, P. (1992). *Qui est Responsable de l'Échec Scolaire?* Paris: PUF.

Ross, M. & Sicoly, F. (1979). Egocentric biases in availability and attribution. *Journal of Personality and Social Psychology, 37,* 322–336.

Taylor, S. E. (1993). *Positive Illusionen: Produktive Selbsttäuschung und seelische Gesundheit.* Reinbek: Rowohlt.

Weiner, B., Fugueroa-Munz, A. & Kakihara, C. (1991). The goals of excuses and communication strategies related to causal perceptions. *Personality and Social Psychology Bulletin, 17,* 4–13.

Zuckerman, M. (1979). Attribution of success and failure revisited, or: The motivational bias is alive and well in attribution theory. *Journal of Personality, 47,* 245–287.

36 Wie oft in zehn Minuten lügen Sie?
Lügen und Selbstdarstellung

Sicherlich halten Sie sich für ein Musterbild der Aufrichtigkeit. Stellen Sie sich trotzdem die folgende Frage: „Wie viele Lügen (kleine oder dicke) erzähle ich binnen zehn Minuten in einer ganz gewöhnlichen Unterhaltung?"

Genau dieser Frage gingen Feldman und Mitarbeiter (2002) nach. Sie baten 242 Personen, an einem Experiment teilzunehmen, mit dem angeblich untersucht werden sollte, wie sich Menschen bei ihrer ersten Begegnung zueinander verhalten. Feldman erläuterte den Teilnehmern zunächst, dass sie sich zehn Minuten mit einer anderen Person unterhalten würden. Dann wurden Paare gebildet, wobei jeweils eine Versuchsperson sich selbst darstellen sollte. Einige von diesen forderten die Forscher heimlich auf, sich möglichst sympathisch zu geben. Andere sollten ihre Fähigkeiten in ein gutes Licht rücken, und eine dritte Gruppe erhielt keinerlei Anweisung. Was die Probanden nicht wussten, war, dass das Gespräch mit einer im Raum versteckten Kamera gefilmt wurde. Am Ende des Vieraugengesprächs verrieten Feldman und seine Mitarbeiter den Probanden, dass sie gefilmt worden waren, und ersuchten um die Genehmigung, das Videoband für die weitere Arbeit benutzen zu dürfen.

Wenn die Probanden einverstanden waren, sollten sie sich die Aufzeichnung ihres eigenen Gesprächs anschauen und auf alle ausgesprochenen Übertreibungen, Ungenauigkeiten und Unwahrheiten hinweisen. Die Ergebnisse waren überraschend. Im Allgemeinen hatten die Selbstdarsteller mehr Lügen aufgetischt, wenn sie sympathisch oder kompetent erscheinen sollten, als wenn nichts dergleichen von ihnen verlangt wurde. Doch während der zehnminütigen Unterhaltung hatten 60 Prozent der Teilnehmer im Schnitt zwei- bis dreimal gelogen.

Manche Lügen waren relativ geringfügig, etwa dem Gesprächspartner trotz eigentlich gegenteiliger Meinung beizupflichten. Andere fielen stärker ins Gewicht. Eine Testperson gab sich sogar als Bandleader einer bekannten Rockgruppe aus. Am Ende waren die Teilnehmer selbst über ihre Ergebnisse erstaunt. Sie konnten kaum glauben, dass sie solche Lügenbolde waren. Die Studie zeigte zudem, dass die von Männern und von Frauen begangenen Lügen sich nach Inhalt, nicht aber nach Menge unterscheiden: Frauen lügen eher, um sich sympathisch zu zeigen, Männer, um kompetent zu wirken.

Fazit

Dieses Experiment spricht dafür, dass wir im Alltag verbreitet lügen. Es hat auch den Anschein, dass wir bei Erstbegegnungen häufiger Lügen erzählen, um unsere Fähigkeiten oder unsere liebenswerte Seite herauszustreichen. Lügen erlaubt es uns, das Bild von uns selbst nach außen beträchtlich aufzupolieren. Feldman, Tomasian und Coats (1999) haben darüber hinaus gezeigt, dass in der Schule die beliebtesten Schüler häufig gewiefte Lügner sind.

Feldman erklärt im Einzelnen, dass wir unseren Kindern zwar beibringen, Ehrlichkeit sei das Beste, ihnen jedoch zugleich einschärfen, es sei höflich, auch dann Freude zu heucheln, wenn einem ein Geburtstagsgeschenk nicht gefällt. Die Kinder empfangen demnach einander widersprechende Botschaften, was die praktischen Aspekte des Lügens angeht. Das beeinflusst, wie sie sich als Erwachsene verhalten.

Wie dem auch sei, den Erklärungen der Teilnehmer der Studie zufolge flunkern wir offensichtlich in unseren alltäglichen Gesprächen, dass sich die Balken biegen – vorausgesetzt, sie haben nicht ... gelogen.

Mehr zum Thema

Feldman, R. S., Forrest, J. A. & Happ, B. R. (2002). Self-presentation and verbal deception: Do self-presenters lie more? *Basic and Applied Social Psychology, 24,* 163–170.

Feldman, R. S., Tomasian, J. & Coats, E. J. (1999). Adolescents' social competence and nonverbal deception abilities: Adolescents with higher social skills are better liars. *Journal of Nonverbal Behavior, 23,* 237–249.

37 Meinen es Oscar-Gewinner und -Gewinnerinnen ernst, wenn sie sagen, sie hätten es ohne die anderen nie so weit gebracht?
Strategische Selbstrepräsentation

Wir möchten nach außen hin gern einen guten Eindruck vermitteln. Deshalb greifen wir zu Strategien wie der egozentrischen Verzerrung (siehe Abschnitt 35). Es gibt aber noch mehr solcher Kniffe zum Zweck der Selbstdarstellung.

Wir übertreiben unseren Anteil an Gruppenaktivitäten

Es kommt häufig vor, dass wir denken – und es zuweilen sogar aussprechen –, die anderen hätten es ohne uns nie geschafft.

> Ross und Sicoly (1979) ließen Studenten paarweise über eine Fallstudie diskutieren und Lösungsvorschläge ausarbeiten. Vier Tage danach musste jeder Student aufschreiben, was ihm von der Diskussion im Gedächtnis geblieben war. Allerdings sollte er auch angeben, welcher der beiden Partner welche Vorschläge eingebracht hatte. Witzigerweise übertreiben 95 Prozent ihren eigenen Beitrag und behaupteten, die Lösung sei auf ihrem Mist gewachsen.

Wir üben uns in falscher Bescheidenheit

Meinen wir es immer ehrlich, wenn wir anderen öffentlich für ihren Beitrag zu unserem Erfolg danken? Sagt jemand: „Ohne dich hätte ich das nie geschafft" oder: „Es war viel eher Glück als mein eigenes Verdienst, dass mir dies gelungen ist", was denkt er dann insgeheim?

Es ist nicht leicht zu unterscheiden, ob die Betreffenden in solchen Fällen wirklich bescheiden sind oder lediglich eine Selbstrepräsentationsstrategie verfolgen. Jedoch ist es Forschern gelungen, dieses Problem durch einen genialen Kunstgriff zu lösen.

> Baumeister und Ilko (1995) forderten Studenten auf, einen Text über ein persönliches Erfolgserlebnis zu verfassen. Eine Bedingung verlangte, dass die Studenten ihren Bericht mit ihrem Namen versahen, da jener angeblich später öffentlich verlesen würde. Die andere Bedingung sah vor, dass die Studenten ihren Bericht anonym und privat niederschrieben.
>
> Wie die Ergebnisse zeigten, führten die Studenten der ersten Gruppe ihren Erfolg häufig zum Teil auf den Beistand, die Hilfe und moralische Unterstützung ihres Umfelds zurück. Dagegen schrieben sich die Studenten der privaten Bedingung (Anonymität) alles Verdienst an ihrem Erfolg selbst zu, ohne auf irgendeinen Beitrag von außen Bezug zu nehmen.

Es hat also letztlich ganz den Anschein, als dächten wir über unsere Erfolge privat anders als in der Öffentlichkeit. Infolgedessen darf man öffentliche Dankbarkeitsbekundungen nicht immer ohne Weiteres ernst nehmen.

Wir machen Menschen, die uns in den Schatten stellen, zu wahren Genies

Wenn uns eine Person überlegen und an ihrer Leistung nicht zu rütteln ist, könnten wir sie schlecht machen. Diese Strategie ist aber leicht zu durchschauen. Deshalb ist es manchmal einfacher, diese Person zu einem Genie zu erklären.

> In einem Experiment von Alicke und Mitarbeitern (1997) erfuhren die Teilnehmer, sie seien in einem Intelligenztest von einer anderen Person übertroffen worden. Anschließend sollten die Probanden die Fähigkeiten dieser Person beurteilen. Wie sich herausstellte, waren die

Schätzungen systematisch vorteilhafter als solche von unabhängigen, keinem Wettbewerb unterworfenen Beobachtern.

Menschen schützen also indirekt ihr Selbstwertgefühl, indem sie die Fähigkeiten von ihnen überlegenen Mitmenschen übertreiben. Man hat dies als *genius effect* bezeichnet. Unter solchen Voraussetzungen erscheint uns der Vergleich viel annehmbarer.

Wir ändern unsere Ansichten, um uns begehrenswerter zu machen

Sind Sie eher eine passive oder eine ehrgeizige Frau?

Zanna und Pack (1975) eröffneten Studentinnen, sie würden im Experiment einen sehr schönen und sehr männlichen Studenten kennen lernen. In einem Fall wurde dieser als eine traditionellen Werten verpflichtete, ja fast ein wenig machohafte Person beschrieben. Die andere Bedingung schilderte den schönen Jüngling als liberalen Menschen, der nicht an festgelegte Männer- und Frauenrollen glaubte. Darüber hinaus gab es eine Kontrollbedingung; hier sah der Student ganz gewöhnlich aus.

Die Forscher ließen die jungen Frauen sich selbst beschreiben, bevor sie dem Studenten vorgestellt würden. Dabei kam Folgendes heraus:
- Diejenigen, die den konservativen jungen Mann erwarteten, beschrieben sich als abhängigere, fügsamere und häuslichere Frauen als drei Wochen zuvor in einer Vorphase des Experiments.
- Diejenigen, die sich auf den Kontakt mit dem schönen Liberalen gefasst gemacht hatten, stellten sich als selbstständiger, unabhängiger und weniger auf „Heim und Herd" ausgerichtet dar als zuvor.
- Dagegen trat bei den Frauen, die den nicht begehrenswerten Studenten (gewöhnliches Äußeres) treffen sollten, kein Unterschied zwischen den beiden Phasen des Experiments auf.

Das Erstaunlichste sollte jedoch noch kommen: Bei einem zweiten Experiment, in dem Zanna und Pack dieselben Frauen einen Problemlösetest absolvieren ließen, verpatzten diejenigen, die dem traditionell eingestellten Adonis begegnen sollten, 18 Prozent mehr Aufgaben als die anderen Studentinnen. Ein Macho erwartet schließlich nicht, dass seine Gefährtin Köpfchen hat.

Wir werfen unseren Freunden manchmal mehr Knüppel zwischen die Beine als Fremden

Tesser und Smith (1980) führten ein Experiment mit Männern und ihren besten Freunden durch. Beide sollten jeder für sich eine Aufgabe bearbeiten, anhand derer sich angeblich die Intelligenz bestimmen ließ. Nach Feststellung der Forscher neigten die Probanden dazu, die Arbeit ihres besten Freundes zu sabotieren und ihm dazu Hinweise ohne jeden Wert zu geben.

Dieses Verhalten trat nicht auf, wenn ein Fremder die Stelle des besten Kumpels einnahm oder die Aufgabe für das Selbstwertgefühl der Versuchsperson nicht relevant war, beispielsweise nichts mit Intelligenz zu tun hatte (Tesser, 1988). In letzterem Fall freute sich der Proband vielmehr über einen Erfolg seines Freundes.

Dass der Erfolg eines Freundes vereitelt oder an seinem guten Ruf gekratzt wird, kommt offenbar recht häufig vor. Schließlich ist es peinlich, wenn der Freund uns auf Gebieten schlägt, die uns persönlich angehen. Und dieser soziale Vergleich bedroht unser Selbstwertgefühl.

Wir erfinden Handikaps

Manchmal greifen wir zu Ausreden, wenn wir vor einer Aufgabe stehen, die unsere Fähigkeiten zu übersteigen droht. Also bauen wir vor, etwa so: „Ich bin nicht recht auf der Höhe, ich habe letzte Nacht kaum geschlafen, aber gut, ich werde es versuchen."

Auch sorgen wir in Situationen, in denen wir an unserer Leistungsfähigkeit zweifeln, durch unser eigenes Verhalten dafür, dass wir tatsächlich behindert sind und dies unser Versagen in den Augen der anderen begründet.

Berglas und Jones (1978) suchten Testpersonen für ein Experiment, das die Auswirkungen von Medikamenten auf die Leistungsfähigkeit untersuchen sollte.

Die Probanden mussten verschiedene Probleme lösen. Die erste Bedingung konfrontierte sie ausschließlich mit unlösbaren Aufgaben, während in der zweiten die Lösungen sehr einfach zu finden waren. Nach der Aufgabenphase teilten die Forscher allen Teilnehmern mit, sie hätten das Problem erfolgreich gelöst. Dann schlugen sie ihnen vor, zwei neue Medikamente zu testen, bevor sie eine neue Aufgabenserie in Angriff nahmen. Es handelte sich entweder um eine leistungssteigernde Substanz („Actavil") oder um eine leistungshemmende („Pandocrin").

70 Prozent der Versuchspersonen, die zuvor unlösbare Probleme bearbeitet hatten und glaubten, sie zufälligerweise gelöst zu haben, entschieden sich für Pandocrin. Dagegen trafen nur 13 Prozent der anderen Gruppe (leichte Aufgaben) diese Wahl. Die Entscheidung für ein leistungsverminderndes Medikament erlaubte es den Betreffenden, ihr befürchtetes Scheitern bei einer künftigen Aufgabenserie zu rechtfertigen.

Wenn die Gefahr besteht, dass wir uns als inkompetent erweisen, und wenn wir dies zu vermeiden trachten, greifen wir zu Verhaltensweisen, die unsere Leistungsfähigkeit einschränken. Diese Strategie bietet einen zweifachen Vorteil: Erzielen wir ein gutes Ergebnis, gelten wir als kompetent; versagen wir, können wir uns auf das Handikap berufen.

Wir suchen uns indirekt mit Ruhm zu bekleckern

Sie haben bestimmt schon gehört, wie jemand lauthals verkündet, er stamme aus derselben Stadt wie dieser Filmstar oder jener Politiker. Der Betreffende tut so, als fiele ein Abglanz vom Ruhm des Prominenten auch auf ihn.

Cialdini und seine Mitarbeiter zeigten 1976, dass die Anhänger von tags zuvor siegreichen Mannschaften öfter Schals und Kleidung mit deren Insignien zur Schau trugen, als wenn die Mannschaft verloren hatte. Dieses Verhalten verweist auf das berühmte „Wir haben gewonnen" oder „Sie haben verloren".

Manche Menschen prahlen zuweilen mit der Nähe zu kompetenten Personen, als ob sie dadurch ein wenig von deren Ansehen für sich selbst beanspruchen dürften. Ist beispielsweise jemand mit einem Chirurgen befreundet, lässt er beiläufig fallen: „Ich habe eine grandiose Ferienwoche bei meinem Kumpel, dem Chirurgen, verbracht." Ist der Freund dagegen Müllmann, hört man wohl kaum: „Ich habe eine grandiose Ferienwoche bei meinem Kumpel, dem Müllmann, verbracht."

Wir gebrauchen Ausflüchte

Mit Ausreden gelingt es uns, Erklärungen für ein negatives Ereignis in für unsere Person weniger zentrale Dimensionen zu verschieben. Wenn Sie mit 180 Sachen auf der Landstraße geblitzt und von der Polizei angehalten werden, sagen Sie vermutlich eher: „Tut mir leid, ich habe gar nicht bemerkt, dass ich so schnell fahre" (Verweis auf mangelnde Aufmerksamkeit) als: „Ich wollte Zeit sparen" (Verweis auf mangelndes Gefahrenbewusstsein, was weniger akzeptabel ist). Im privaten Freundeskreis dagegen werden Sie wahrscheinlich erzählen, Sie seien den Bullen in die Falle gegangen (Verweis auf Böswilligkeit Dritter).

Durch Ausflüchte können wir zudem negative, als unangenehm empfundene Emotionen dämpfen.

Snyder und Higgins (1988) legten ihren Versuchspersonen eine Aufgabe vor und teilten ihnen anschließend mit, sie hätten versagt. Einigen von ihnen gaben die Forscher die Möglichkeit, ihre schwache Leistung mit Ausreden zu rechtfertigen, anderen nicht.

Einer Probandengruppe erklärte man, Beobachter würden später die eigentlichen Gründe für ihr Scheitern ermitteln (mangelnde Kompetenz, mangelndes Bemühen etc.). Eine andere erfuhr nichts dergleichen. Anschließend mussten die Testpersonen einen Fragebogen ausfüllen, der verschiedene affektive Zustände (Angst, Traurigkeit) erfasste.

Die Ergebnisse zeigten, dass sich durch Ausflüchte die unangenehmen Empfindungen nach dem Versagen milderten, jedoch nur, wenn niemand Zugang zu den wahren Ursachen der Leistung hatte. Andernfalls intensivierte die Äußerung von Ausreden die negativen Gefühle beträchtlich.

Wir greifen also nur dann auf Ausflüchte zurück, wenn unser Gesprächspartner die wahren Gründe für unser Verhalten nicht erkennen kann. Andernfalls könnte die Abhilfe das Übel noch verschlimmern. Das passiert übrigens, wenn jemand einem anderen eine Falle stellt. Denken Sie beispielsweise an eine Frau, die ihren Mann nach den Gründen für seine späte Heimkehr fragt: „Warum kommst du heute so spät?" Der Mann erwidert: „Es tut mir leid, aber ich hatte unheimlich viel Arbeit mit diesen neuen Praktikanten, die ich jetzt an der Backe habe und einarbeiten muss." Wenn seine Frau entgegnet: „Du Lügner, ich habe dich um 16 Uhr im Büro angerufen und du warst schon weg", dann verstehen wir sehr gut, dass das Ertapptwerden bei einer falschen Ausrede die negativen Emotionen des Mannes durchaus verschärfen kann.

Fazit

Uns liegt im Arbeits- wie im Privatleben sehr viel daran, ein gutes Bild abzugeben. Das motiviert uns zu zahlreichen Machenschaften, die zuweilen ziemlich machiavellistisch wirken können. Auch eher körperbezogene Strategien wie Diäten, Bodybuilding oder Schönheitsoperationen gehen auf dieses Bestreben zurück.

Dennoch sollten wir nicht vergessen, dass wir uns in zahlreichen Situationen den anderen so zeigen, wie wir sind. Das tun wir beispielsweise, wenn wir ein persönliches Problem haben und unser Umfeld um Rat bitten. Ungeschminkt verhalten wir uns auch dann, wenn wir ein Glas zu viel getrunken haben, wie Rohrberg und Sousa-Poza 1976 gezeigt haben.

Mehr zum Thema

Alicke, M. D., LoSchiavo, F. M., Zerbst, J. I. & Zhangs, S. (1997). The person who out performs me is a genius: Maintaining perceived competence in upward social comparison. *Journal of Personality and Social Psychology, 73* (4), 781–789.

Baumeister, R. F. & Ilko, S. (1995). Shallow gratitude: Public and private acknowledgment of external help in accounts of success. *Basic and Applied Psychology, 16,* 191–209.

Berglas, S. & Jones, E. E. (1978). Drug choice as a self-handicapping strategy in response to noncontingent success. *Journal of Personality and Social Psychology, 36,* 405–417.

Cialdini, R. B., Borden, R. J., Thorne, A., Walker, R. M. R., Freeman, S. & Sloan, L. R. (1976). Basking in reflected glory: Three (football) field studies. *Journal of Personality and Social Psychology, 34,* 366–375.

Rohrberg, R. G. & Sousa-Poza, J. T. (1976). Alcohol, field dependance and dyadic self-disclosure. *Psychological Reports, 39,* 1151–1161.

Ross M. & Sicoly, F. (1979). Egocentric biases in availability and attribution. *Journal of Personality and Social Psychology, 37,* 322–336.

Snyder, C. R. & Higgins, R. L. (1988). Excuses: Their effective role in the negotiation of reality. *Psychological Bulletin, 104,* 23–35.

Tessler, A. (1980). Self-esteem maintenance in family dynamics. *Journal of Personality and Social Psychology, 39,* 77–91.

Tesser, A. & Smith, J. (1980). Some effects of friendship and task relevance on helping: You don't always help the one you like. *Journal of Experimental Social Psychology, 16,* 582–590.

Zanna, M. P. & Pack. S. J. (1975). On the self-fulfilling nature of apparent sex differences in behavior. *Journal of Experimental Social Psychology, 11,* 583–591.

38 Warum vergleicht man sich lieber mit dem Penner an der Ecke als mit dem Bundespräsidenten?
Soziale Vergleiche

Die ganze Familie ist im Wohnzimmer versammelt, um sich das Video von der Hochzeit Ihres Bruders anzusehen. Ihr Onkel hat die Zeremonie von vorn bis hinten gefilmt. Nun lauern Sie gespannt darauf, dass Sie selbst auf dem Bildschirm erscheinen. Ungeduldig warten Sie auf den Augenblick, in dem man Sie in dem Anzug, den Sie für so originell und elegant halten, erblicken wird. Sie durchmustern die Menge am Kirchenausgang und bemerken verblüfft, dass ein ziemlich beleibter Mann mit etwas krummem Rücken und beginnender Glatze genau denselben Anzug trägt wie Sie. Der Kerl ist total gewöhnlich und bewegt sich in geradezu grotesker Weise. Doch Ihr Erstaunen erreicht seinen Gipfel, als Sie sehen, wie er Ihre Frau liebkost, obwohl selbst das niemanden zu wundern scheint. In diesem Augenblick geht Ihnen auf, dass dieser Kerl Sie selbst sind.

Dieses Beispiel soll verdeutlichen, wie sehr das eigene, positive Selbstbild zuweilen von dem abweicht, was uns die Realität zurückspiegelt. Dennoch stehen uns mehrere Informationsquellen zur Verfügung, um uns eine genaue Vorstellung von uns selbst zu machen. Solche Informationen verschaffen wir uns beispielsweise, wenn wir …

* … zuhören, was andere über uns sagen. Wenn mehrere Chefs Ihnen nacheinander vorwerfen, Sie hätten Ihre Arbeit nicht im Griff, dürfte Ihnen aufgehen, dass es Ihnen an Organisation mangelt. Es könnte Ihnen den Anstoß geben, das zu ändern. Aber Achtung: Im Allgemeinen akzeptieren wir die Beurteilung durch andere eher, wenn sie positiv ausfällt oder unserer eigenen Einschätzung entspricht. Sehen uns die anderen dagegen negativ oder abweichend von unserem eigenen Selbstbild,

weisen wir die Bewertung zurück. Darüber hinaus fahren wir gegen diese verbale Beleidigung ein ganzes Arsenal von Verhaltensweisen auf, die unseren Richter von unserer Sicht überzeugen sollen. Dies zeigt das Experiment von Swann und Hill (1982).

Mit einer Reihe von Tests stellten diese Forscher fest, ob sich ihre Versuchspersonen eher als fügsam oder als dominant wahrnahmen. Danach sollten sie gemeinsam mit einer anderen Person (in Wirklichkeit ein Komplize des Versuchsleiters) eine Aufgabe lösen. Nach einer bestimmten Zeitspanne sagte der Komplize dem Probanden entweder, er fände ihn herrschsüchtig, oder aber, er sei unterwürfig.

Anschließend beobachtete man das Verhalten der Probanden während des restlichen Experiments. Es ergab sich Folgendes:
- Diejenigen, die sich selbst für dominant hielten und das Etikett „fügsam" erhalten hatten, verhielten sich sehr viel dominanter als diejenigen, die der Komplize als dominant bezeichnet hatte.
- Diejenigen, die sich für fügsam hielten und als herrisch bezeichnet worden waren, verhielten sich nach eigener Einschätzung noch unterwürfiger.

- … unser Verhalten beobachten und einen Schluss daraus ziehen: „Wenn ich in einer Kernenergieeinrichtung arbeite, bin ich wohl doch nicht so grün eingestellt, wie ich glaube" (Bem, 1972). Es scheint, als schrieben wir uns eine Einstellung sogar sehr häufig im Nachhinein zu, einzig durch Beobachtung unseres Verhaltens.
- … uns mit anderen vergleichen: Als Frau vergleichen Sie Ihr Äußeres mit dem anderer Frauen, um Ihre eigene Anziehungskraft auf Männer zu ermessen: „Letztlich bin ich nicht so hässlich wie die da!"

Halten wir uns nur an die letzte Quelle, so hat es den Anschein, als neigten wir von Natur aus zum Vergleich mit anderen, wenn wir unsere Fähigkeiten und Meinungen beurteilen wollen (Festinger, 1954). Im Allgemeinen messen wir uns an Personen, die uns relativ ähnlich sind. Wollen wir jedoch vorankommen, bevorzugen wir den „Aufwärtsvergleich", das heißt, wir vergleichen uns mit Personen, die uns auf dem fraglichen Gebiet geringfügig überlegen sind. Wenn Sie beispielsweise Sport treiben, messen Sie sich eher an Athleten der Kategorie unmittelbar über Ihnen als an der Nummer 1 der Welt.

Unser Bestreben, ein positives Bild abzugeben, sorgt allerdings dafür, dass wir beim Vergleich mit anderen nicht immer sehr objektiv sind. Ist unser Selbstwertgefühl bedroht, vergleichen wir uns eher mit Personen, die es schlechter getroffen haben als wir.

Stellen Sie sich beispielsweise vor, Ihr Sohn ist sauer auf Sie, weil Sie ihm zu Weihnachten etwas anderes geschenkt haben als die angesagte Spielkonsole oder den so begehrten Motorroller. Ihr Sprössling mault und schleudert Ihnen noch den Vorwurf ins Gesicht, der Sohn des Nachbarn sei viel großzügiger bedacht worden. Ihr Sohn bringt Sie durch einen Aufwärtsvergleich mit den Eltern des Nachbarssohns in Misskredit. Damit ist Ihr Selbstwertgefühl bedroht. Unter diesen Umständen könnten Sie erwidern: „Es gibt Millionen Kinder, die in ihrem ganzen Leben noch nie ein Geschenk bekommen haben, weil ihre Eltern sich das nicht leisten können (Abwärtsvergleich). Du kannst also froh sein, dass du das bekommen hast, was du bekommen hast."

Wenn uns also der Vergleich nicht aufwertet, können wir mithilfe des „Abwärtsvergleichs" unsere Selbstachtung schützen (Wood & Taylor, 1991).

Eine andere Methode, unser Selbstbild vor Kratzern zu bewahren, besteht darin, sozialen Vergleichen auszuweichen. Dies verdeutlicht das folgende Experiment.

In einem Ferienlager ließ der Forscher Lemaine (1979) zwei Kindergruppen gegeneinander antreten. Die Aufgabe lautete, zwei Hütten zu bauen. Der schönste Bau sollte prämiert werden. Da aber nicht genug Schnur für alle vorhanden war, wurde ausgelost, welche Gruppe die so begehrte Rolle bekommen sollte.

> Sie können sich vorstellen, dass die Hütte der Gruppe, die in den Besitz der Schnur gekommen war, der Konstruktion der anderen Gruppe an Stabilität, Funktionalität und Eleganz weit überlegen war.
> Als der Augenblick der Entscheidung gekommen war, welcher der beiden Hütten der Preis gebührte, wollten die Kinder, die mangels Mitteln keine so makellose Hütte hatten errichten können, weitere Bewertungskriterien hinzuziehen. Sie verlangten, auch den um die Hütte angelegten Garten zu berücksichtigen. Durch diese neuen Kriterien konnte die betreffende Gruppe ihre Arbeit aufwerten und sich dem Vergleich entziehen.

Wir handeln im Alltag häufig ebenso. Ist der Vergleich für uns ungünstig, suchen wir uns anderweitig abzuheben. Betrifft der Vergleich beispielsweise unsere Arbeit, könnten wir erklären: „Meine Arbeit ist vielleicht nicht so interessant wie deine, aber dafür kann ich früher nach Hause gehen." Geht es um unsere Kleidung, könnten wir erwidern: „Meine Jacke ist vielleicht nicht so schön, aber sie ist superbequem."

Der Vergleich mit anderen kann aber auch dazu dienen, die eigene Identität herauszustreichen und aufzufallen. Dies belegte ein Experiment (Codol, 1984), bei dem die Teilnehmer mithilfe von Schätzskalen ihre Ähnlichkeit mit anderen Personen beurteilen sollten.

> Die Fragen hatten wechselnde Bezugspunkte. Die Probanden beantworteten entweder Fragen, bei denen sie selbst den Referenzpunkt bildeten („Finden Sie, dass die anderen Ihnen in der und der Hinsicht ähneln?"), oder solche, bei denen es die anderen waren („Finden Sie, dass Sie anderen in der und der Hinsicht ähneln?").
>
> Den Ergebnissen zufolge finden wir im Allgemeinen, dass die anderen stärker uns ähneln als wir ihnen.

Fazit

Wenn ich zu Ihnen sage, Sie sehen einem bekannten Model oder einem gut aussehenden, berühmten Schauspieler ähnlich, sind

Sie höchstwahrscheinlich erfreut. Sage ich aber, dass dieser Schauspieler Ihnen ähnelt, erreicht Ihr Glück seinen Höhepunkt, da Sie in dieser Formulierung zum Referenzpunkt des Vergleichs werden. Man kann den anderen noch so sehr als Vorbild ansehen, im Vergleich ist man lieber selbst der Bezugspunkt („Diese Person ähnelt dir") als umgekehrt („Du ähnelst dieser Person"). Das erlaubt es einem, seine Identität zu unterstreichen und sich zugleich aufzuwerten.

Aus demselben Grund messen Menschen auch den räumlichen Abstand zu anderen mit zweierlei Maß: Sie halten sich selbst für weiter von anderen entfernt als diese von ihnen. Lässt man Menschen die Distanz zwischen sich und anderen Personen schätzen, halten sie sie für geringer, wenn man fragt: „In welcher Entfernung befindet sich diese Person von Ihnen?", als wenn die Frage lautet: „In welchem Abstand befinden Sie sich von dieser Person?" (Codol, 1985). Erstaunlich, nicht wahr?

Mehr zum Thema

Bem, D. J. (1972). Self-perception theory. In: Berkowitz, L. (Hrsg.). *Advances in Experimental Social Psychology*, Bd. 6. New York: Academic Press.

Codol, J.-P. (1984). La perception de la similitude interpersonnelle: Influence de l'appartenance catégorielle et du point de référence da la comparaison. *L'Année Psychologique, 84*, 43–56.

Codol, J.-P. (1985). L'estimation des distances physiques entre les personnes: Suis-je aussi loin de vous que vous l'êtes de moi? *L'Année Psychologique, 85*, 517–534.

Festinger, L. (1954). A theory of social comparison processes. *Human Relations, 7*, 117–140.

Lemaine, G. (1970). Différenciation sociale et originalité sociale. In: Doise, W. (Hrsg.). *Expériences entre Groupes*. Paris: Mouton.

Swann, W. B., jr. & Hill, C. A. (1982). When our identities are mistaken: Reaffirming self-conceptions through social interaction. *Journal of Personality and Social Psychology, 43*, 59–66.

Wood, J. & Taylor, K. (1991). Serving self-relevant goals through social comparison. In: Suls, J. & Wills, T. A. (Hrsg.). *Social Comparison: Contemporary Theory and Reseach.* Hillsdale, NJ: Lawrence Erlbaum.

39 Ihr Händedruck ist so schlapp wie ein toter Fisch – kann das Ihrem Image schaden?
Händedruck und Eindruck

Vermutlich reicht der Brauch, sich zur Begrüßung die Hand zu schütteln, in eine Zeit zurück, in der man sich mit dieser Geste wechselseitig vergewisserte, dass die andere Person keine feindlichen Absichten hegte. Es war schließlich unmöglich, sich gleichzeitig die Hand zu geben und eine Waffe damit zu führen. Zwar steckt dies heute nicht mehr dahinter, doch der Händedruck ist und bleibt in der Arbeitswelt allgegenwärtig.

Doch würden Sie glauben, dass die Art und Weise, wie Sie ihn ausführen, Sie verraten und schon bei der ersten Begegnung gewisse Facetten Ihrer Persönlichkeit preisgeben könnte? Kann Ihnen ein unschuldiger Händedruck ein Geschäft, einen Verkauf oder ein Vorstellungsgespräch vermasseln? Eben dies behauptet die „naive Alltagspsychologie", aber es wird auch von einer grundseriösen Forschungsarbeit von Chaplin und Mitarbeitern (2000) bestätigt.

> In einer Vorphase der Studie schulten die Forscher vier Personen (zwei Männer und zwei Frauen) einen Monat lang, verschiedene Händedrücke zu beurteilen. Dabei lernten die Beurteiler, folgende Kriterien anzuwenden: Bewertung von Kraft, Intensität und Dauer, ob der Händedruck mit der ganzen Hand oder nur mit einem Teil davon erfolgte und schließlich die Qualität des die Geste begleitenden Blickkontakts.

Einige Zeit später trafen 112 Personen einzeln mit den Beurteilern zusammen, ohne zu wissen, dass ihr Händedruck bewertet wurde. Man brachte sie dazu, jedem der vier Beurteiler je zweimal die Hand zu schütteln sowie mehrere Persönlichkeitsfragebögen auszufüllen. Den Vorgaben der Forscher entsprechend sollten die Beurteiler nicht nur die Art des Händedrucks der Probanden nach den erlernten Kriterien notieren, sondern daraus möglichst auch auf bestimmte Merkmale ihrer Persönlichkeit schließen. Schließlich sollten die Beurteiler den allgemeinen Eindruck aus dem Händedruck des Probanden (positiv oder negativ) vermerken.

Es ergab sich schließlich Folgendes:

- Der Händedruck eines Menschen bleibt über die Zeit stabil (alle vier Beurteiler bewerteten den zweimaligen Händedruck jedes Probanden einhellig). Man drückt also einem anderen die Hand immer gleich.
- Männer haben im Allgemeinen einen festeren Händedruck als Frauen.
- Ein „fester" Händedruck hinterließ bei den Beurteilern den günstigsten Eindruck.
- Extravertierte Menschen drücken die Hand am festesten, furchtsame am schwächsten.
- Liberale, intellektuelle und für neue Erfahrungen offene Frauen haben einen festeren Händedruck als andere und machten auch einen besseren Eindruck.
- Für Männer gilt das Umgekehrte: Die offensten drücken die Hand weniger kräftig und hinterlassen im Allgemeinen einen weniger guten Eindruck bei ihrem Gesprächspartner.

Die Studie ergab zudem, dass die Beurteiler bestimmte Persönlichkeitszüge der Testpersonen aus ihrem Händedruck erahnen konnten.

Fazit

Die Arbeiten von Chaplin und Mitarbeitern verdeutlichen, dass unser Händedruck uns verraten kann, denn er vermittelt mehr Information, als wir glauben. Er kann zudem bestimmte Aspekte unserer Persönlichkeit ans Licht bringen. So bestimmt unser Händedruck den ersten Eindruck mit, den wir bei anderen hinterlassen.

Ist er fest, kann Ihr Händedruck Ihrem Gesprächspartner Vertrauen einflößen, einen positiven Eindruck hervorrufen und Ihnen helfen, eine Beziehung anzuknüpfen. Hat Ihr Gegenüber dagegen den Eindruck, einen toten Fisch in der Hand zu haben, dürfte sein Eindruck wesentlich ungünstiger ausfallen.

Die Ergebnisse von Chaplin und Kollegen machen zudem Vorurteilen den Garaus, wonach Frauen mit festem Händedruck weniger gut angesehen seien als andere. Die Studie beweist das glatte Gegenteil.

Mehr zum Thema

Chaplin, W. F., Phillips, J. B., Brown, J. D., Clanton, N. R. & Stein, J. L. (2000). Handshaking, gender, personality, and first impressions. *Journal of Personality and Social Psychology, 79* (1), 110–117.

40 Warum glauben manche Leute, Kaninchen in Schokolodensoße wäre nach Ihrem Geschmack?
Falsche Einzigartigkeit und falscher Konsensus

Nehmen wir an, Sie haben die Gewohnheit, das Stoppschild am Ende Ihrer Straße nicht zu beachten. Eines Tages fahren Sie einen Freund nach Hause, und wie gewöhnlich halten Sie nicht an dem Stoppschild. Wenn Ihr Fahrgast sich über Ihren Verkehrsverstoß wundert und Sie ihm entgegnen: „Ach, das machen doch alle!", dann halten Sie Ihre eigene negative Angewohnheit vermutlich für verbreiteter, als sie es in Wirklichkeit ist. Damit sind Sie ein Opfer der Verzerrung des falschen Konsenses.

Diese Art Vorurteil ist definiert als die Überzeugung, dass die Mehrzahl der anderen Menschen sich genauso verhalte wie man selbst, die Ereignisse genauso wahrnehme und denselben Geschmack, dieselben Meinungen oder sogar Überzeugungen hege wie man selbst. Wenn Sie beispielsweise versessen sind auf Kaninchen in Schokoladensoße, mag der Anteil von Liebhabern dieses Gerichts in Ihren Augen beträchtlich sein. Äußert jedoch Ihr Umfeld Vorbehalte gegen Ihr Leibgericht, könnten Sie ihm entgegenhalten, die Leute hätten es nur noch nicht probiert, und wenn sie es täten, fänden sie auf der Stelle Geschmack daran. Wie hat man diese Verzerrung wissenschaftlich nachgewiesen?

> Ross und Mitarbeiter (1977) gaben ihren Probanden Geschichten mit zwei möglichen Ausgängen zu lesen. Die Leser sollten sich für einen entscheiden und dann den Prozentsatz der Menschen schätzen, die dieselbe Wahl treffen würden. Dabei kristallisierte sich ein starker Zusammenhang zwischen der Höhe des geschätzten Prozentsatzes und der gewählten Verhaltensweise heraus. Die Probanden beurteilten diese immer als diejenige, die auch andere mehrheitlich wählen würden.

Überraschend daran ist, dass dieser kleine Fehler häufig gepaart mit einem anderen auftritt. Wir lassen uns nicht nur von der Verzerrung des falschen Konsenses leiten, sondern bedauerlicherweise auch von der Neigung, die Zahl der Personen zu unterschätzen, die uns an Geschicklichkeit oder Fähigkeiten gleichkommen (Suls & Wan, 1987).

Was heißt das? Na ganz einfach, dass wir unsere positiven Merkmale für außergewöhnlich halten. Das ist die „Verzerrung der falschen Einzigartigkeit". Wenn Sie beispielsweise gut zeichnen können, halten Sie Personen mit demselben Talent wie dem Ihren für seltener, als es tatsächlich der Fall ist.

Diese Beweisführung wäre nicht vollständig, fügte man nicht hinzu, dass wir überdies dazu neigen, unsere allgemeinen Fähigkeiten zu überschätzen. So ergab eine in Großbritannien durchgeführte Umfrage unter Autofahrern, dass 95 Prozent sich am Steuer für besser als den Durchschnitt hielten. Zwar ereignen sich in diesem Land etwas weniger tödliche Unfälle pro 1 000 Einwohner als in Deutschland, doch nichtsdestotrotz werden Sie zugeben, dass sich da ein mathematisches Problem auftäte, wenn alle über dem Durchschnitt lägen.

> Ähnlich zeigte Delhomme (1994), dass Autofahrer sich im Allgemeinen für vorsichtiger, reaktionsschneller und generell für besser als die anderen Autofahrer halten.
>
> Schließlich ermittelte der Forscher Cross 1977, dass 94 Prozent aller Lehrer ihre Fähigkeiten für überdurchschnittlich halten. Und wenn sie sich eine Note bis 20 geben sollten, bewerteten sich 68 Prozent von ihnen der Studie zufolge mit besser als 15.

Fazit

Sie mögen einen Widerspruch darin sehen, dass Menschen einerseits ihre Kompetenzen für einzigartig halten und andererseits glauben, ihre Geschmäcker und Meinungen würden von der Mehrheit geteilt. Bedenken Sie aber, wie lustvoll der Gedanke ist, man verfüge über außergewöhnliche persönliche Eigenschaften und dürfe sich zugleich in dem Glauben wiegen, die anderen gingen mit unserem Urteil konform. Ist das nicht eine schöne Art und Weise, sein positives Selbstbild noch zu stärken?

Mehr zum Thema

Cross, K. P. (1977). Not can but will college teaching be improved? In: Centra, J. A. (Hrsg.). *New Directions for Higher Education*. San Francisco: Jossey-Bass.

Delhomme, P. (1994). La surestimation de ses compétences et ses rapports avec la tâche de conduite automobile. In: Guingouain, G. & Le Poultier, F. (Hrsg.). *À quoi Sert aujourd'hui la Psychologie Sociale?* Rennes: PUR.

Ross, L., Greene, D. & House, P. (1977). The false consensus effect: An egocentric bias in social perception and attributional processes. *Journal of Experimental Social Psychology, 13,* 279–301.

Suls, J. & Wan, C. K. (1987). In search of the false uniqueness phenomenon: Fear and estimates of social consensus. *Journal of Personality and Social Psychology, 52,* 211–217.

41 Sind Frauen gemein?
Selektive visuelle Aufmerksamkeit bei Frauen

Die Antwort lautet ja! Doch sie hat gute Gründe.

Wenn Sie eine Frau sind und die Klatschpresse lieben, dann lesen Sie sicher die bunten Magazine und achten dabei ganz besonders auf die kleinen Unvollkommenheiten der Prominenten. Sie verweilen bei dem Paparazzofoto der Starsängerin, das an einem Privatstrand ihren schlaffen Bauch enthüllt. Besonders gefällt Ihnen ein anderes Bild, geschossen von einem skrupellosen Fotografen von der Königin der Topmodels gleich nach dem Aufstehen, das zu viel Cellulite verrät. Sie sind mit Ihrem klammheimlichen Vergnügen nicht allein; weiter unten werden wir sehen, dass beide Geschlechter sich erwiesenermaßen für Klatsch und Tratsch über andere interessieren.[23] Im Übrigen, wenn die Paparazzi unsere Idole heimlich ins Visier nehmen, um sie auf dem falschen Fuß zu erwischen, dann doch wohl deshalb, weil es Leser gibt, denen das gefällt. Eben dies beweisen die Arbeiten niederländischer Psychologen.

> Die Forscher zeigten mehreren Hundert Frauen zahlreiche Fotos, auf denen die Körper anderer Frauen zu sehen waren, und stellten mithilfe der Elektrookulografie fest, an welche Stellen der Fotos die Frauen blickten. Bei diesem Verfahren zeichnet eine Kamera sämtliche Augen-

---
[23] Siehe Abschnitt 87.

bewegungen auf. Wie sich herausstellte, richteten sich die Blicke direkt auf die „Problemzonen", auf die kleinen physischen Mängel der abgebildeten Leiber. Dagegen mieden sie förmlich deren schönste Partien, selbst (um nicht zu sagen vor allem) auf den Fotos sehr wohlgestalter Frauen. Am erstaunlichsten war, dass die Probandinnen, zeigte man ihnen das Bild ihres eigenen Körpers, spontan dessen schönste, reizvollste Partien betrachteten und ihre eigenen Unvollkommenheiten außer Acht ließen (Jansen, Nederkoorn & Mulkens, 2005).

Jansen vermutet, dass die Frauen unbewusst so reagierten, um ein positives Selbstbild zu schützen und aufrechtzuerhalten. In einem früheren Experiment zeigte man Frauen ebenfalls Fotos anderer Frauen. Eine Gruppe erblickte eine sehr schöne Person auf dem Foto, während die Teilnehmerinnen der anderen Gruppe eine durchschnittliche zu sehen bekamen. Danach sollten die Probandinnen sich auf verschiedenen Dimensionen selbst beurteilen. Wie sich herausstellte, hielten sich die Teilnehmerinnen, die zuvor sehr attraktive Frauen gesehen hatten, für weniger reizvoll und für weniger annehmbare Gefährtinnen als die Betrachterinnen der Durchschnittsfrauen (Kenrick, Neuberg, Zierk & Krones, 1994).

Wenn sich also Frauen auf die Mängel ihrer Geschlechtsgenossinnen konzentrieren, können sie sich dem Vergleich leichter aussetzen, ohne in Katzenjammer zu verfallen. Im Übrigen fanden die Psychologen mit demselben Experiment heraus, dass Frauen mit Essstörungen wie Bulimie oder Anorexie entgegengesetzt reagieren: Sie betrachteten ihre eigenen körperlichen Mängel länger und blickten spontan auf das Schmeichelhafte an anderen Frauen. Diese Frauen leiden unter einem verzerrten Körperbild und entwerten ihren eigenen Körper. Last but not least: Falls Sie eine Frau kennen, die ihren Körper nicht mag und sich ständig selbst herabsetzt, bringt es gar nichts, wenn Sie sie mit den Worten vor den Spiegel zerren: „Schau dich doch an, sieh, wie schön du bist!" Letztlich läuft diese Strategie eher Gefahr, das Gegenteil des Beabsichtigten zu erreichen, weil sie nur auf etwas aufmerksam macht, das bei ihr überhaupt nicht zieht.

Fazit

Welcher Mann hat noch nie seiner Freundin gegenüber eine Bemerkung fallen lassen, wie hübsch er dieses Topmodel oder jene Sängerin findet? Welcher Mann hat daraufhin noch nie von seiner Freundin zu hören bekommen: „Äh, na ja, pfff ..."? Und welcher Mann hat sich noch nie darüber gewundert, wie eben diese Freundin über die „verborgene" Schönheit einer zweitklassigen Schauspielerin in einer Fernsehsoap in Verzückung gerät? Nun, wenn Sie zu diesen Männern gehören, sollten Sie sich nicht mehr wundern, denn zunächst einmal geschieht dies nicht bewusst. Überdies wissen Sie ja jetzt, dass Ihre Liebste nicht den Kopf hängen lässt. Mithilfe ihres Urteils wehrt sie lediglich einen Anfall von Trübsinn ab und bedient sich eines sozialen Abwärtsvergleichs, um ihr positives Selbstbild zu schützen.

Mehr zum Thema

Jansen, A., Nederkoorn, C. & Mulkens, S. (2005). Selective visual attention for ugly and beautiful body parts in eating disorders. *Behaviour Research and Therapy, 43* (2), 183–196.

Kenrick, D. T., Neuberg, S. L., Zierk, K. L. & Krones, J. M. (1994). Evolution and social cognition: Contrast effects as a function of sex, dominance, and physical attractiveness. *Personality and Social Psychology Bulletin, 20,* 210–217.

42 Warum sollten Sie sich nicht tätowieren lassen?
Tätowierungen und Fremdwahrnehmung von Attraktivität und Glaubwürdigkeit

Ein einziges Mal werde ich Ihnen eine persönliche Geschichte erzählen, die mir vor ein paar Monaten passiert ist. Ich gehe mit meinem dreijährigen Sohn ins Schwimmbad. Kaum habe ich die Örtlichkeit betreten und das Fußbad verlassen, als ich spüre, wie alle Augen sich auf mich richten. Mir schießt der Gedanke durch den Kopf: „Da schau an, alle Leute haben mein Buch gekauft und mich auf dem Umschlagfoto wiedererkannt." Doch ich komme ganz schnell wieder auf den Boden der Tatsachen zurück und verdächtige nun meinen Bauchansatz. Ich spanne also meine Bauchmuskeln an. Das tut aber der Neugier nicht den geringsten Abbruch. Erst als ich meinerseits die Anwesenden mustere, merke ich verblüfft, dass ich als Einziger nicht tätowiert bin!

Ist es nicht paradox, dass sich die Leute tätowieren lassen, um sich von anderen abzuheben, dies aber heute so sehr in Mode gekommen ist, dass man schon wieder von einer Norm sprechen kann?

Man wünscht sich dieses oder jenes Motiv, weil es einem mutmaßlichen Persönlichkeitsmerkmal entspricht oder einen als Mitglied einer Gemeinschaft ausweist. Oder man findet es einfach hübsch. Es gibt eine Menge Gründe, sich dieses oder jenes Tattoo stechen zu lassen.

Fragt man tätowierte Personen nach dem Grund, so antworten sie im Allgemeinen: „Weil ich das schön finde." Das stimmt sicherlich, aber es lässt sich nicht von der Hand weisen, dass sie insgeheim wohl auch hoffen, auf diese Weise ihre Anziehungskraft zu steigern. Falls dem so ist, sollten sie so schnell wie möglich einen Termin bei ihrem Hautarzt für eine Laserbehandlung vereinbaren, denn sie irren sich gründlich. Tatsächlich ist wissenschaftlich erwiesen, dass Tätowierungen nicht nur keinen Bezug zur Schönheit des Trägers oder der Trägerin zeigen, sondern auch ein Hemmnis im sozialen Bereich darstellen.

> 2005 legten Seiter und Hatch fast 80 Versuchspersonen Fotos von Frauen und Männern in schwarzem T-Shirt und Jeans vor; sie sollten beurteilen, wie anziehend sie die Abgebildeten fanden. Die Frauen

waren manchmal tätowiert, manchmal nicht, ebenso die Männer. Das Tattoo, ein geschwungenes Tribalmotiv, war durch Bildbearbeitung am Computer hinzugefügt worden.

Wie sich herausstellte, hatte die Tätowierung keinerlei Einfluss auf die wahrgenommene Schönheit. Die Personen auf den Fotos wurden, ob tätowiert oder nicht, gleich bewertet, weder schöner noch hässlicher.

Die Forscher stellten weitere Untersuchungen an. Mithilfe eines Fragebogens beurteilten sie, ob eine Tätowierung die Glaubwürdigkeit ihres Trägers beeinflussen kann. Die Analyse sprach dafür, dass die Vertrauenswürdigkeit einer Person im Allgemeinen geringer eingeschätzt wird, wenn sie tätowiert ist als ohne Tattoo.

Eine frühere Studie hatte bereits auf die paradoxen Effekte von Tätowierungen hingewiesen.

In diesem Experiment zeigten die Forscher Studenten das Foto einer Frau mit oder ohne Tätowierung auf dem Arm. Natürlich handelte es sich jeweils um dasselbe Modell; nur das Tattoo war hinzugefügt worden. Die Testpersonen sollten die junge Frau nach 13 Kriterien beurteilen („angesagt", sportlich, attraktiv, ehrlich, großzügig, intelligent, geheimnisvoll etc.). Wie sich herausstellte, erhielt das tätowierte Modell bei neun der 13 Persönlichkeitszüge negativere Bewertungen. Kurioserweise gaben auch tätowierte Studenten diese Urteile ab (Degelman & Price, 2002).

Im Licht dieser Experimente kann man sagen, dass Tätowierte im Allgemeinen auf eine negative Einstellung stoßen.

Warum beeinflusst eine Tätowierung die Glaubwürdigkeit ihres Trägers oder ihrer Trägerin? Den Psychologen zufolge wird es zwar heutzutage immer alltäglicher, sich ein Tattoo stechen zu lassen, doch im Bewusstsein der Öffentlichkeit wird es wahrscheinlich immer noch mit Außenseitern und gesellschaftlich Geächteten (Häftlingen, Prostituierten etc.) assoziiert. Aus diesem Grund sinkt die Vertrauenswürdigkeit des Tätowierten.

Fazit

Tja, entgegen herkömmlicher Vorstellungen steigert eine Tätowierung die Anziehungskraft ihres Trägers oder ihrer Trägerin nicht. Ganz im Gegenteil, die so gezeichneten Personen werden als weniger aufrichtig und weniger intelligent beurteilt als andere. Überdies gelten sie als weniger glaubwürdig. Es ist, wie die Redensart sagt: „Man beurteilt ein Buch nur nach dem Umschlag." Denken Sie also lieber nochmals darüber nach, bevor Sie sich tätowieren lassen, oder lassen Sie es so machen, dass man es nicht sieht.

Mehr zum Thema

Degelman, D. & Price, N. D. (2002). Tattoos and ratings of personal characteristics. *Psychological Reports, 90* (2), 507–514.

Seiter, J. & Hatch, S. (2005). Effect of tattoos on perceptions of credibility and attractiveness. *Psychological Reports, 96,* 1113–1120.

4
Schemata (Stereotype, Heuristiken), Urteile und Verhalten

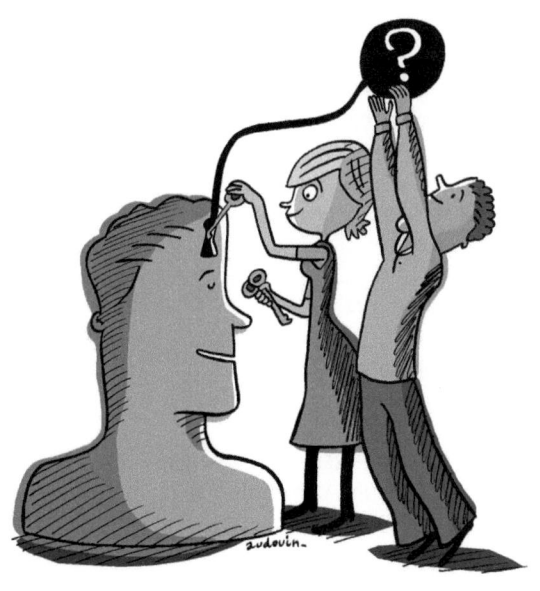

Inhaltsübersicht

43 Warum spielen alle Zigeuner Gitarre?
Stereotype und Urteilsbildung.................... 163

44 Warum sollten es Frauen vermeiden, sich als Ulknudel zu geben?
Humor und Vorurteil 169

45 Warum schauen Sie unter Ihr Bett, nachdem Sie *Der Exorzist* gelesen haben?
Urteilsheuristiken 171

46 Warum sehen in Ihren Augen alle Chinesen gleich aus?
Ethnische Vorurteile und der Cross-Race-Effekt 177

47 Warum will Großvater seinen Enkel nicht mit Mehmet spielen lassen?
Kognitive Hemmung bei älteren Menschen 179

48 Kann eine negative Sicht des Alters die Lebenserwartung verkürzen?
Stereotype und Verhalten 181

49 Warum ist es so schwierig, Gedanken abzustellen?
Rebound-Effekte................................. 186

50 Darf man Leuten ihre Behauptung abnehmen, sie machten keinen Unterschied zwischen Behinderten und Nichtbehinderten?
Die wahre Macht von Vorurteilen 190

51 Warum ist Rap für Rassisten nicht empfehlenswert?
Musik, Hautfarbe und Vorurteile................... 192

4 Schemata, Urteile und Verhalten **161**

52 Kann man das Gewissen mit Seife reinwaschen?
Der Macbeth-Effekt 195

53 Sage mir, wie du heißt, und ich sage dir, wer du bist
Vorname, Urteil und Verhalten 197

43 Warum spielen alle Zigeuner Gitarre?
Stereotype und Urteilsbildung

Gehen Ihnen manchmal Gedanken durch den Kopf wie: „Klar doch, dass er Stockfisch mag, schließlich ist er Portugiese", „Es ist einfach so, dass Frauen verschwenderischer sind als Männer" oder: „Sportler sind nicht gerade Intelligenzbestien"? Kurzum, merken Sie selbst, dass Sie zuweilen verallgemeinern und auf Stereotype[24] zurückgreifen, wenn Sie jemanden beurteilen? Selbst wenn Sie jetzt nein sagen, sollten Sie das Folgende lesen; es könnte Sie betreffen.

Geschlechtsbezogene Stereotype

Diese Stereotype verleiten uns zu der Meinung, Männer seien dominant, rational und egozentrisch, Frauen hingegen warmherzig, emotional und altruistisch.

> Condry und Condry (1976) führten Erwachsenen einen kleinen Film vor, in dem ein neun Monate altes Baby sich mit verschiedenen Spielzeugen beschäftigte. Einen Teil dieser Probanden fragten die Forscher: „Können Sie das Verhalten dieses kleinen Mädchens beurteilen?" Bei anderen Probanden lautete die Frage: „Können Sie das Verhalten dieses kleinen Jungen beurteilen?" In beiden Bedingungen handelte es sich natürlich um denselben Film.

---

[24] Ein Stereotyp ist eine Überzeugung, die sich auf Merkmale der Mitglieder einer Kategorie, einer Gruppe (Frauen, Blondinen, Schwarze, Weiße, Banker, Studenten, Ostfriesen, Schöne, Hässliche etc.) stützt, die dann auf die gesamte Gruppe bezogen werden. Das Stereotyp hat einen Nutzen; es dient der Vereinfachung unserer Umwelt. Dank seiner fassen wir Information unbewusst zu „Päckchen" zusammen. Das hat zur Folge, dass wir Unterschiede zwischen Personen aus verschiedenen Gruppen übertreiben und solche zwischen Individuen derselben Gruppe herunterspielen.

Wie sich herausstellte, bewerteten die Testpersonen das Verhalten des Kleinkindes unterschiedlich, je nachdem, ob sie einen Jungen oder ein Mädchen vor sich zu haben glaubten. Im ersten Fall beschrieben sie das Kind als aktiver und unterstellten ihm mehr Vergnügen, heftigeren Zorn und weniger Angst als die Beurteiler des vermeintlichen Mädchens.

Auf das Äußere bezogene Stereotype

Glauben Sie, dass Sie schöne und hässliche Menschen gleich behandeln? Zahlreiche Forschungsarbeiten belegen das Gegenteil. Sie sprechen sogar dafür, dass wir sehr oft von der äußeren Erscheinung auf die Persönlichkeit schließen. Man würde also einer Schönheit mehr Vertrauen schenken als einer Vogelscheuche.

> Im Rahmen eines recht beunruhigenden Experiments sandte Dipboye (1977) Bewerbungsunterlagen an verschiedene Personalleiter. Die Dokumente (Lebenslauf, Referenzen) waren identisch bis auf das beigefügte Foto. Manchmal hatte die abgebildete Person ein angenehmes Äußeres, manchmal nicht. Mit diesem Verfahren konnte Dipboye nachweisen, dass bei ansonsten gleichen Eingangsvoraussetzungen attraktive Bewerber häufiger zu einem Vorstellungsgespräch eingeladen wurden als weniger ansehnliche.

Analysiert man alle zu dieser Frage vorliegenden Studien im Überblick (Metaanalyse), so fällt auf, dass körperlich anziehende Menschen auch als geselliger, dominanter, erotischer, psychisch gesünder, intelligenter und sozial geschickter wahrgenommen werden als reizlose Zeitgenossen (Feingold, 1992).

Noch erstaunlicher ist, was Gergen und Gergen (1981) nachgewiesen haben: Das Äußere einer Person beeinflusst, wie andere ihren Lebensgefährten wahrnehmen.

Die Forscher legten ihren Versuchspersonen das Foto eines Mannes vor und baten sie, diesen zu beurteilen. Dem Mann gesellte sich entweder eine schöne Frau oder eine durchschnittliche hinzu. Wie sich herausstellte, wurden die Männer im ersten Fall als intelligenter, sozial gewandter und wohlhabender eingestuft als im letzteren.

Kleidungsbezogene Stereotype

„Kleider machen Leute", sagt man, doch zumeist denken wir nicht bewusst daran, wie sehr wir uns von kleidungsbezogenen Stereotypen leiten lassen. Begegnet Ihnen beispielsweise ein Mann mit Kapitänsmütze, Pfeife und dickem Wollpullover, würden Sie bestimmt einen Krabbenfischer in ihm vermuten.

Wie Forsyte, Drake und Cox (1985) in einem Experiment zeigten, werden Bewerberinnen für eine Führungsposition mehr männliche Eigenschaften zugeschrieben, wenn sie ein dunkles Kostüm tragen. Die Beurteiler schrieben diesen Frauen Konkurrenzfähigkeit und Führungskompetenz, Verantwortungsbewusstsein, Selbstvertrauen, Objektivität und Ehrgeiz zu, wenn sie in dieser Aufmachung erschienen.

Anderen Ergebnissen zufolge wird eine Frau in „aufreizender" Kleidung als selbstsicherer, sportlicher, raffinierter und reizvoller wahrgenommen als anders gekleidete Frauen, aber auch als weniger nett, weniger aufrichtig und weniger zuvorkommend (Abbey, Cozzarelli, McLaughlin & Xharnish, 1987).

Milieubezogene Stereotype

Wenn Sie wissen, dass die Person, die Sie gleich kennenlernen werden, aus gehobenen Kreisen stammt, dürfte diese Information sehr wahrscheinlich Ihr Urteil über sie beeinflussen.

Darley und Gross (1983) zeigten ihren Probanden einen kurzen Film, in dem ein kleines Mädchen in seinem sozialen Umfeld zu sehen war. Für die Hälfte der Zuschauer spielte der Film in einem wohlhabenden Milieu (fortschrittliche Schule, luxuriöses Heim), für die andere in einer Benachteiligungssituation (heruntergekommene Schule, wenig reizvolles Viertel).

Danach zeigten die Forscher einen zweiten, diesmal für alle Teilnehmer identischen Film. Darin arbeitete das Mädchen an einer Aufgabe, wobei sich schwer ermessen ließ, ob erfolgreich oder nicht.

Die Arbeit der Betrachter bestand darin, die Leistung des Kindes zu beurteilen. Die Forscher stellten Folgendes fest: Die Probanden, die das Mädchen zuvor in begüterten Verhältnissen gesehen hatten, beurteilten es als hochintelligent, die anderen dagegen als minderbegabt. Und dennoch handelte es sich um ein und dasselbe Kind.

Kulturbezogene Stereotype

Kulturspezifische Stereotype stellen sicherlich eines der meistdiskutierten Themen dar, denn sie tauchen (sofern sie negativ sind) häufig im Zusammenhang mit Rassismus und Fremdenfeindlichkeit auf.

Bodenhausen (1988) ließ amerikanische Versuchspersonen die Schuld eines Angeklagten beurteilen. Für die Hälfte der Probanden hieß der Angeklagte Ramirez (in den Vereinigten Staaten bedeutet das Stereotyp bezüglich der hispanischen Bevölkerung höhere Kriminalität), für die andere Johnson. Auf der Grundlage von Zeugenaussagen zugunsten und zuungunsten des Angeklagten sollten die Teilnehmer dessen Schuld ermessen.

Wie sich zeigte, befanden die Probanden Ramirez viel öfter für schuldig als Johnson.

Ein hübscher Scherz über die verschiedenen europäischen Kulturen illustriert, dass Stereotype auch positiv sein können: „Das Paradies ist ein Ort, wo die Franzosen Köche sind, die Deutschen Techniker, die Engländer Polizisten, die Italiener Liebhaber und die Schweizer alles organisieren. Die Hölle ist ein Ort, wo die Engländer Köche sind, die Franzosen Techniker, die Deutschen Polizisten, die Schweizer Liebhaber und die Italiener alles organisieren."

Fazit

Stereotype gehen zurück auf einen Prozess der „Kategorienbildung", mit dessen Hilfe wir uns unsere Umwelt einfacher machen. Sie sind daher sehr nützlich, denn ohne sie würden wir in einer Masse zusammenhangloser, nicht nutzbarer Informationen ertrinken. Es ist beispielsweise einfacher zu sagen, dass Xaver ein „echter Bayer" ist, als dass Xaver „Schweinsbraten liebt, aufs Oktoberfest geht, Blasmusik macht, bayrischen Dialekt spricht, eine Mir-san-mir-Überzeugung pflegt und Anhänger von Bayern München ist."

Woher rührt unser Hang zu Stereotypen?

Obwohl sich unsere Umwelt seit vielen Jahrtausenden stark verändert hat, ist unser Gehirn immer noch das unserer in der afrikanischen Savanne umherstreifenden Vorfahren. Damals musste man wissen, welches Tier gefährlich war und welches nicht, welcher Mensch Freund und welcher Feind war, ob das Wasser dieser Quelle trinkbar war und das jener nicht, welche Früchte essbar waren und welche unbekömmlich und so weiter. Um schnelle, überlebenswichtige Entscheidungen treffen zu können, entwickelten unsere Urahnen Schritt für Schritt die Fähigkeit, Informationen rasch in zwei Kategorien einzuordnen: gut/nicht gut, mag ich/mag ich nicht, in Ordnung/nicht in Ordnung und so fort. Diese Fähigkeit zur schnellen Klassifizierung von Objekten und vor allem von Personen aufgrund minimaler Information besitzen wir heute noch. Deshalb bilden wir uns aus oberflächlichen Merkmalen sehr rasch eine Meinung. Deshalb greifen wir auch gerne auf Stereotype zurück, um andere zu beurteilen.

Doch muss man sich immer auf Stereotype verlassen? Den Behauptungen einiger Psychologen zufolge können sie einen Kern von Wahrheit enthalten (Leyens, Yzerbyt & Schadron, 1994). Problematisch ist die Verallgemeinerung dieses Kerns auf die gesamte Gruppe, zu der das von uns beurteilte Individuum gehört.

Man sollte meinen, um unsere Stereotype in Schach zu halten, genüge es, mit gegenteiliger Information zu kontern. Schon, doch der Umstand allein, dass eine Information einem Stereotyp widerspricht, bringt uns nur selten dazu, es zu ändern. Das liegt teilweise am „Ausnahmefall-Effekt". Trifft beispielsweise ein „engagierter" Aktivist auf einen höflichen, zuvorkommenden Bereitschaftspolizisten, wird sein Vorurteil gegen diese Art des Broterwerbs weiterhin für die gesamte Berufsgruppe gelten. Dieser eine höfliche Polizist stellt in seinen Augen lediglich die regelbestätigende Ausnahme dar. Ich führe noch ein paar Beispiele auf: die geschickte Heimwerkerin, den gebildeten Sportler, den unmusikalischen Zigeuner, den Pommes frites verabscheuenden Holländer, den klein gewachsenen, dunkelhaarigen Schweden, den zurückhaltenden, stillen Berliner, den großzügigen Schwaben und so weiter und so fort.

Mehr zum Thema

Abbey, A., Cozzarelli, C., McLaughlin, K. & Xharnish, R. J. (1987). The effects of clothing and dyad sex composition on perceptions of sexual intent: Do women and men evaluate these cues differently? *Journal of Applied Social Psychology, 17,* 108–126.

Bodenhausen, G. V. (1988). Stereotypic biases in social cecision making and memory: Testing process models of stereotype use. *Journal of Personality and Social Psychology, 55,* 726–737.

Condry, J. & Condry, S. (1976). Sex differences: A study of the eyes of the beholder. *Child Development, 47,* 812–819.

Darley, J. M. & Gross, P. H. (1983). A hypothesis-bonfirming bias in labelling effect. *Journal of Personality and Social Psychology, 44,* 20–33.

Dipboye, R. L. (1977). Alternative approaches to deindividuation. *Psychological Bulletin, 85,* 1057–1075.

Feingold, A. (1992). Good-looking people are not what we think. *Psychological Bulletin, 111* (2), 304–341.

Forsyte, S., Drake, M. F. & Cox, C. E. (1985). Influence of applicant's dress on interviewer's selection decisions. *Journal of Applied Psychology, 70,* 374–378.

Gergen, K. J. & Gergen, M. M. (1981). *Social Psychology.* New York: Harcourt Brass Jovanovich.

Kahneman, D., Slovic, P. & Tversky, A. (Hrsg.) (1982). *Judgment under Uncertainty: Heuristics and Biases.* New York: Cambridge University Press.

Leyens, J.-P., Yzerbyt, V. & Schadron, G. (1994). *Stereotypes and Social Cognition.* London: Sage.

44 Warum sollten es Frauen vermeiden, sich als Ulknudel zu geben?
Humor und Vorurteil

Forscher haben gezeigt, dass gut gelaunte Menschen im Allgemeinen hilfsbereiter sind (Salovey, Mayer & Rosenhan, 1991). Aber helfen wir umgekehrt im Alltag auch eher gut gelaunten Personen?

Die unten beschriebene Studie zeigt, dass dies vom Geschlecht der hilfsbedürftigen Person abhängt. Aber Achtung, glauben Sie nicht vorschnell, dass Frauen hier im Vorteil seien.

> Guéguen (2001) bat zwei Komplizen, einen jungen Mann und eine junge Frau (beide als weder zu schön, noch zu hässlich, noch zu befremdlich beurteilt), einen schönen Sommernachmittag lang Anhalter zu spielen. Sie sollten sich nacheinander an eine verkehrsreiche Ecke stellen, in der Hand ein Schild mit dem gewünschten Ziel. Manchmal zierte dieses Schild ein „Smiley"[25] (das machte eine Bedingung aus). Der Forscher registrierte, wie oft die Komplizen mitgenommen wurden.

---

[25] ☺.

Wie sich herausstellte, hielten die Autofahrer für den männlichen Komplizen häufiger an, wenn er ein Schild mit Smiley statt ein Schild ohne Smiley hochhielt. Bei der Tramperin dagegen beobachtete der Forscher das Gegenteil. Das Smiley schien die Hilfsbereitschaft zu vermindern. Obwohl die Tramperin insgesamt öfter mitgenommen wurde als der Tramper, erzielte sie mit dem Smiley weniger gute Resultate als ohne.

Der Autor erklärt dies so: Die Autofahrer hielten seltener an, weil das Smiley (ein Indiz, dass die Tramperin Humor hat) sie in ihren Augen weniger weiblich wirken ließ. Und wenn das Smiley der Tramperin als Zeichen für Männlichkeit wahrgenommen wurde, dann deshalb, weil Humor eine üblicherweise Männern zugeschriebene Eigenschaft ist.

Fazit

Diese Studie enthüllt ein Stereotyp, das Geschlecht mit Humor in Verbindung bringt. Sie spricht zudem dafür, dass Sie, wenn Sie eine Frau sind und einen Mann bezirzen möchten, nicht zu viel Humor einsetzen sollten. Das könnte Ihrem Image schaden.

Mehr zum Thema

Guéguen, N. (2001). Effect of humor on hitchhiking: A field experiment. *North American Journal of Psychology, 3,* 369–376.

Salovey, P., Mayer, J. D. & Rosenhan, D. L. (1991). Mood and helping: Mood as a motivator of helping and helping as a regulator of mood. *Review of Personality and Social Psychology, 12,* 215–237.

45 Warum schauen Sie unter Ihr Bett, nachdem Sie *Der Exorzist* gelesen haben?

Urteilsheuristiken

Überlegen Sie einmal, wie zweckmäßig die folgenden Faustregeln sind: „Wenn eine Gleichung in einem Physikbuch steht, dann ist sie richtig", „Vier Augen sehen mehr als zwei", „Wenn jemand braun gebrannt ist, dann hat er Urlaub im Süden gemacht", „Fachleute sind vertrauenswürdig".

Diese einfachen Regeln verlangen kein gründliches Nachdenken; man braucht sie nur anzuwenden und erhält recht häufig ein korrektes Resultat.

Solche Schnellverfahren bezeichnen die Forscher als „Heuristiken". Sie erlauben uns, zu raschen, aber leider häufig nur angenäherten Urteilen zu gelangen (Kahneman, Slovic & Tversky, 1982).

Es gibt mehrere Arten solcher Heuristiken. Eine davon bezeichnet man als „Verfügbarkeitsheuristik". Es handelt sich dabei um einen Urteilsprozess, der sich nicht auf die reale Häufigkeit eines Ereignisses stützt, sondern auf dessen „Verfügbarkeit" im Gedächtnis.

Die Versuchspersonen von Lichtenstein und Mitarbeitern (1978) sollten beurteilen, mit welcher Wahrscheinlichkeit bestimmte Ereignisse eintreten. Wie sich herausstellte, überschätzten sie die Häufigkeit bestimmter Begebenheiten. Sie meinten beispielsweise:
* Bei Tornados sterben mehr Menschen als an Asthma (in Wirklichkeit gibt es in den Vereinigten Staaten 20-mal mehr Asthma- als Tornadoopfer).
* Es kommen genauso viele Menschen bei Unfällen ums Leben wie durch Krankheiten (auch hier verhält es sich umgekehrt; an Krankheiten sterben 16-mal mehr Menschen als bei Unfällen).

Diese Ergebnisse lassen sich damit erklären, dass es Tornados und Unfälle viel häufiger auf die Titelseiten schaffen als Asthma und andere Krankheiten.

Schließlich sind die Beispiele, auf die unser Gedächtnis am schnellsten zugreifen kann, nicht immer die einem Urteil dienlichsten. Obendrein können sie irrationales Verhalten nach sich ziehen:

- Wir haben im Kino einen Film über einen Serienmörder gesehen und werfen auf dem Heimweg immer wieder einen Blick über die Schulter.
- Wir haben einen Gruselfilm gesehen, und jetzt hören wir in den Geräuschen unseres Hauses Klopfgeister.
- Wir halten eine bestimmte Automarke für die beliebteste, weil wir wie aus der Pistole geschossen mehrere Leute aufzählen können, die ein entsprechendes Modell besitzen.
- Wir lassen unser Kind nicht allein zur Schule gehen, weil wir in den Nachrichten gehört haben, dass ein achtjähriges Mädchen vergewaltigt und ermordet wurde, obwohl sich das 600 Kilometer entfernt zugetragen hat.
- Wir glauben, dass die meisten Verkehrstoten bei Massenkarambolagen zu beklagen sind, weil diese Schlagzeilen machen. In Wirklichkeit passieren sie extrem selten: Unfälle mit mindestens drei beteiligten Fahrzeugen sind in Frankreich nur für neun Prozent aller Verkehrstoten verantwortlich. Zudem meinen wir, im Straßenverkehr gehe die Gefahr stets von „den anderen" aus; dabei kommen fast 40 Prozent der Fahrer ohne Fremdeinwirkung ums Leben (etwa durch Abkommen von der Fahrbahn)[26].

Die Verfügbarkeitsheuristik verleitet uns dazu, das Eintreten unwahrscheinlicher Ereignisse zu überschätzen. Wenn Sie für

---

[26] Quelle: Observatoire interministériel de la sécurité routière (Interministerielle Beobachtungsstelle für Sicherheit im Straßenverkehr).

irgendeine Wahrscheinlichkeitsschätzung auf Ihr Gedächtnis bauen, sollten Sie wissen, welche Beispiele die größten Chancen haben, erinnert zu werden:
* solche, die erst vor Kurzem abgespeichert wurden,
* solche, die emotional aufgeladen sind (dramatische, außergewöhnliche Ereignisse),
* solche, die Ihre Überzeugungen bestätigen,
* und die bekanntesten, vertrautesten.

Zahlreiche Studien sprechen überdies dafür, dass wir vor allem dann auf Heuristiken (Schnellurteile) zurückgreifen, wenn wir nicht sehr motiviert sind, ein zuverlässiges Urteil abzugeben.

So können wir uns zu einem Vortrag, dessen Thema uns nicht gerade brennend interessiert, durchaus eine Meinung zurechtzimmern. Dieser legen wir aber nicht die Argumente des Redners zugrunde, sondern Indizien wie die Vortragslänge („Je länger die Botschaft, desto glaubwürdiger"; Wood, Kallgren & Priesler, 1985), die Vertrauenswürdigkeit der Quelle („Das ist ein Fachmann, also muss er Recht haben"; Hovland & Weiss, 1951), die Zahl der Argumente („Je mehr Argumente, desto wahrer"; Maddux & Rogers, 1980), die Einstellung des Publikums („Wenn alle Beifall klatschen, dann ist er auch gut"; Silverthorne und Mazmanian, 1975), die physische Attraktivität der Quelle („Schöne Menschen sind glaubwürdiger als andere"; Pallak, 1983; Debono & Telesca, 1990) oder auch die „Geschlossenheit" des Vortrags (Dorna & Bromberg, 1985).

Hat dagegen das Bemühen um Korrektheit Vorrang (etwa wenn das Thema wichtig ist), achten die Zuhörer stärker auf die Qualität der Argumentation als auf „periphere" Indizien. Dann stützen sie sich zur Meinungsbildung auch in viel geringerem Maße auf Heuristiken.

Ciccotti (2004) hat gezeigt, wie ein Redner sich unabhängig von der Überzeugungskraft seiner Argumente der Billigung seines Publikums versichern kann, selbst wenn es vom Thema nicht besonders gefesselt ist: durch die Bewegung seiner Augenbrauen.

In einem Experiment sollten Studenten ihre Meinung zu einer angeblich geplanten Veränderung ihres Notensystems abgeben. Dieser Vorschlag ging auf Frau Fournier zurück, eine fiktive Beraterin des Ministeriums. Um das Interesse der Probanden an dem Thema zu manipulieren, sah eine Bedingung („starke Folgewirkung") vor, dass die Änderung ab dem kommenden Jahr in Kraft treten (und somit die Studenten selbst direkt betreffen) sollte und dass die Meinung der Teilnehmer an das Ministerium weitergeleitet würde. Die Testpersonen der anderen Bedingung („geringe Folgewirkung") erfuhren, dass die Änderung erst in fünf Jahren vorgenommen und ihre Meinung nur zu Studienzwecken benutzt werden würde.

Zur Begründung der beabsichtigten Modifikation nannte Frau Fournier entweder drei schwache Argumente (etwa: „Diese Veränderung sorgt dafür, dass man nicht in Routine verfällt"), begleitet von einem Heben der Augenbrauen und Stirnrunzeln, oder drei starke Argumente ohne besondere Mimik.

Wie sich zeigte, pflichteten die Probanden, die das Thema weniger stark betraf, der Rednerin in höherem Maße bei, wenn sie die drei schwachen Argumente mit lebhafter Mimik vortrug, als wenn sie die starken Argumente ohne nonverbale Signale darlegte. Dagegen war bei den stark betroffenen Versuchspersonen, die den Argumenten aufmerksam gelauscht hatten, mehr Zustimmung zu dem Vorschlag zu verzeichnen, wenn die Rednerin die drei starken Argumente ohne mimische Unterstreichung vortrug, als wenn sie die schwachen, von Augenbrauenbewegungen betonten Gründe aufzählte.

Wie Ciccotti vermutet, achteten die innerlich wenig beteiligten Testpersonen weniger aufmerksam auf die Argumente und bildeten sich aus Bequemlichkeit (oder aus kognitiver Sparsamkeit, wie man sagt) ihre Meinung lieber einzig und allein aufgrund der Mimik der Quelle. Dazu nutzten sie eine Heuristik nach dem Prinzip: „Ausdrucksstarke Menschen sind überzeugt von dem, was sie sagen, also müssen sie Recht haben."

Für die innerlich stark engagierten Probanden traf das nicht zu. Sie ließen die Mimik der Rednerin außer Acht und konzentrierten sich ausschließlich auf die Kraft der Argumente, um zu ihrem Standpunkt zu gelangen.

Fazit

Heuristiken erlauben es uns, rasch zu einem Urteil zu gelangen oder eine Wahl zu treffen. Doch wir müssen uns vor Augen halten, dass diese Schemata fehleranfällig und nicht immer angemessen sind. Aufgrund der „Mach-was-die-Mehrheit-macht-Heuristik" geben wir einem Buch Vorschusslorbeeren, weil schon mehrere Millionen Menschen es gekauft haben. Aufgrund der „Zeitaufwandsheuristik" schreiben wir einer Akte höhere Qualität zu, weil es lange gedauert hat, sie zu erstellen. Erwähnen sollten wir noch die „Wiedererkennensheuristik", die uns zu der Annahme verleitet, bekanntere Städte hätten größere Einwohnerzahlen (Volz, Schooler, Schubotz, Raab, Gigerenzer & von Cramon, 2006). Welche Stadt hat Ihrer Meinung nach mehr Einwohner: Pisa oder Triest? Sie haben verloren, es ist Triest (207 069 gegenüber 88 363).

Abschließend halten wir die von diesen Schemata gelieferte Information sehr oft für ausreichend. Daher machen wir uns nicht immer die Mühe, darüber hinaus nach weiteren Informationen zu suchen, bevor wir ein Urteil fällen und, noch gravierender, eine Entscheidung treffen. Dieser Mangel an Informationen bedingt sicherlich zahlreiche Misserfolge und bringt uns oft dazu, hohe Risiken einzugehen.

Eine erheiternde Illustration dieser Gefahr liefert uns ein Auszug aus dem Funkverkehr zwischen einem Schiff der US Navy und den kanadischen Behörden, der angeblich im Oktober 1995 vor der Küste Neufundlands stattfand[27]:

Amerikaner: Ändern Sie bitte Ihren Kurs um 15 Grad nach Norden, um eine Kollision zu vermeiden. Kommen.

---

[27] Vorfall von der amerikanischen Seeschifffahrtsbehörde offiziell dementiert.

Kanadier: Ändern bitte Sie den Kurs um 15 Grad nach Süden, um eine Kollision zu vermeiden. Kommen.

Amerikaner: Hier spricht der Kapitän eines Schiffes der amerikanischen Seestreitkräfte. Ich wiederhole: Ändern Sie Ihren Kurs. Kommen.

Kanadier: Nein, ändern SIE den Kurs, bitte sehr. Kommen.

Amerikaner: Hier ist der Flugzeugträger USS Lincoln, das zweitgrößte Schiff der Kriegsflotte der Vereinigten Staaten von Amerika. Wir werden begleitet von drei Zerstörern, drei Kreuzern und einer beträchtlichen Anzahl Begleitschiffen. Ich verlange, dass Sie Ihren Kurs um 15 Grad nach Norden ändern, oder es werden Zwangsmaßnahmen ergriffen, um die Sicherheit unseres Schiffes zu gewährleisten. Ändern Sie jetzt Ihren Kurs! Kommen.

Kanadier: Wir können unseren Kurs nicht ändern. Dies ist der Leuchtturm von Neufundland. Kommen.

Offensichtlich hatten sich in diesem Fall die amerikanischen Offiziere nicht die Mühe gemacht, alle nötigen Informationen einzuholen.

Mehr zum Thema

Ciccotti, S. (2004). Les orateurs ont-ils intérêt à s'épiler les sourcils ? Influence d'indices non verbaux sur les processus persuasifs. *L'Année Psychologique, 104* (2), 227–248.

Debono, K. G. & Telesca, C. (1990). The influence of source physical attractiveness on advertising effectiveness: A functional perspective. *Journal of Applied Social Psychology, 20,* 1383–1395.

Dorna, A. & Bromberg, M. (1985). Communication persuasive et logiques persuasives: Deux expériences en situation de laboratoire. *Psychologie Française, 30* (1), 41–50.

Hovland, C. & Weiss, W. (1951). The influence of source credibility on communication effectiveness. *Public Opinion Quarterly, 15,* 635–650.

Kahneman, D., Slovic, P. & Tversky, A. (1982). *Judgment Under Uncertainty: Heuristics and Biases.* Cambridge: Cambridge University Press.

Lichtenstein, S., Slovic, P., Fischhoff, B., Layman, M. & Combs, B. (1978). Judged frequency of lethal events. *Journal of Experimental Psychology: Human Learning and Memory, 4,* 551–578.

Maddux, J. E. & Rogers, R. W. (1980). Effects of source expertness, physical attractiveness, and supporting arguments on persuasion: A case of brains over beauty. *Journal of Personality and Social Psychology, 3* (2), 235–244.

Pallak, S. R. (1983). Salience of a communicator's physical attractiveness and persuasion: A heuristic versus systematic processing interpretation. *Social Cognition, 2,* 158–170.

Silverthorne, C. & Mazmanian, L. (1975). The effects of heckling on attitude change in three media of presentation. *Journal of Social Psychology, 96,* 229–236.

Volz, K. G., Schooler, L. J., Schubotz, R. I., Raab, M., Gigerenzer, G. & von Cramon, D. Y. (2006). Why you think Milan is larger than Modena: Neural correlates of the recognition heuristic. *Journal of Cognitive Neuroscience, 18* (11), 1924–1936.

Wood, W., Kallgren, C. & Priesler, R. M. (1985). Access to attitude-relevant information in memory as a determinant of persuasion: The role of message attributes. *Journal of Experimental Social Psychology, 21,* 73–85.

46 Warum sehen in Ihren Augen alle Chinesen gleich aus?
Ethnische Vorurteile und der Cross-Race-Effekt

Haben Sie noch nie jemanden sagen gehört: „Alle Schwarzen sehen sich ähnlich" oder: „Es ist schwierig, zwei Chinesen auseinanderzuhalten"?

Studien haben gezeigt, dass tatsächlich zahlreiche Menschen Gesichter ihrer eigenen ethnischen Gruppe leichter erkennen als

Gesichter aus anderen Kulturen. Diesen Mechanismus bezeichneten Forscher als Cross-Race-Effekt (Malpass & Kravitz, 1969).

Woher rührt dieses Phänomen? Ist es möglich, dass Angehörige bestimmter Gruppen tatsächlich schwieriger zu unterscheiden sind als andere, weil sich ihre Züge objektiv ähneln? Eine Untersuchung von Py und Burdairon (2002) lässt eine Antwort auf diese Frage zu.

> In dem Glauben, Erhebungsbögen zu verschiedenen Themen auszufüllen, beantworteten 112 Studenten einen Fragebogen, der ihre Vorurteile gegen Farbige erfasste.
>
> Der Bogen enthielt eine Reihe von Items oder Fragen nach der Zustimmung zu Aussagen wie: „Das Verhalten bestimmter Schwarzer kann rassistische Reaktionen rechtfertigen", „Ehen zwischen Weißen und Schwarzen sind häufig zum Scheitern verurteilt", „Es ist normal, dass ein Firmenchef für bestimmte Stellen lieber einen Weißen als einen Schwarzen einstellt", „Ich habe nichts gegen eine schwarze Familie als Nachbarn" etc.
>
> Die Befragten markierten ihre Antwort auf einer Skala von „stimme überhaupt nicht zu" bis „stimme vollkommen zu". Aufgrund der Ergebnisse dieser Befragung konnten die Forscher ihre Probanden in zwei Gruppen einteilen: eine recht vorurteilsfreie und eine mit sehr ausgeprägten Vorurteilen gegen Schwarze.
>
> Nach dem Ausfüllen des Fragebogens musste sich jeder Teilnehmer in einen Raum begeben und vor einem Computer Platz nehmen. Man erklärte ihm, es ginge um Gesichtererkennung. Das Experiment begann mit der Darbietung von 30 Porträtfotos männlicher Afrikaner und Europäer, alle mit kurzem Haar und ohne besondere Kennzeichen (keine Brille, kein Bart, kein Schmuck). Jedes Gesicht erschien jeweils für zwei Sekunden. Anschließend sah die Versuchsperson 60 Fotos und sollte darunter diejenigen wiedererkennen, die sie zuvor gesehen hatte.
>
> Wie die Ergebnisse dieses Experiments zeigten, erkannten die vorurteilsbehafteten Probanden die Gesichter weniger gut wieder als die vorurteilsfreien. Letztere erkannten die weißen Gesichter genauso sicher wieder wie die schwarzen.

Fazit

Der Cross-Race-Effekt macht allem Anschein nach den sichtbaren Teil unserer Vorurteile gegen andere Kulturen aus. Eine Maßnahme zur Verringerung dieser Vorurteile besteht darin, die Zahl der Kontakte zu anderen Gruppen zu erhöhen (Wilder, 1986). In der Folge müsste sich auch der Cross-Race-Effekt abschwächen. Dafür sprechen übrigens bestimmte Studien: Je mehr Kontakte zu anderen ethnischen Gruppen bestehen, desto leichter erkennen Menschen die Gesichter dieser Gruppe wieder (Brigham & Malpass, 1985).

Mehr zum Thema

Brigham, J. C. & Malpass, R. S. (1985). The role of experience and contact in the recognition of faces own- and other-race persons. *Journal of Social Issues, 41,* 139–155.

Malpass, J. S. & Kravitz, J. (1969). Recognition for faces of own and the other „race". *Journal of Personality and Social Psychology, 13,* 330–335.

Py, J. & Burdairon, N. (2002). L'effet de l'appartenance ethnique dans la reconnaissance des visages: De nouveaux arguments pour une perspective psychosociale. *Nouvelle Revue de Psychologie Sociale, 1,* 72–77.

Wilder, D. A. (1986). Cognitive factors affecting the success of intergroup contact. In: Worchel, S. & Austin, W. G. (Hrsg.). *Psychology of Intergroup Relations.* Chicago: Nelson-Hall, 49–66.

47 Warum will Großvater seinen Enkel nicht mit Mehmet spielen lassen?
Kognitive Hemmung bei älteren Menschen

Vielleicht ist Ihnen schon aufgefallen, dass es bestimmten älteren Menschen manchmal an Toleranz fehlt. Politiker würden dies damit erklären, dass sie aufgrund des allgemeinen Klimas der

Unsicherheit um Leib und Leben fürchten. Sie Ihrerseits mögen denken, dass sie in anderen Zeiten groß geworden und nicht mit der Zeit gegangen sind. Deshalb fällt es ihnen schwer, die Neuerungen unserer Gegenwart zu begreifen und mit ihnen zurechtzukommen.

Doch da liegt der Hase nicht im Pfeffer. Gerade erst haben Forscher entdeckt, dass viele Ältere sich gerne anpassen möchten, aber die kognitiven Fähigkeiten, die ihnen zu mehr Toleranz verhelfen würden, verloren haben.

> In einem Experiment gaben von Hippel und Mitarbeiter (2000) 71 Erwachsenen (36 im Alter von 18 bis 25 Jahren und 35 von 65 bis 95 Jahren) die Beschreibung eines sehr guten Sportlers zu lesen. Für einen Teil von ihnen hieß dieser Student „Jamal", für den anderen „John". Das Experiment fand in den Vereinigten Staaten statt, und diese Namen deuteten (ohne dass es die Psychologen offen aussprechen mussten) an, dass Jamal Afroamerikaner (schwarz) und John weiß war.
>
> Dann legten die Forscher den Probanden eine Serie von Antworten vor, die Jamal oder John angeblich auf Fragen nach persönlichen Interessen (Familienleben, Werte etc.) gegeben hatten. Wohlgemerkt, diese Antworten waren für John und Jamal dieselben.
>
> Die Versuchspersonen beurteilten anschließend verschiedene Merkmale ihres Studenten wie Freundschaft und Extraversion, aber auch seine Intelligenz. Zuvor schärfte ihnen der Versuchsleiter ein, sich ihre Meinung ausschließlich aus den (für die Beurteiler von Jamal wie John identischen) Antworten auf die Fragen zu bilden und alles andere nicht zu berücksichtigen (womit in dem Experiment auf den ethnischen oder kulturellen Hintergrund angespielt wurde).
>
> Dieser Anweisung zum Trotz schrieben die älteren Teilnehmer dem afroamerikanischen Studenten eine relativ geringere Intelligenz zu als die jungen. Zudem beurteilten die älteren Testpersonen den weißen Studenten als intelligenter als die jüngeren.

Dieses Experiment zeigt, dass es älteren Menschen schwerfällt, bestimmte Informationen zu ignorieren (man spricht von „Hemmung"). Wenn Sie beispielsweise die Zeitung lesen und gleichzeitig fernsehen, sind Sie imstande, den Ton außer Acht zu lassen und sich auf die Lektüre zu konzentrieren. Nun, es scheint, dass die Hemmung eine der Fähigkeiten ist, die sich mit zunehmendem Alter verliert.

So gibt es zwar Vorurteile gegen Schwarze, doch viele Menschen sind in der Lage, sie sich bewusst zu machen und sie zumindest teilweise zu unterdrücken. Die Arbeiten von Hippels und seiner Mitarbeiter deuten aber darauf hin, dass ältere Erwachsene nicht mehr über diese Flexibilität verfügen.

Fazit

Von Hippel zufolge fällt es zwar alten Menschen schwer, mögliche Ressentiments zu hemmen, doch das heißt nicht, dass man sie für ihre Worte oder Taten nicht verantwortlich machen dürfte. Wir sollten ihnen allerdings mehr Verständnis entgegenbringen, weil es für sie schwieriger ist, Stereotype unter Kontrolle zu halten. Also seien Sie nachsichtig mit Opa.

Mehr zum Thema

Von Hippel, W., Silver, L. A. & Lynch, M. E. (2000). Stereotyping against your will: The role of inhibitory ability in stereotyping and prejudice among the elderly. *Personality and Social Psychology Bulletin, 26,* 523–532.

48 Kann eine negative Sicht des Alters die Lebenserwartung verkürzen?
Stereotype und Verhalten

Glauben Sie, dass Stereotype lediglich Meinungen über andere seien, dass sie nur Urteile beträfen und keine bestimmten Verhaltensweisen nach sich zögen? Dann wird Sie das von Bargh und Mitarbeitern (1996) durchgeführte Experiment eines Besseren belehren.

Der Forscher Bargh „aktivierte" die Vorstellung „alt sein" bei seinen Versuchspersonen, ohne dass diese es bemerkten: Dazu ließ er sie Sätze bearbeiten, in denen altersbezogene Wörter vorkamen (Falten, grau, alt). Mit dieser Technik lassen sich Eigenschaften, Stereotype, Schemata für die Probanden kognitiv leichter zugänglich machen.

Nach Beendigung des Experiments erhoben sich die Probanden und verließen den Raum in Richtung Fahrstuhl. An diesem Punkt erst begann die eigentliche Datenerhebung. Auf einem Stuhl im Flur saß ein Komplize des Versuchsleiters und stoppte, in welcher Zeit die Testpersonen den Weg von der Zimmertür bis zum Lift zurücklegten.

Die Ergebnisse waren eine Überraschung. Die Probanden, bei denen unbewusst das Stereotyp „alt sein" aktiviert worden war, machten kleinere Schritte und brauchten länger bis zum Fahrstuhl als die anderen Probanden.

Bargh erklärt dies damit, dass altersbezogene Stereotype die folgende Information transportieren: Alte Menschen bewegen sich langsamer als andere.

Die Auswertung eines nach der Zeitnahme ausgefüllten Fragebogens ergab, dass die Probanden weder wussten, dass sie die Vorstellung „Alter" im Kopf hatten, noch, dass sie körperlich darauf reagierten.

Selbstbezogene positive Stereotype können leistungssteigernd wirken; sind sie dagegen negativ ...

Shih, Pittinsky und Ambady (1999) ließen Asiatinnen einen Fragebogen über ihre ethnische Gruppe ausfüllen. Danach absolvierten die Probandinnen eine Mathematikprüfung. Eine andere Bedingung sah vor, dass die Frauen die Aufgaben bearbeiteten, ohne zuvor den Fragebogen ausgefüllt zu haben.

Die Ergebnisse der ersten Gruppe fielen besser aus als die der zweiten. Die Fragen zu den Besonderheiten ihrer Kultur hatte ein in Asien gängiges Stereotyp aktiviert: „Asiaten sind in Mathematik besser als Angehörige anderer Kulturen." Demnach hatte dieses Stereotyp die Frauen der ersten Gruppe angespornt, ihren Ruf zu verteidigen.

In einem anderen Experiment dagegen, in dem der Fragebogen das Thema der Zugehörigkeit zum weiblichen Geschlecht und nicht mehr der kulturellen Unterschiede betraf, fielen die Mathematikresultate schlechter aus als in der Gruppe ohne Fragebogen. Die Forscher begründeten diese Diskrepanz mit dem Einfluss des Stereotyps „Im Vergleich zu Männern sind Frauen in Mathematik Nieten".

Ein anderes Experiment belegt, dass das Gedächtnis älterer Menschen nicht immer so leidet, wie sie behaupten, und dass hier wieder einmal ein Stereotyp am Werk sein dürfte.

Hess und Mitarbeiter (2000) gaben älteren Erwachsenen fingierte Zeitungsartikel über wissenschaftliche Forschungsergebnisse zum Altern und zum Gedächtnis zu lesen. Die Hälfte der Teilnehmer erhielt einen Artikel mit pessimistischem Tenor: Er behauptete, Gedächtnisverschlechterung und geistiger Verfall seien mit zunehmendem Alter unvermeidlich.

Die andere Hälfte bekam positivere Ergebnisse zu lesen, wonach im Alter zahlreiche Gedächtnisfunktionen erhalten blieben und es recht einfach sei, Vorurteile gegen das Alter auf kognitivem Gebiet zu entkräften.

Nach der Lektüre der Artikel absolvierten die Probanden einen Test, der darin bestand, sich eine Wörterliste einzuprägen.

Den Ergebnissen zufolge erzielten die Leser des „optimistischen" Artikels eine um 30 Prozent bessere Leistung als die des „pessimistischen" Artikels.

Diese Studie zeigt, dass das altersbedingte Nachlassen des Gedächtnisses vielleicht nicht gänzlich auf mit dem Altern einhergehende biologische Veränderungen zurückzuführen ist. Hess zufolge fällt Menschen eine Handlung schwerer, wenn sie merken, dass das Ergebnis dieser Handlung ein negatives Stereotyp bestätigen könnte. Dieses Phänomen bezeichnet man als „Bedrohung durch Stereotype". Älteren Menschen sind die negativen Konnotationen im Zusammenhang mit Altern und Gedächtnis bewusst; Bewertungssituationen versetzen sie daher in Unruhe. Diese Angst könnte ihre Leistung in Gedächtnistests beeinträchtigen.

Demnach wirken sich negative Stereotype bezüglich des Alterns, wenn sie aktiviert werden, paradox auf das Gedächtnis älterer Probanden aus.

Das Überraschendste kommt jedoch noch. Eine Längsschnittuntersuchung[28] ergab, dass eine negative Wahrnehmung des Alters die Lebenserwartung verkürzen könnte.

> Levy und Mitarbeiter (2002) werteten eine Längsschnittstudie zu den Auswirkungen des Alterns und des Renteneintritts aus. An dieser hatten 660 Personen über 50 Jahre (338 Männer und 322 Frauen) teilgenommen.
>
> Die Psychologen ermittelten die Sterberaten in Abhängigkeit von physiologischen Variablen (Blutdruck, allgemeine Gesundheit, Alter, Einsamkeit), aber auch in Abhängigkeit von Antworten, die die Teilnehmer vor 23 Jahren bei einer schriftlichen Befragung gegeben hatten.
>
> Der Fragebogen betraf das Alter und enthielt Items wie: „Inwieweit stimmen Sie folgender Aussage zu: Wenn man alt wird, ist man weniger nützlich"?
>
> Wie sich herausstellte, lebten die Probanden mit einer (vor 23 Jahren nachgewiesenen) positiven Einstellung zum Altern 7,5 Jahre länger als diejenigen, die das Altern negativ sahen. Die um 7,5 Jahre längere Lebensdauer blieb auch dann unverändert, wenn andere Faktoren (Alter, Geschlecht, sozioökonomischer Status, Einsamkeit, Allgemeinzustand etc.) berücksichtigt wurden.
>
> Die positive Wahrnehmung des Alterns beeinflusste die Langlebigkeit sogar stärker als positive physiologische Werte wie niedriger Blutdruck und Cholesterinspiegel (sie brachten in dieser Studie nur eine Steigerung der Lebensdauer um vier Jahre). Die Wirkung solcher Altersstereotype fällt zudem stärker ins Gewicht als nicht zu rauchen oder regelmäßige körperliche Bewegung, denn jeder dieser Faktoren brachte nur einen Lebenszeitgewinn von drei Jahren.

Nach Ansicht der Forscher nehmen diese altersbezogenen negativen Stereotype unmittelbar Einfluss darauf, wie Herz und Kreislauf auf Belastung reagieren (Levy, Hausdorff, Hencke & Wei, 2000). Das würde erklären, warum diese Vorurteile die Lebenserwartung verringern können. Levy fügt hinzu, dass diese altersbe-

---

[28] Eine Studie über mehrere Jahre.

zogenen Stereotype heimtückisch sind, denn sie wirken, ohne dass wir dessen gewahr werden. Tatsächlich werden sie in der Kindheit „verinnerlicht", und wir bewerten sie beim Älterwerden nicht neu.

Fazit

Auch wenn es schwierig ist: Sie sollten versuchen, sich Ihre eigenen Schemata bewusst zu machen, denn sie könnten Ihr Verhalten beeinflussen und Sie in Fallen locken, ohne dass Sie es merken. Diese Stereotype könnten Sie einschränken, Ihre Ausdrucksfähigkeit behindern, Ihre Leistungsfähigkeit hemmen oder noch Schlimmeres.

Mehr zum Thema

Bargh, J. A., Chen, M. & Burrows, L. (1996). Automaticity of social behavior: Direct effects of trait construct and steroType activation on action. *Journal of Personality and Social Psychology, 71* (2), 230–244.

Hess, T. M., Waters, S. J. & Bolstad, S. A. (2000). Motivational and cognitive influences on affective priming in adulthood. *Journal of Gerontology: Psychological Sciences, 55,*193–204.

Levy, B. R., Hausdorff, J., Hencke, R. & Wei, J. (2000). Reducing cardiovascular stress with positive self-stereotypes of aging. *Journal of Gerontology: Psychological Sciences, 55,* 1–9.

Levy, B. R., Slade, M. D., Kunkel, S. R. & Kasl, S. V. (2002). Longevity increased by positive self-perceptions of aging. *Journal of Personality and Social Psychology, 83,* 261–270.

Shih, M., Pittinsky, T. L. & Ambady, N. (1999). Stereotype susceptibility: Identity salience and shifts in quantitative performance. *Psychological Science, 10,* 80–83.

49 Warum ist es so schwierig, Gedanken abzustellen?
Rebound-Effekte

Auseinandersetzungen zwischen Ehepartnern gibt es wie Sand am Meer. Häufig beschließt das Paar am Ende einer Krise, alle Kränkungen zu vergeben und zu vergessen und ganz neu anzufangen. Beide versprechen, dem anderen mehr Aufmerksamkeit zu widmen und ihn besser zu unterstützen, aber auch, ihn nicht mehr alle naslang zu beurteilen: „Ich sage nicht mehr zu dir, dass du aggressiv und chaotisch bist, und du sagst nicht mehr zu mir, dass ich unreif bin und überhaupt nichts kapiere."

Unser Paar ist also hochmotiviert, die Fehler der Vergangenheit auszuräumen. Das Kriegsbeil ist begraben, doch der Friede hält nur ein paar Tage. Mit einer Flut von Vorwürfen kehrt die Krise zurück, und diesmal scheint sie noch gravierender als die vorausgegangenen Streitereien. Doch bevor man jetzt das Problem für unlösbar erklärt, kann man immer noch eines probieren: verstehen, warum es so schwierig ist, einen Schlussstrich unter all die Voreingenommenheiten und Vorurteile zu ziehen, die man dem Partner zuvor immer ins Gesicht geschleudert hat.

Unsere beiden Turteltäubchen möchten die kategorischen Urteile vergessen, die sie sich um die Ohren gehauen haben, und das Bild, das sie sich vom anderen gemacht haben, in ein milderes Licht tauchen. Leider scheint es, als seien unsere kognitiven Prozesse in derartigen Situationen nicht immer hilfreich. Es ist schwierig, Abstand von den auf unsere Urteilsbildung einwirkenden Einflüssen zu gewinnen, auch wenn man das gerne möchte, denn sie entziehen sich sehr oft unserem Bewusstsein.

Hat nicht der große Freud selbst gesagt, das Unbewusste kenne keine Verneinung? In der Tat ist es sehr schwierig, Gedanken abzustellen, ohne dass diese ohne unser Wissen weiterwirken. Es gibt keinen „mentalen Radiergummi". Und obendrein scheint der Versuch, bestimmte Gedanken wegzuschieben, eine überschießende Gegenreaktion, einen Rebound-Effekt, in unserem Denken hervorzurufen.

Das steckt dahinter, wenn Katastrophenopfer, die nicht mehr an das traumatische Ereignis denken wollen, paradoxerweise ständig darüber nachgrübeln. Je mehr sie sich mühen, die Gedanken abzustellen, desto hartnäckiger kehren sie automatisch zurück. Der Mechanismus ist ein Teufelskreis: Mit der Entscheidung, einen Gedanken nicht mehr zu denken, denkt man ihn eben immer wieder; man will ihn abstellen und vergewissert sich deshalb alle naslang, dass man ihn nicht denkt. Infolgedessen tritt dieser Gedanke umso häufiger ins Bewusstsein.

Die Ergebnisse experimenteller Studien zeigen, wie stark vorangegangene Gedanken künftige Urteile beeinflussen, selbst wenn man entschlossen ist, sie nicht zu beachten.

MacRae und Kollegen (1994) zeigten ihren Versuchspersonen das Foto eines Skinheads und forderten sie auf, sich den üblichen Tagesablauf des Abgebildeten auszumalen.

Die Forscher baten dabei die Hälfte der Probanden, nicht an die Stereotype über diese Sorte Mensch (rassistisch, gewalttätig etc.) zu denken. Danach eröffneten sie den Testpersonen, sie würden dem Skinhead vom Foto jetzt persönlich begegnen. Dazu wurden sie einzeln in einen Raum mit mehreren Stuhlreihen gebracht. Auf einem der Stühle lagen eine Bomberjacke und eine Tasche. Der Versuchsleiter bat den Teilnehmer, Platz zu nehmen und auf den Skinhead zu warten, und verließ dann den Raum.

Die Ergebnisse waren erstaunlich. Die Versuchspersonen, die sich ihre Stereotype hatten aus dem Kopf schlagen sollen, wählten einen wesentlich weiter von dem vermeintlichen Sitzplatz des Skinheads entfernten Stuhl als die anderen Probanden. Dieses Experiment spricht für einen Rebound-Effekt unserer Vorurteile auf unser Verhalten.

Das Schlimmste ist, dass es uns auch dann, wenn wir eine Information als falsch betrachten, schwerfällt, uns von ihr freizumachen. Das beweist das folgende Experiment.

Die Probanden von Johnson und Mitarbeitern (1995) sollten beurteilen, ob ein Mann (entweder ein Schwarzer oder ein Weißer) einen Raubüberfall begangen hatte.

Die Versuchspersonen erhielten zahlreiche Informationen, insbesondere dass die geraubte Summe 650 Dollar betrug und der Angeklagte im Augenblick seiner Verhaftung im Besitz von 630 Dollar gewesen war. Der Beschuldigte erklärte, er habe sich das Geld geliehen. Mitgeteilt wurde zudem, dass die Aufzeichnung eines Telefonats des Angeklagten mit seinem angeblichen Kreditgeber ergeben hatte, dass dieser nicht die geringste Lust gezeigt hatte, ihm das Geld zu leihen.

In einem Fall (unzulässige Information) erklärte man den Probanden, eine solche Aufzeichnung sei illegal und dürfe daher keinesfalls in ihr Urteil einfließen. Im anderen (zulässige Information) durften alle verfügbaren Informationen berücksichtigt werden.

Wie sich herausstellte, beeinflusste die Hautfarbe die Beurteiler der Bedingung „unzulässige Information" in beträchtlichem Maße. Sie hielten einen schwarzen Angeklagten häufiger für schuldig als einen weißen.

Die größte Überraschung gab es jedoch, als die Forscher wissen wollten, inwieweit die Probanden glaubten, von der unzulässigen Information beeinflusst worden zu sein. Dazu stellten ihnen die Forscher die Frage, wie sie die Schuld des Angeklagten beurteilt hätten, wäre ihnen die Information über die Aufzeichnung nicht zugänglich gewesen. Die einzigen, die glaubten, dass diese Information ihr Urteil beeinflusst hätte, waren diejenigen, die einen Weißen zu beurteilen meinten.

Diese Arbeiten verdeutlichen, wie stark sich ein nicht bewusster Einfluss auf unsere Urteile und unser Verhalten auswirken kann, vor allem wenn er mit unseren ursprünglichen Vorurteilen und Überzeugungen auf einer Linie liegt. Sie zeigen zudem, dass wir nicht immer imstande sind, ein als falsch erachtetes Urteil zu korrigieren. Unbewusst berücksichtigen wir Informationen, die wir bewusst gar nicht nutzen wollen.

Wir alle möchten gern bestimmte ungebührliche Gedanken abstellen, doch seien wir auf der Hut vor Rebound-Effekten!

Um nun noch auf unser Paar vom Anfang zurückzukommen, so dürfte es beiden im Licht der dargestellten Ergebnisse schwerfallen, die früheren gegenseitigen Vorwürfe ungeschehen zu machen und völlig aus dem Gedächtnis zu tilgen. Gerade wenn sich die Partner bewusst bemühen, einschlägige Erinnerungsbilder wegzuschieben, besteht die Gefahr, dass diese ohne ihr Wissen weiterwirken und plötzlich in ihr Urteilen und Verhalten einbrechen. Ruhephasen, insbesondere wenn beide währenddessen innerlich darum ringen, die wechselseitigen Vorurteile abzustellen, bergen die Gefahr, dass das zukünftige Verhalten und Urteilen noch extremer ausfällt als die ursprünglichen Einstellungen.

Fazit

Heißt das, dass es keine Möglichkeit gibt, Rebound-Effekten zu entgehen, und dass für unser Paar der Käs gegessen ist? Nein, denn es sind Auswege denkbar:
- Wenn die Betroffenen sich Mühe geben, ein korrektes Urteil zu fällen, ist eine – wenn auch unvollständige – Kontrolle möglich. So können wir den Kurs ändern, vor allem anschließend (Gilbert, 1991). Die Lösung hängt also von der Motivation und dem Ehrgeiz der beiden Protagonisten ab, sich einem langfristigen Friedensprozess zu verschreiben.
- Um „Metastasen" in unseren Urteilen vorzubeugen, sollten wir die Situation mit Ruhe angehen und ohne jede Absicht, ein Bild völlig aus unserem Gedächtnis zu tilgen. Wir sollten uns also nicht auf unsere früheren Vorstellungen konzentrieren und uns eben nicht alle naslang sagen: „Ich darf nicht denken, dass mein Kerl ein Macho ist, der im Haushalt keinen Finger rührt", denn das hätte Rebound-Effekte zur Folge und führt schließlich zum Gegenteil des gewünschten Ergebnisses.
- Hüten wir uns zudem vor kategorischen Urteilen über die Persönlichkeit des Partners („Du bist jedenfalls so und so!"). Der-

artige Urteile erzeugen „persönliche Stereotype", und es ist sehr schwierig, sich später davor zu schützen.

Für Vorstellungen und Bilder, die unser Bewusstsein nach einem traumatischen Ereignis beherrschen, gilt offenbar, dass einfaches Darüberreden den Teufelskreis des zwanghaften Grübelns deutlich abschwächt (Pennebaker, 1989).

Mehr zum Thema

Gilbert, D. T. (1991). How mental systems believe. *American Psychologist, 46,* 107–119.

Johnson, J., Whitestone, E., Jackson, A. L. & Gatto, L. (1995). Justice is still not colorblind: Differential racial effects of exposure to inadmissible information. *Personality and Social Psychology Bulletin, 21,* 893–898.

MacRae, C. N., Bodenhausen, G. V., Milne, A. B. & Jetten, J. (1994). Out of mind but back in sight: Stereotypes on the rebound. *Journal of Personality and Social Psychology, 67,* 808–817.

Pennebaker, J. W. (1989). Confession, inhibition, and disease. In: Berkowitz, L. (Hrsg.). *Advances in Experimental Social Psychology,* Bd. 22. New York: Academic Press, 211–244.

50 Darf man Leuten ihre Behauptung abnehmen, sie machten keinen Unterschied zwischen Behinderten und Nichtbehinderten?
Die wahre Macht von Vorurteilen

Haben Sie Vorurteile gegen Behinderte, das heißt eine negative Einstellung zu ihnen? Die überwältigende Mehrheit aller Befragten würde diese Frage verneinen. Dennoch spiegelt das, was wir nach außen behaupten, offenbar nicht immer wider, was wir im Innersten denken.

Snyder und Mitarbeiter (1979) ließen ihre Probanden Fernsehsendungen beurteilen. Dazu brachten die Forscher sie in einen Raum mit zwei Fernsehern.

Eine Bedingung sah vor, dass vor einem der beiden Geräte ein Komplize des Versuchsleiters saß; er war behindert. Der Komplize der anderen Bedingung war nicht behindert.

In diesem Fall und wenn auf beiden Fernsehern dasselbe Programm lief, setzten sich genauso viele Probanden neben ihn wie bei unterschiedlichen Programmen. War der Komplize hingegen behindert, nahm die Anzahl der Personen, die sich bei unterschiedlichen Sendungen neben ihn setzten, drastisch ab.

identische Filme	verschiedene Filme
Komplize nicht behindert: 60 % auf Nachbarplatz	Komplize nicht behindert: 58 % auf Nachbarplatz
Komplize behindert: 60 % auf Nachbarplatz	Komplize behindert: 17 % auf Nachbarplatz

Diesen Resultaten zufolge versuchten die Probanden zu zeigen, dass sie keinen Unterschied zwischen Behinderten und anderen machten. Sobald sie dagegen Gelegenheit erhielten (wenn unterschiedliche Filme liefen), nutzten sie den Vorwand als Rechtfertigung, um Behinderte zu meiden.

In unserer Gesellschaft besteht eine Antidiskriminierungsnorm: Es ist üblich zu behaupten, dass man keinen Unterschied zwischen Menschen verschiedener Hautfarbe mache. Trotzdem scheint es bei den meisten von uns latente rassistische Einstellungen zu geben, wie die folgende Untersuchung enthüllt.

In dem Experiment von Gaertner und Dovidio (1977) fiel einer weißen oder einer schwarzen Person ein Stuhl auf den Kopf. Waren die Probanden allein, halfen sie beiden unterschiedslos. Gab es jedoch mehrere Beobachter der Szene, fiel die Hilfe alles andere als gleich aus.

	weißes Opfer	schwarzes Opfer
allein	81 % halfen	94 % halfen
andere Personen anwesend	75 % halfen	38 % halfen

Ist das Individuum allein, beeilt es sich, dem schwarzen Opfer zu helfen, um nicht als rassistisch zu gelten. Sind dagegen andere Beobachter zugegen, lässt die nunmehr verteilte Verantwortung diskriminierenderes Verhalten zutage treten.

Fazit

Niemand würde offen bekennen, dass er Rassist oder Sexist ist oder dass er alte Menschen nicht ausstehen kann. Dennoch zeigen Untersuchungen, dass weiterhin Diskriminierung besteht, auch wenn sie nicht offen stattfindet.

Mehr zum Thema

Gaertner, S. L. & Dovidio, J. F. (1977). The subtlety of white racism, arousal, and helping behavior. *Journal of Personality and Social Psychology, 35*, 691–707.

Snyder, M. L., Kleck, R. E., Strenta, A. & Mentzer, S. J. (1979). Avoidance of the handicapped: An attributional ambiguity analysis. *Journal of Personality and Social Psychology, 37*, 2297–2306.

51 Warum ist Rap für Rassisten nicht empfehlenswert?
Musik, Hautfarbe und Vorurteile

Dass Musik, deren Lautstärke eine gewisse Schwelle überschreitet, das Innenohr schädigt, ist bekannt. Weniger weiß man dagegen darüber, wie sich Musik auf die Beurteilung anderer auswirkt. Seit der Studie von Johnson und Mitarbeitern (2000) jedoch ändert sich das. Diese Psychologen fanden heraus, dass das Hören von Rap-Musik die Beurteilung Schwarzer durch andere Menschen möglicherweise negativ beeinflusst. Noch seltsamer ist, dass diese Musik auch die Beurteilungen durch Schwarze selbst negativ beeinflussen könnte.

Johnson und Mitarbeiter ordneten weiße und schwarze Männer unterschiedlichen Bedingungen zu.

Gruppe 1 hörte Gangsta-Rap, gespielt von schwarzen Musikern, Gruppe 2 gewaltfreie Musik, ebenfalls gespielt von schwarzen Musikern, und Gruppe 3 hörte gar keine Musik.

Nach dem „Konzert" bekamen die Teilnehmer eine zweite Aufgabe. Sie sollten Zeitungsartikel über den tätlichen Angriff eines Mannes (entweder weiß oder schwarz) auf seine Verlobte lesen und beurteilen, ob der Angreifer aufgrund tiefsitzender aggressiver Neigungen oder situationsbedingt gehandelt hatte.

In einem anderen Experiment sollten drei musikalisch ähnlich „vorbehandelte" Gruppen den Lebenslauf eines männlichen (schwarzen oder weißen) Bewerbers für einen Geschäftsführerposten beurteilen.

Bei einem dritten Experiment schließlich ging es um die Beurteilung der räumlichen Fähigkeiten von (schwarzen oder weißen) Bewerbern an einer Schule für Hubschrauberpiloten.

Aus dem ersten Experiment ging hervor, dass die Rap-Hörer die Aggressivität eines angeblich schwarzen Angreifers häufiger als persönlichkeitsbedingt beurteilten als die eines vermeintlich weißen. Dieser Effekt trat auch dann auf, wenn die Beurteiler selbst schwarz waren.

Die Rap-Hörer erachteten zudem den Bewerber mit schwarzer Hautfarbe als weniger qualifiziert für die Führungsposition als den weißen Interessenten.

Dagegen fand sich keine Auswirkung des gehörten Musikstils auf die Einschätzung der räumlichen Fähigkeiten der angehenden Piloten. Ob die Beurteiler nun Rap, eine andere Musikform oder gar keine

Musik gehört hatten, sie beurteilten die Anwärter (ob schwarz oder weiß) alle als gleich befähigt für die Ausbildung.

Den Forschern zufolge lassen sich diese Befunde wie folgt erklären: Da Rap meist aggressive und vulgäre Texte, skandiert überwiegend von Farbigen, enthält, „aktiviert" er Stereotype zuungunsten Schwarzer (Aggressivität, mindere Intelligenz etc.). In einem zweiten Schritt werden diese Vorurteile auf farbige Personen in anderen Situationen übertragen.

- Die Kompetenzen werden stereotypisiert; die Beurteiler schätzen die Eignung von Schwarzen für bestimmte Posten geringer ein als die von Weißen. Im Fall des Zeitungsartikels wird ebenfalls ein geläufiges Stereotyp wirksam: „Schwarze sind von Natur aus gewalttätiger als Weiße." Tatsächlich führt in diesen beiden Situationen die Aktivierung von Stereotypen durch Rap-Musik zu Diskriminierung.
- Da im Gegensatz dazu die räumlichen Fähigkeiten nicht ethnisch stereotypisiert sind, wird hier auch kein Stereotyp wirksam.

Fazit

Es ist schwierig, sich diesen von Stereotypen bestimmten Fremdbildern zu entziehen, es sei denn, man zieht sich in eine Höhle zurück. Wenn wir uns allerdings die (manchmal musikalischen) Bedingungen bewusst machen, unter denen sich unsere negativen Stereotype aktivieren, dann tun wir immerhin einen kleinen Schritt in Richtung Objektivität.

Mehr zum Thema

Johnson, D. J., Trawalter, S. & Dovidio, J. F. (2000). Converging interracial consequences of exposure to violent rap music on stereotypical attributions of blacks. *Journal of Experimental Social Psychology, 36,* 233–251.

52 Kann man das Gewissen mit Seife reinwaschen?
Der Macbeth-Effekt

Müssen wir die Redensart „Ich wasche meine Hände in Unschuld" wörtlich nehmen? Mit anderen Worten, geht das Händewaschen mit dem Gefühl einher, nicht verantwortlich zu sein? So unglaublich es auch scheinen mag, zwei Psychologen gingen dieser Frage nach. Sie untersuchten, ob es einen Zusammenhang zwischen Händewaschen und gutem Gewissen gibt.

2006 gaben Zhong und Liljenquist 170 Studenten einen Text zu lesen, in dem es entweder um eine ethische Handlung (einem Freund helfen) oder um eine unethische Handlung (zu einem Freund etwas Böses sagen) ging. Zum Dank für ihre Teilnahme an dem Experiment durften die Probanden abschließend zwischen einem Kuli und einem Erfrischungstuch wählen. Und nun stellen Sie sich vor: Diejenigen, die den der Ethik widersprechenden Text gelesen hatten, entschieden sich häufiger für letzteres.

In einem anderen Experiment sollten einige Teilnehmer an eine selbst begangene „unmoralische Tat" denken. Daraufhin neigten sie eher zu Entscheidungen, die mit Unsauberkeit zu tun hatten. Beispielsweise deuteten sie die Buchstaben „W _ _ H" häufiger als das Wort „wash" (waschen), während andere Probanden eher das Wort „wish" (wünschen) darin sahen. Ebenso lasen erstere in „S _ _ P" häufiger „soap" (Seife) als „soup" (Suppe).

In wieder einem anderen Experiment sollten sich die 45 Teilnehmer einen Tag ins Gedächtnis rufen, an dem sie eine moralwidrige Handlung begangen hatten. Unter einem Vorwand erhielt die Hälfte der Testpersonen Gelegenheit, sich die Hände zu waschen, die andere nicht. Danach bat man alle um ihre unentgeltliche Teilnahme an einer Studie, um damit einem Doktoranden in Schwierigkeiten zu helfen. 74 Prozent derjenigen, die sich die Hände nicht gewaschen hatten, boten dem fraglichen Studenten ihre Hilfe an. Der Prozentsatz fiel bei denjenigen mit frisch gewaschenen Händen auf 41 Prozent. Es war, als ob sie mit den Händen auch ihr Gewissen reingewaschen hätten. Hingegen empfanden die anderen Teilnehmer das Bedürfnis, sich durch eine selbstlose Tat wieder reinzuwaschen.

Den Forschern zufolge ist noch nicht klar, ob saubere Hände zu einem reinen Herzen führen, doch die Studien deuten darauf hin, dass diese Geste nach moralisch verwerflichen Missetaten zumindest ein ruhiges Gewissen verschafft.

In zahlreichen Kulturen beziehen sich Reinheits- und Unreinheitsvorstellungen auf Körper und Geist gleichermaßen. So suchen im Judentum am Vorabend und am frühen Morgen von Jom Kippur bestimmte Personen die Mikwe (das rituelle Bad) auf. Bei den Katholiken sollen rituelle Waschungen die Sünden fortspülen. Im Hinduismus soll ein Bad im Ganges den Weg ins Paradies öffnen. Und im Islam wäscht man sich vor dem Freitagsgebet. Überall auf der Welt ist das Gefühl körperlicher Reinheit eng mit dem moralischer Reinheit verknüpft.

Fazit

Offenbar haben Menschen das Bedürfnis, nach der Verletzung eines moralischen Prinzips oder Wertes innerlich und äußerlich wieder rein zu werden. Deshalb kann der Akt des Händewaschens das Individuum von seiner Schuld und seinem Fehltritt befreien, nach dem Motto: „Wenn ich meinen Körper wasche, wird auch meine Seele gereinigt." Die Forscher bezeichnen diese Tendenz als „Macbeth-Effekt". In dem Stück von Shakespeare tötet Lady Macbeth König Duncan und verfällt dem Wahnsinn. Ihr Symptom: Sie versucht, sich unsichtbare Blutspuren von den Händen zu waschen. Man hätte diese Reaktion auch „Pontius-Pilatus-Effekt" nennen können, weil der in der Bibel erwähnte Statthalter, der Jesus verurteilte, sich die Hände gewaschen und gesagt haben soll: „Ich bin nicht verantwortlich für dieses Blut."

Mehr zum Thema

Zhong, C. & Liljenquist, K. (2006). Washing away your sins: Threatened morality and physical cleansing. *Science, 313* (5792), 1451–1452.

53 Sage mir, wie du heißt, und ich sage dir, wer du bist
Vorname, Urteil und Verhalten

Häufig wird behauptet, der Vorname beeinflusse das Verhalten seines Trägers (oder seiner Trägerin). Was meinen Sie? Über Vornamen sind viele Bücher geschrieben worden, und etliche erklären uns, es gebe Persönlichkeitsunterschiede zwischen Menschen, die Lukas, Kevin oder Flora heißen … und diese Unterschiede seien auf eben ihren jeweiligen Vornamen zurückzuführen. Auch hört man, die „Lukasse" seien cooler als die „Kevins", die ihrerseits viel „aggressiver" seien. Aber wie verhält es sich nun genau damit?

Tatsächlich gingen zahlreiche Studien der Frage nach, ob der Vorname nicht nur das Verhalten des Trägers, sondern auch das seines Umfelds beeinflusst. Heute weiß man, dass der Vorname nicht unbedeutend ist und dass er sich sehr wohl auf die Psychologie auswirkt – aber nicht immer so, wie es in den dicken Wälzern steht.

Vorname und psychisches Gleichgewicht

1954 untersuchten Ellis und Beechley die Krankenakten von 1 682 Jungen und Mädchen, die mehrheitlich zwischen acht und 13 Jahre alt waren und in psychiatrischen Krankenhäusern betreut wurden. Wie die Forscher feststellten, hatten die Kinder mit seltenen Vornamen viel häufiger schwere psychiatrische Probleme als die mit geläufigen Vornamen. Dies betraf jedoch augenscheinlich nur die Jungen. Die Autoren erklären sich dies damit, dass der Vorname bei Mädchen eine geringere Rolle für die Selbstpräsentation spielt.

Ebenso ist zu beobachten, dass Männer, die wegen psychiatrischer Probleme in die Notaufnahme kommen, öfter ausgefallene Vornamen tragen als andere Akutpatienten (Anderson & Schmitt, 1990).

Vorname und Freundschaften, Schönheit und Sozialstatus

Der Forscher Erwin (1993) wies nach, dass Mädchen mit einem hübschen Vornamen selbst als hübscher wahrgenommen werden. So konnte er zeigen, dass Studenten, die die Schönheit einer jungen Frau anhand ihres Fotos beurteilen sollten, diese schöner fanden, wenn sie Christine (ein in den USA geschätzter Vorname) statt Harriet (ein weniger geschätzter Vorname) hieß.

In einem anderen Experiment fragten Busse und Seraydarian (1978) mehr als 1 000 Grundschüler nach dem Vornamen derjenigen, mit denen sie gerne spielen würden.

Auch fragten sie andere Kinder, welche Vornamen ihnen am besten gefielen. Beide Gruppen nannten dieselben. Die bevorzugten Spielkameraden sind auch die mit den hochgeschätzten Vornamen.

Im Hinblick auf die Verknüpfung von Vornamen mit Persönlichkeitsmerkmalen wies Zweigenhaft (1977) nach, dass häufige Vornamen mit mehr Toleranz, Sympathie und Mut assoziiert wurden als ausgefallene, wobei der ethnische Ursprung des Namens keine Rolle spielte. Analog beobachtete Joubert (1994), dass seltene Vornamen eher mit auf der sozialen Stufenleiter tiefer stehenden Personen in Zusammenhang gebracht wurden. In Wirklichkeit trifft dies jedoch nicht zu, es gibt keine entsprechenden Unterschiede. Ebenso halten die Leute, wenn Elzear eine Führungskraft ist, Clement für eine leitende Führungskraft, auch wenn es in Wirklichkeit nicht mehr leitende Angestellte mit Namen Clement als mit Namen Elzear gibt.

Der Einfluss des Vornamens auf Schulnoten

Durch die Analyse von über 20 000 Schülerakten zeigten Ford und Mitarbeiter (1984), dass die Kinder mit den gewöhnlichsten Vornamen bessere Noten erzielten als die anderen. Bei den älteren Schülern zeigte sich derselbe Vornameneffekt: Diejenigen mit einem Allerweltsnamen machten im Schnitt einen besseren Abschluss als diejenigen mit einem seltenen Vornamen. Oh ja, die Lehrer sind empfänglich für Vornamen und geben der Arbeit eines Verfassers mit sehr häufigem Vornamen im Schnitt einen Punkt mehr (Harari & McDavid, 1973).

Vorname und Selbstwertgefühl

Bei der Untersuchung des menschlichen Selbstwertgefühls (Summe der Einschätzungen der eigenen Individualität) stellte Joubert (1991) fest, dass Menschen, denen ihr Vorname nicht gefiel, auch ein geringeres Selbstwertgefühl hatten und umgekehrt. Allerdings ist unklar, ob sich selbst ablehnende Menschen dazu neigen, auch ihren Vornamen negativ wahrzunehmen, oder ob ein ungeliebter Vorname zur Selbstabwertung führt.

Vorname und Liebesbeziehungen

Eine Durchmusterung der 42 500 im *Who's Who* aufgeführten Paare ergab, dass der Anteil solcher überwog, deren Vornamen mit derselben Silbe begannen (beispielsweise Deborah und Dennis). Den Forschern Kopelman und Lang (1985) zufolge wird vermutlich das Stereotyp „Gleich und Gleich (durch den Vornamen) gesellt sich gern" aktiviert und bringt die Menschen dazu, Beziehungen zu Partnern zu bevorzugen, deren Vorname eine gewisse Ähnlichkeit zum eigenen aufweist.

Fazit

Was lässt sich aus diesen Experimenten ableiten? Zunächst einmal, dass es durchaus einen Zusammenhang zwischen Vorname und Verhalten gibt. So ließ sich zeigen, dass vor allem die Dimension selten/häufig bedeutsamen Unterschieden in der Fremdwahrnehmung zugrunde liegt. Offenbar geben Menschen verbreiteten Vornamen den Vorzug vor seltenen, und dies beeinflusst Schulnoten und sogar die Anzahl der Spielkameraden in der Schule. Das liegt wahrscheinlich am Mere-Exposure-Effekt: Je häufiger man einem Reiz ausgesetzt ist, desto angenehmer findet man ihn (Abschnitt 30). Aus diesem Grund werden die häufigsten Vornamen am günstigsten bewertet (Abschnitt 53). Darüber hinaus spielen wahrscheinlich auch noch andere Mechanismen eine Rolle. So könnte man sich vorstellen, dass „bestimmte Prophezeiungen sich selbst erfüllen". Erzählt man beispielsweise einem Kind namens August von Kindesbeinen an immer wieder, Clowns hießen so, dann könnte man sich durchaus fragen, ob das nicht einen gewissen Einfluss auf sein Verhalten ausübt.

Falls, was psychische Krankheiten betrifft, tatsächlich eine Korrelation mit der Seltenheit des Vornamens besteht, so sagt uns das nichts über die Richtung dieses Zusammenhangs: Zieht der einfache Umstand, einen seltenen Vornamen zu tragen, Probleme nach sich oder sind vielmehr Eltern, die seltene Vornamen wählen, auch pathogene Eltern (Erbe, nachteiliges Milieu)? Manchen Autoren zufolge stehen hinter exzentrischen Vornamen exzentrische Familien, und diese erklären soziale Anpassungsprobleme und somit spätere Störungen.

Zusammenfassend lässt sich sagen, dass man die Wahl eines Vornamens nicht auf die leichte Schulter nehmen sollte. Die derzeitige Mode, seinem Kind einen möglichst ausgefallenen Namen zu geben, damit es sich von anderen abhebt, ist durchaus fragwürdig.

Mehr zum Thema

Anderson, T. & Schmitt, P. (1990). Unique first names in male and female psychiatric inpatients. *The Journal of Social Psychology, 130*, 835–837.

Busse, T. V. & Seraydarian, L. (1978). The relation between first name desirability and school readiness, IQ and school achievement. *Psychology in the Schools, 15,* 297–302.

Ellis, A. & Beechley, R. M. (1954). Emotional disturbance in children with peculiar given names. *The Journal of Genetic Psychology, 85,* 337–339.

Erwin, P. (1994). First names and perceptions of physical attractiveness. *The Journal of Psychology, 127,* 625–631.

Ford, M. E., Miura, I. & Masters, J. C. (1984). Effects of social stimulus value on academic achievement and social competence: A reconsideration of children's first-name characteristics. *Journal of Educational Psychology, 76,* 1149–1158.

Guéguen, N., Dufourq-Brana, M. & Pascual, A. (2005). La psychologie des prénoms: Une synthèse d'un demi-siècle de recherches scientifiques. *Cahiers Internationaux de Psychologie Sociale, 65,* 33–44.

Harari, H. & McDavid, J. W. (1973). Name stereotypes and teachers' expectations. *Journal of Educational Psychology, 65,* 222–225.

Joubert, C. E. (1991). Relationship of liking of one's given names to self-esteem and social desirability. *Psychological Reports, 69,* 821–822.

Joubert, C. E. (1993). Personal names as a psychological variable. *Psychological Reports, 73,* 1123–1145.

Kopelman, R. E. & Lang, D. (1985). Alliteration in mate selection: Does Barbara marry Barry? *Psychological Reports, 56,* 791–796.

Zweigenhaft, R. (1977). The other side of unusual first names. *The Journal of Social Psychology, 103,* 291–302.

5
Soziale Einflüsse, Macht und Manipulation

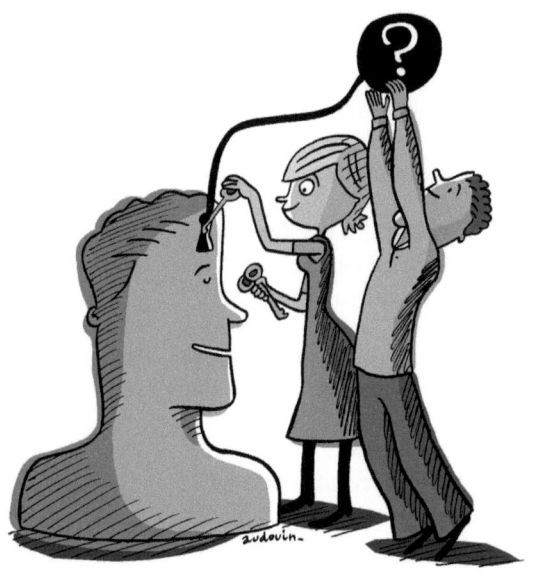

Inhaltsübersicht

54 Wie kommt man an üppige Trinkgelder?
Wechselseitigkeitsnorm und Schokolade 207

55 Warum sollten Sie besser nicht im Trainingsanzug einkaufen gehen?
Kundenattraktivität und Verkäuferverhalten. 210

56 Wie kriegen Sie Ihr Kind dazu, seinen Brokkoli aufzuessen, ohne immer stärkere Elektroschocks anzuwenden?
Macht und Gehorsam. 211

57 Warum sind es immer dieselben, die keinen Finger krumm machen?
Soziale Rollendifferenzierung 220

58 Warum schmecken Ihnen Heuschrecken besser, wenn der Koch ein Ekel ist?
Kognitive Dissonanz. 224

59 Sind Sie so unbeugsam, dass Sie dem Druck von 50 000 Menschen widerstehen könnten?
Tobende Massen und Schiedsrichterentscheidungen. . . . 230

60 Warum schließen sich die Kandidaten in Quizsendungen der Meinung des Publikums an?
Konformismus und Konformität 231

61 Ist es möglich, Freunde zu überzeugen, wenn sie der gegenteiligen Meinung sind wie Sie selbst?
Der Minderheitseinfluss 236

62 Warum geht es zu zweit langsamer?
Soziale Faulheit. 238

5 Soziale Einflüsse, Macht und Manipulation 205

63 Warum sollten Sie als Versager alleine arbeiten?
Soziale Erleichterung 240

64 Warum sollte man sich nicht anfassen lassen?
Körperkontakt und Kaufverhalten 245

65 Warum lacht Ihr Freund genauso wie Sie?
Der Chamäleon-Effekt 249

66 Warum gehen Sie nicht mit Hausschuhen auf die Straße?
Der Scheinwerfer-Effekt........................... 253

67 Warum sollten Sie übertriebenen Forderungen misstrauen?
Die Tür-ins-Gesicht-Technik 255

68 Warum sollten Sie einem Unbekannten auf der Straße möglichst nicht sagen, wie spät es ist?
Die Fuß-in-der-Tür-Technik........................ 259

69 Warum rührt sich niemand, wenn einer alten Frau die Tasche geklaut wird?
Hilfeleistung 262

70 Warum heiraten wir so selten einen Sandkastenfreund?
Der Westermarck-Effekt........................... 267

71 Warum sind die letzten Plätze im Restaurant die schlechtesten?
Platzwahl in öffentlichen Räumen 269

72 Sollten Sie während eines Gesprächs Ihr Gegenüber unverwandt anschauen oder den Blick senken?
Blickkontakt 270

73 Wie machen Sie Ihrer Frau ein Geschenk, von dem Sie selbst auch etwas haben?
Entscheidung zwischen Nützlichkeit und Vergnügen ... 273

74 Lassen Sie sich beim Autofahren ab und zu blitzen, das ist gut für die Gesundheit!
Strafe und Unfallrisiko 275

75 Warum lebt Onkel Dagobert allein?
Geld und Verhalten 278

54 Wie kommt man an üppige Trinkgelder?
Wechselseitigkeitsnorm und Schokolade

Glauben Sie, dass die kleinen Süßigkeiten, die man Ihnen im Restaurant nach der Mahlzeit anbietet, Ihr Verhalten beeinflussen können? Nach den einschlägigen Forschungsergebnissen zu dieser scheinbar so unschuldigen Geste spricht vieles für eine positive Antwort.

Strohmetz und Mitarbeiter (2002) untersuchten in zwei Studien, wie sich ein kleines Stück Schokolade auf die Großzügigkeit der Gäste in Bezug auf das Trinkgeld auswirkt. Diese Experimente zogen sich über mehrere Wochen hin und erfassten über 160 Abendessen in zwei amerikanischen Restaurants.

In der Küche zog der Kellner in einem Spiel eine Karte. War sie rot, sollte er zusammen mit der Rechnung ein kleines, in Glanzpapier eingewickeltes Schokoladestückchen bringen. Zog er eine schwarze Karte, erhielten die Gäste nur die Rechnung.[29]

Nachdem der Gast das Restaurant verlassen hatte, notierte der Kellner eine Reihe von Daten (Zahl der Tischgäste, Zahlung mit Karte oder bar, Geschlecht des Zahlenden etc.). Den wichtigsten Wert jedoch stellte die Höhe des vom Gast zurückgelassenen Trinkgelds dar. Wie die Forscher herausfanden, ließ das Schokoladestückchen das Trinkgeld auf 15 bis 18 Prozent des Rechnungsbetrags steigen.

In einem zweiten Experiment bot eine Kellnerin den Gästen einen Korb mit Süßigkeiten an und forderte sie in einem Fall auf, sich eine auszusuchen, im anderen durften die Gäste sich zwei nehmen.

Eine weitere Bedingung sah vor, dass die Kellnerin ein Stück Schokolade anbot, dann, nachdem sie den Tisch verlassen hatte, nochmals zurückkehrte und ein zweites anbot (1+1). Damit war die insgesamt

---

[29] Auf diese Weise ergab sich für beide Bedingungen eine gleich hohe Wahrscheinlichkeit, dass die „Probanden" großzügiger, betrunkener, dümmer, intelligenter, gieriger, anorektischer oder schokoladensüchtiger etc. waren

angebotene Schokoladenmenge exakt dieselbe wie bei der zweiten Bedingung, doch die Haltung der Kellnerin wirkte großzügiger.

Die Ergebnisse fielen aus wie folgt: Gab es ein Stück Schokolade, entsprach das Trinkgeld 19 Prozent der Rechnung, bot die Kellnerin zwei an, 21 Prozent. Kam sie zurück und bot den Gästen, die erst eine Süßigkeit genommen hatten, eine zweite an, betrug das Trinkgeld 23 Prozent des Rechnungsbetrags.

Die Ergebnisse dieser beiden Studien sprechen dafür, dass diese geringe Gabe an den Gast das Trinkgeld positiv zu beeinflussen vermag. Und je mehr Schokolade es gibt, desto ansehnlicher wird das Trinkgeld.

Doch mehr als die Schokolade scheint die Haltung der Servicekraft die Wechselseitigkeit zu fördern. Werden wir zum Nutznießer eines Aktes der Großmut, so verpflichtet uns das und veranlasst uns, uns zu revanchieren (Cialdini, 1987). Im Gegenzug zu der großzügigen Haltung der Kellnerin erweist ihr der Gast seinerseits eine Freundlichkeit: ein ansehnlicheres Trinkgeld. Das erklärt, warum dessen Prozentsatz unter der Bedingung 1+1 höher ausfällt, das heißt, wenn der Kellner den Bedürfnissen der Gäste besonders viel Aufmerksamkeit zu schenken scheint.

Fazit

Glauben Sie bloß nicht, die Trinkgeldunterschiede seien unbedeutend: Nach Berechnungen der Forscher hätte die Kellnerin im zweiten Experiment, wenn sie die Strategie 1+1 bei allen ihren Gästen angewandt hätte, gegenüber einer Servierin, die keine Schokolade zur Rechnung brachte, ihren Verdienst um 21 Prozent (das heißt 234 Dollar zusätzlich) steigern können.

Strohmetz zufolge könnten sich preiswerte persönliche Gesten, wie seinen Gästen nach dem Essen Näschereien zu schenken, jährlich zu mehreren Millionen Dollar zusätzlich in den Taschen der zwei Millionen amerikanischen Servierkräfte summieren.

Doch kleine Leckereien sind nicht die einzigen unserer Großzügigkeit förderlichen Faktoren. Eine Untersuchung wies nach, dass wir mehr Trinkgeld geben, wenn die Kellnerin oder der Kellner gut aussieht (Lynn & Simons, 2000). Zudem hat man festgestellt, dass sich das Trinkgeld verdreifachen kann, wenn die Kellnerin ihrem Gast das bestellte Getränk mit einem breiten Lächeln (alle Zähne sichtbar) serviert (Tidd & Lockard, 1978). Dieser Effekt tritt bei weiblichen Gästen ebenfalls auf. Und selbst wenn er sich dabei als weniger wirksam erweist, so bringt er doch immer noch doppelt so viel ein, wie wenn die Servierin kaum eine Miene verzieht.

Was lässt sich schließlich im Hinblick auf die Qualität des Service sagen? Geben Sie den Servierkräften weniger, wenn sie Ihnen inkompetent erscheinen? Nun, dazu sagt die Studie von Lynn und Simons (2000), dass die Kompetenz einer Kellnerin keinen Einfluss auf die Höhe des Trinkgelds hat. Handelt es sich dagegen um einen Kellner, sieht die Sache ganz anders aus. Es scheint, dass wir in diesem Punkt männlichem Personal gegenüber viel anspruchsvoller sind: Er bekommt nichts oder fast nichts, wenn er eine Niete ist.

Mehr zum Thema

Cialdini, R. (1987). *Einfluß: Wie und warum sich Menschen überzeugen lassen.* Landsberg am Lech: mvg.

Lynn, M. & Simons, T. (2000). Predictors of male and female servers' average tip earnings. *Journal of Applied Social Psychology, 30,* 241–252.

Strohmetz, D., Rind, B., Fisher, R. & Lynn, M. (2002). Sweetening the bill: The use of candy to increase restaurant tipping. *Journal of Applied Social Psychology, 32* (2), 300–309.

Tidd, A. & Lockard, J. (1978). Monetary significance of the affiliative smile: A case of reciprocal altruism. *Bulletin of Psychonomic Society, 11,* 344–346.

55 Warum sollten Sie besser nicht im Trainingsanzug einkaufen gehen?
Kundenattraktivität und Verkäuferverhalten

Haben Sie sich noch nie die Frage gestellt: „Was ziehe ich bloß an, wenn ich einkaufen gehen will?" Eine Studie verrät, dass diese Frage nicht so belanglos ist, wie man vielleicht glaubt.

> Regan und Llamas (2002) zeigten, dass unsere Garderobe beeinflusst, wie das Verkaufspersonal mit uns umgeht.
>
> Die Forscher dachten sich ein Experiment aus, das in zahlreichen Damenoberbekleidungsgeschäften in Los Angeles durchgeführt wurde. Sie beobachteten das Verhalten des Verkaufspersonals gegenüber einer „Kundin", die je nach Bedingung anders gekleidet war.
>
> Manchmal war sie angezogen wie für einen Sportstudiobesuch, das heißt Turnschuhe, Jogginghosen und überdimensionales T-Shirt. Sie trug kein Make-up, und die Haare waren zu einem Pferdeschwanz gebunden. In anderen Fällen war sie konservativer gekleidet, wie für die Arbeit (Rock, Bluse, Strumpfhose, klassische Schuhe). Sie war geschminkt und trug die Haare streng hochgesteckt.
>
> Gleich beim Betreten des Geschäfts setzte die Versuchsleiterin eine in der Hand verborgene Stoppuhr in Gang, trat auf das erste Regal zu und betrachtete die Auslage, ohne einen Artikel in die Hand zu nehmen. Immer näherte sich schließlich ein Angestellter. In dem Augenblick, da er das Wort an sie richtete, hielt sie die Stoppuhr an. Sie erwiderte einfach: „Ich schaue mich nur um", und verließ dann das Geschäft.
>
> Wie sich herausstellte, reagierten die Verkäufer viel schneller und zeigten sich beflissener, die Kundin anzusprechen, wenn diese konservativ gekleidet war, als wenn sie „sportlich" auftrat.

Ein attraktives Äußeres, ob aufgrund von Schönheit oder von Kleidungsstil, verleiht Menschen „soziale Glaubwürdigkeit". Daher zieht das Verkaufspersonal sicherlich den Schluss, dass ein zu lässig gekleideter Kunde als Käufer weniger glaubwürdig ist als andere.

Fazit

Wie wir uns kleiden, beeinflusst maßgeblich, wie wir von anderen behandelt werden. Aus den Ergebnissen der Studien von Regan und Llamas geht hervor, dass Sie eine allzu legere Aufmachung vermeiden sollten, wenn Sie die Aufmerksamkeit des Verkaufspersonals auf sich lenken möchten.

Wenn Sie also eine Modeboutique betreten und sich wundern, dass keine Verkäuferin auftaucht, dann fragen Sie sich erst einmal, wie Sie angezogen sind. Die Verkäuferin hat Sie, versteckt hinter einem Stapel Wäsche, vielleicht bereits erspäht, doch es ist möglich, dass Ihr Aufzug sie nicht dazu ermuntert, auf Sie zuzugehen und Sie zu beraten ... höchstens dazu, den Rückwärtsgang einzulegen.

Mehr zum Thema

Regan, P. C. & Llamas, V. (2000). Customer service as a function of shopper's attire. *Psychological Reports, 90,* 203–204.

56 Wie kriegen Sie Ihr Kind dazu, seinen Brokkoli aufzuessen, ohne immer stärkere Elektroschocks anzuwenden?
Macht und Gehorsam

Glauben Sie, Ihren Partner um den Finger wickeln zu können? Fällt es Ihnen im Allgemeinen leicht, andere in Ihrem Sinn zu beeinflussen? Und wer lenkt Sie? Wie also üben Sie Macht aus?

Dank zweier Forscher, die eine entsprechende Klassifikation entwickelt haben (French & Raven, 1959), weiß man, dass es unterschiedliche Formen von Macht gibt und dass diese sowohl in den sozialen Beziehungen als auch in der Arbeitswelt sowie in Liebesbeziehungen eine Rolle spielen können.

Macht durch Zwang oder Bestrafung

Über diese Form von Macht verfügen Sie, wenn eine Person glaubt, Sie könnten sie bestrafen, sei es durch Anwendung körperlicher Gewalt oder durch Entzug von Vergünstigungen oder Freiheiten.

Im Allgemeinen äußert sich diese Art Macht in Form verbaler Drohungen, aber auch nonverbaler wie Stirnrunzeln. In der Arbeitswelt stellt sie sich als Drohung mit Entlassung oder Suspendierung dar, beugt man sich nicht den Regeln der Organisation (Fehlen, Verspätungen etc.). In der Familie können die Zeichen einer derartigen Macht drastisch in Erscheinung treten, etwa als Tracht Prügel für das Kind. Sie kann sich aber auch subtiler äußern, beispielsweise wenn Ihr Partner sauer ist und die Stimmung verdirbt oder sich Ihnen verweigert.

Macht durch Belohnung

Wenn bestimmte Menschen glauben, Sie seien zu Gunsterweisen imstande, verfügen Sie ihnen gegenüber über Belohnungsmacht. Die Belohnungen können so persönlich sein wie ein Lächeln; es kann sich aber auch um eine hochoffizielle Anerkennung wie einen Orden handeln. Auch Geld oder Geschenke können als Belohnungen fungieren. In Unternehmen sind es Prämien (für Fleiß, Leistung) oder auch die Glückwünsche des Vorgesetzten. Im Privatleben können sie jede nur denkbare Form annehmen.

Wie würden Sie folgende Frage beantworten: „Welche Form von Macht funktioniert am besten?" Tatsächlich ist die Wirksamkeit immer in etwa gleich. Der Unterschied liegt darin, dass man aus einer Belohnung erheblich größere Motivation gewinnt als aus einer Bestrafung. Daher erfordert die Macht durch Belohnung keine Kontrolle, denn die Person ist von sich aus bestrebt, die Forderung zu erfüllen, weil sie ihren Lohn erhalten möchte. Dagegen führt Zwang nur dann zu Fügsamkeit, wenn der oder die Machtausübende anwesend ist. Allerdings ist es je nach Kontext nicht immer einfach, die Belohnung zu organisieren. Aus diesem Grund ist es etwa im Hinblick auf das Verhalten von Autofahrern praktischer, Fehlverhalten zu sanktionieren, als eine vorbildliche Haltung zu belohnen.

Macht durch Wissen

Manche Menschen schreiben Ihnen bestimmte Kenntnisse oder Kompetenzen zu, die Sie zu einem Experten machen. Man hört auf Spezialisten und befolgt ihren Rat. Man gehorcht einem Arzt, der eine Spritze geben will, auch wenn man sich über die Zusammensetzung und Wirkungen der Substanz nicht völlig im Klaren ist. Viele von uns verfügen in der Arbeit über die Macht des Wissens, da sie im Besitz der zentralen Informationen sind. Eine kleine Archivarin, die im sechsten Untergeschoss arbeitet und in Rente geht, ohne ihrer Nachfolgerin das Ordnungssystem der Dokumente zu erklären, könnte das gesamte Unternehmen für mehrere Monate lahmlegen. Sie besitzt daher eine beträchtliche Macht des Wissens.

Macht durch Information oder Überzeugung

Bei dieser Form der Macht sucht man das Gewünschte durch Argumentieren und Informieren von einer Person zu erhalten. Möchte man beispielsweise seinen Ehepartner dazu bringen, in einen bestimmten Film mitzugehen, wird man ihn mit starken Argumenten (gute Kritiken, gute Schauspieler etc.) von diesem

Film zu überzeugen suchen. Gleich ob Sie ein Experte sind oder nicht, das Angeführte, das heißt der Inhalt Ihrer Botschaft, übt den Einfluss aus und nicht Ihr Status.

Macht durch Identifikation oder charismatische Macht

Wenn Sie diese Form von Macht besitzen, dann gestehen Ihnen andere Menschen persönliche Qualitäten, Charisma, zu. Sie möchten Ihnen ähnlich sein, sie identifizieren sich mit Ihnen, man kopiert Sie, ahmt Sie nach, kurzum, man bewundert Sie. Das zieht Gehorsam nach sich und überträgt Ihnen Macht. Diese Wirkung kann auch von einer Gruppe ausgehen, mit der man sich identifizieren, zu der man gehören möchte. Man imitiert das Verhalten der Gruppenmitglieder mit dem Ziel, es ihnen gleichzutun, ihnen gleich zu sein. Diese Art Macht setzen bisweilen Eltern ein, wenn sie ein Kind zum Verzehr eines bestimmten Nahrungsmittels zwingen wollen. „Spiderman liebt Brokkoli", reden sie ihm ein. Der kleine Engel, der sich mit Spiderman identifiziert, kann sich dann vielleicht mit diesem so gesunden Gemüse leichter anfreunden.

Es gibt auch eine umgekehrte Macht durch Identifikation. Dabei nimmt eine Person entgegengesetzte Haltungen eigens dazu ein, sich von einer verabscheuten Gruppe zu unterscheiden. Ein typisches Beispiel ist der Snobismus, bei dem die verschmähte Gruppe oder Person Macht durch Identifikation besitzt. Ein anderes Beispiel wäre ein Mädchen, das seine Mutter ablehnt und sich ihr entgegengesetzt verhält. In diesem Fall dient die verhasste Mutter als (umgekehrtes) Modell und besitzt demnach Macht durch Identifikation.

Legitime Macht

Sie verfügen über legitime Macht, wenn Ihr Status Ihnen das Recht gibt, von anderen ein bestimmtes Verhalten zu verlangen. Beispiele sind der Grundschullehrer, der seine Schüler auffordert, sich in einer Reihe aufzustellen, oder ein Geschäftsführer, der seiner Assistentin aufträgt, einen Brief für ihn zu tippen. Diese Macht ist legitim, denn sie beruht auf sozialen Rollen mit traditionell akzeptierter Autorität (Vater, Mutter, Lehrer etc.), aber auch auf formalem Recht (Polizeibehörde, Richter etc.). Diese Art Macht wird manchmal relativ zur Position in einer Organisationsstruktur mit mehreren Hierarchieebenen (Generaldirektor, Abteilungsleiter, Betriebsleiter, Serviceleiter, Gruppenleiter, Vorarbeiter etc.) ausgeübt.

> 1988 zeigte Bushman, dass wir sehr sensibel auf äußere Zeichen von Autorität reagieren.
> In seinem Experiment hielt ein Komplize Passanten auf der Straße an und befahl ihnen, einer Person Geld zu geben, die vor einer Parkuhr stand, in ihren Taschen wühlte und offenbar kein Kleingeld mehr dafür hatte.
> Je nach Bedingung trug der Komplize Anzug und Krawatte oder eine Feuerwehruniform. Wie Bushman beobachtete, gehorchte dem Krawattenträger die Hälfte der Angesprochenen (was schon an sich gar nicht mal so schlecht ist). Trat der Mitwisser dagegen als Feuerwehrmann auf, gehorchten ihm 82 Prozent der Passanten.

Die Macht des Machtlosen ist eine andere Form legitimer Macht. Sie geht von Personen aus, die vorübergehend oder dauerhaft ein Bedürfnis zum Ausdruck bringen, das ohne die Hilfe anderer nicht zu befriedigen ist. Ein Beispiel ist der Kranke, der um ein Glas Wasser bittet. Sie erfüllen ihm seine Bitte und billigen ihm damit Einfluss zu. Dieselbe Macht übt der Blinde aus, der Sie bittet, ihm über die Straße zu helfen. Am Arbeitsplatz können Sie an den Praktikanten denken, der eine Information nachfragt.

Legitime Macht ist eine äußerst wirksame Form von Einfluss, wie das folgende Experiment beweist (Milgram, 1963; 1965; 1974).

Stellen Sie sich vor, das Labor einer großen Universität bietet Ihnen 15 Euro, wenn Sie an Untersuchungen zum Lernen teilnehmen.

Bei Ihrer Ankunft sind Sie nicht allein. Ein weiterer Teilnehmer ist ebenfalls erschienen. Er ist etliche Jahre älter als Sie, ziemlich korpulent und kahlköpfig. Der Versuchsleiter im weißen Kittel begrüßt Sie und bestimmt (scheinbar) per Los, wer der „Lehrer" und wer der „Schüler" sein soll. Der Zufall weist Ihnen die Rolle des Lehrers zu, der andere wird also den Schülerpart übernehmen.

Ihre Aufgabe besteht darin, ihn für Fehler mit Elektroschocks zu bestrafen, deren Stärke jedes Mal ansteigt. Der Forscher zeigt Ihnen das entsprechende Gerät. Auf dem Steuerpult erblicken Sie einen Schaltknopf, mit dem Sie die Stromstärke erhöhen können; sie reicht von „leichter Schock" (15 Volt) bis „schwerer Schock – Lebensgefahr" (450 Volt).

Der Schüler wird in einem Nebenzimmer auf einen Stuhl geschnallt und verkabelt. Das Experiment beginnt, doch der Schüler erweist sich als Niete, seine Lernfähigkeiten sind schlecht. Also versetzen Sie ihm nacheinander einige leichtere Schocks, bis daraus immer stärkere werden. Der arme Kerl beginnt sich über Schmerzen zu beklagen. Die Lernaufgabe geht weiter, doch er macht weiter Fehler. Als Sie bei 150 Volt angekommen sind, schreit er, will nicht mehr mitmachen, jammert, er sei herzkrank. Bei 350 Volt ist keine Reaktion mehr zu hören.

Wohlgemerkt, bevor Sie so weit gegangen sind, also vor den Verzweiflungsäußerungen des Opfers, beschweren Sie sich beim Versuchsleiter und verlangen, das Experiment abzubrechen. Dieser weist Sie an weiterzumachen. Bei Ihrer ersten Weigerung erklärt er Ihnen, es sei absolut unerlässlich, dass Sie fortfahren. Bei der zweiten Weigerung behauptet er, Sie hätten keine andere Wahl, Sie müssten weitermachen. Als Sie sich schließlich zum dritten Mal weigern, bricht er das Experiment ab.

In Wirklichkeit war der Schüler ein Schauspieler, ein Komplize des Versuchsleiters. Er sollte Schmerzen simulieren und Ihnen vorspiegeln, er erhielte tatsächlich Elektroschocks.

Die Ergebnisse dieses Experiments sind erschreckend, denn in seinem ursprünglichen Experiment (1963) zeigte Milgram (1974), dass alle Teilnehmer den Anordnungen des Versuchsleiters Folge leisteten und Schocks bis 285 Volt verabreichten. Noch schlimmer ist, dass 65 Prozent der Testpersonen sogar bis 450 Volt gingen. Wir sollten aber beachten, dass Milgram berichtet, keinem der Probanden habe es Vergnügen bereitet, dem „Schüler" Schmerz zuzufügen. Wie die auf das Experiment folgenden Gespräche ergaben, war das Gegenteil der Fall. Doch das hinderte keinen daran, sich der Autorität weiterhin gehorsam zu zeigen.

Dieses Experiment wurde sehr oft wiederholt und immer mit demselben Ergebnis (einen ausgezeichneten Überblick über diese Arbeiten bietet Guéguen, 2002).

Man hat bestimmte Bedingungen variiert, um zu untersuchen, welche Faktoren diese Gehorsamsbereitschaft gegenüber Autorität beeinflussen könnten. Es folgen die wichtigsten:

- Wenn der Teilnehmer das Opfer nicht sehen kann, erhöht sich der Einfluss des Versuchsleiters. Je mehr Nähe zum Opfer, desto weniger Gehorsam. Hat die Versuchsperson Körperkontakt mit dem Opfer, etwa indem sie die Bestrafung mittels Handschuhen durchführt, verzeichnet man 30 Prozent Gehorsam, 40 Prozent, wenn „Lehrer" und „Schüler" sich im selben Raum aufhalten, 60 Prozent, wenn beide räumlich getrennt sind, der Teilnehmer jedoch die Stimme seines Opfers hört, und schließlich 90 Prozent, wenn Letzteres weder zu sehen noch zu hören ist. In diesem Zusammenhang berichtet Milgram, dass es Eichmann bei Besuchen von Konzentrationslagern übel wurde, doch da er „nur" als Schreibtischtäter Befehle ausführte und Papiere unterzeichnete, fiel es ihm leichter, zu gehorchen und die „Endlösung" in die Tat umzusetzen. Kilham und Mann (1974) haben zudem nachgewiesen, dass Befehle doppelt so oft befolgt werden, wenn man sie nicht alleine ausführen muss.
- Befindet sich die Versuchsperson nicht in unmittelbarer Nähe der Autorität und gibt der Versuchsleiter seine Anweisungen

telefonisch, gehorchen nur 40 Prozent. Andere lügen sogar, was die Stärke der verabreichten Schocks betrifft.
- Im Gegensatz zu dem, was manche von uns vielleicht erwarten würden, wirken sich Geschlecht und Alter nicht auf die Gehorsamsrate aus.

Diese verschiedenen Arbeiten tragen zur Beantwortung bedrückender Fragen bei: Wie und warum lassen bestimmte Personen die Ermordung von Millionen Menschen zu und beteiligen sich sogar daran? Was bewegt Menschen dazu, sich kollektiv das Leben zu nehmen?

Warum beugen wir uns der Macht?

Von Kindesbeinen an erhalten wir tagtäglich Anweisungen. Diese Gebote können in verschiedensten Formen auftreten: „Räum dein Zimmer auf oder ich versohle dir den Hintern" (Macht durch Zwang), „Wenn du dein Zimmer aufräumst, darfst du fernsehen" (Macht durch Belohnung), „Ich bin deine Mutter und ich will, dass du dein Zimmer aufräumst" (legitime Macht) und so weiter. Wir sind also schon frühzeitig dafür „formatiert", derartige Einflüsse zu akzeptieren, und haben durch unsere Erziehung verinnerlicht, dass man dem Gesetz, den Eltern, kurzum, der Autorität gehorchen muss.

Kinder nehmen das hin, üben sich aber auch schon früh in der Ausübung von Macht, ob über ihre Kameraden, ihre Actionfiguren oder ihre Puppen. Beobachten Sie also einmal ein spielendes Kind und Sie werden in seinem Spiel die verschiedenen Formen von Macht wiedererkennen.

Zwar ist, wie Sie gerade gesehen haben, der Gehorsam gegenüber Autorität heute eher die Regel als die Ausnahme, doch es ist durchaus möglich, dass sich solche Verhaltensweisen mit der Zeit ändern. In der Tat nannten amerikanische Mütter in einer 1924 durchgeführten Umfrage Gehorsam und Loyalität als die wünschenswertesten Persönlichkeitsmerkmale ihrer Kinder. 1988 ergab eine ähnliche Umfrage, dass die Wertvorstellungen sich geändert hatten; vor jetzt 22 Jahren führten Unabhängigkeit und Toleranz die Rangliste an (Remley, 1988).

Fazit

Im Alltag sind wir stets eingebunden in Abhängigkeits- und Machtbeziehungen zu anderen. Diese Beziehungen können verschiedene Formen annehmen und sich oft auch überlagern. Ein Experte beispielsweise vereint häufig die Macht durch Wissen und durch Information in sich. Handelt es sich um eine Lehrer-Schüler-Beziehung, spielt auch noch die legitime Macht eine Rolle. So wächst Macht Schicht um Schicht. Ein afrikanisches Sprichwort drückt das sehr schön aus: „Leg viele Spinnennetze aufeinander und du kannst einen Löwen fesseln."

Mehr zum Thema

Bushman, B. J. (1984). Perceived symbols of authority and their influence on compliance. *Journal of Applied Social Psychology, 14,* 501–508.

French, J. P., jr. & Raven, B. H. (1959). The bases of social power. In: Cartwright, D. (Hrsg.). *Studies in Social Power.* Ann Arbor, MI: University of Michigan Press, 150–167.

Guéguen, N. (2002). *Psychologie de la Manipulation et de la Soumission.* Dunod: Paris.

Kilham, W. & Mann, L. (1974). Level of destructive obedience as a function of transmitter and executant roles in the Milgram obedience paradigm. *Journal of Personality and Social Psychology, 29* (5), 696–702.

Milgram, S. (1963). Behavioral study of obedience. *Journal of Abnormal and Social Psychology, 67,* 371–378.

Milgram, S. (1965). Some conditions of obedience and disobedience to authority. *Human Relations, 18,* 57–77.

Milgram, S. (1974). *Das Milgram-Experiment: Zur Gehorsamsbereitschaft gegenüber Autorität.* Reinbek: Rowohlt.

Remley, A. (1988). The great parental value shift: From obedience to independence. *Psychology Today, 22*, 56–59.

57 Warum sind es immer dieselben, die keinen Finger krumm machen?
Soziale Rollendifferenzierung

Wenn Sie sich für Reality-TV begeistern, haben Sie sicher schon Sendungen gesehen, in denen mehrere Menschen mehrere Monate lang unter dem begierigen Blick von rund um die Uhr laufenden Kameras in bestimmten Räumlichkeiten eingesperrt sind.

Zwischen den Kandidaten besteht häufig eine erhebliche Spannung, weil (unter anderem) ständig die Gefahr droht, hinausgeworfen zu werden. Konflikte gibt es wie Sand am Meer, vor allem wegen der Hausarbeit, obwohl sich angeblich alle an den verschiedenen Aufgaben (Geschirrspülen, Putzen etc.) beteiligen. Es wird rasch deutlich, dass bestimmte Personen einen viel größeren Anteil schultern als andere. Letztere warten lieber seelenruhig ab, bis das Essen fertig ist. Kurzum, es scheinen sich „Spezialisierungen" zu entwickeln. Man kann sich durchaus fragen, ob diese Verhaltensweisen ausschließlich mit der Persönlichkeit der Teilnehmer zusammenhängen oder sich vielmehr auf den Zwangscharakter der Situation als solcher zurückführen lassen.

Experimente mit Ratten verdeutlichen, in welchem Maße bestimmte Stresssituationen in der Gruppe unser Verhalten beeinflussen und strukturieren (Colin & Desor, 1986; Krafft, Colin & Peignot, 1994; Toniolo, Desor & Dickes, 1997).

> Die Forscher beobachteten das Verhalten von Ratten, die zu sechst in einem Käfig lebten.
> Um an Futter zu kommen, mussten sie einen Zugangsweg zu einem Futterspender benutzen, der jedes Mal nur ein Futterpellet abgab. Da

die Tiere dort nicht sitzen bleiben konnten, mussten sie mit dem Pellet zwischen den Zähnen in den Käfig zurückkehren und es dort fressen.

Später versenkten die Forscher den einzigen Zugang nach und nach in Wasser. Infolgedessen waren die Ratten gezwungen, ins Wasser zu tauchen und unter Wasser bis zu dem Futterspender zu schwimmen, das Pellet zwischen die Zähne zu nehmen und ohne Luftholen zu ihrem Wohnkäfig zurückzutauchen. Ratten lieben solche Tauchgänge ganz und gar nicht. So waren bald merkwürdige Verhaltensweisen zu beobachten.

Wie die Versuchsleiter feststellten, trieb diese Situation die Nager mehr und mehr dazu, sich zu spezialisieren. Nach einiger Zeit bildeten sich drei Kategorien von Ratten heraus:

- die *„Versorgungs"transporteure*; sie tauchten, brachten Futter mit, ließen es sich aber sehr häufig von den anderen stehlen.
- die *Nichttransporteure*; sie tauchten nie und kamen an ihr Futter, indem sie es den Transporteuren stahlen.
- schließlich eine dritte Kategorie, die aus Transporteurratten bestand, welche das von ihnen herbeigeschaffte Futter behielten. Das waren die *„autonomen" Transporteure*.

Die prozentualen Anteile bleiben über die Zeit stabil, ob bei Ratten oder Mäusen. Immer findet man 50 Prozent Transporteure (darunter einige autonome) und 50 Prozent Nichttransporteure. Und selbst wenn man sechs Transporteure zusammensetzt, sind daraus nach einer gewissen Zeit drei Nichttransporteure und drei Transporteure (davon einer autonom) geworden.

Diese Differenzierung entwickelt sich offenbar aus von vornherein bestehenden individuellen Merkmalen (sozusagen der Persönlichkeit der Ratten), aber auch den Interaktionen zwischen den Gruppenmitgliedern.

Man könnte meinen, die Ratten, die sich berauben lassen, seien die ängstlichsten, aber dem ist nicht so. Die Forscher wiesen nach, dass die Nichttransporteure noch furchtsamer waren als die Versorger, vermutlich weil erstere von letzteren abhängig waren.

Toniolo und Hennemann (2001) gingen der Frage nach, ob eine ähnliche Aufteilung sich auch unter Menschen herausbilden könnte. So führten sie ein Experiment durch mit einer Gruppe Studenten, das sich relativ eng an den Tierversuch anlehnte.

> An dem Experiment nahmen 120 Studenten teil. Sie wurden in Sechsergruppen in einem Raum versammelt. Ihre Aufgabe bestand darin, möglichst viele Punkte (Holzstäbchen) zu holen und sie in einem Karton am anderen Ende des Raumes zu deponieren. Zu Punkten kamen sie auf zwei verschiedene Weisen:
> - Entweder mussten sie einen manuellen Geschicklichkeitstest absolvieren und einen 1,20 Meter langen Draht durch einen Ring führen, ohne diesen damit zu berühren (dies galt als Analogie zum Tauchgang der Ratten).
> - Oder sie klauten die Punkte eines Gruppenmitglieds, indem sie dieses zwangen, die Punkte als Einsatz bei dem Strategiespiel „Vier gewinnt" zu nehmen. Dieser Teil des Experiments entsprach den Rangeleien und Diebstählen unter den Ratten. Die für das Spiel nötigen intellektuellen Fähigkeiten konnten ein Versagen bei dem Geschicklichkeitstest (Draht) ausgleichen.
>
> Die Forscher notierten, wie viele Punkte jeder Proband bei den Tests erzielte, ebenso die Gesamtzahl der verlorenen und der zurückgeholten Punkte.
>
> Am Ende hielten die Forscher für alle 120 Studenten zusammen Folgendes fest:
> - 26 Versuchspersonen waren psychomotorisch sehr geschickt (Drahttest), ließen sich aber beim Spiel die Punkte sehr oft stehlen; diese waren Versorger.
> - 32 Probanden waren psychomotorisch sehr gut und gingen auch aus dem Strategiespiel als Sieger hervor. Sie mussten also weniger häufig Punkte mit dem Draht holen als die anderen, weil sie sie behalten konnten. In ihnen sahen die Forscher die autonomen Transporteure.
> - 62 Studenten schließlich holten keine Punkte mit dem Draht. Sie gaben sich damit zufrieden, darauf zu warten, dass die Versorger Punkte verbuchten, um sie ihnen in dem Strategiespiel „Vier gewinnt" abzunehmen. Die Rattenkategorie, mit der man sie vergleichen kann, werden Sie selbst erkannt haben.

Ein nach dem Experiment ausgefüllter Fragebogen ergab, dass die Studenten anfangs das Verhalten der anderen mitzuverfolgen suchten. Doch sehr schnell verloren sie jeden Überblick. Auch konzentrierten sie sich angesichts des subjektiv starken Drucks mehr auf ihre eigenen Interaktionen und verloren das Spiel insgesamt aus dem Auge. Selbst diejenigen, die geplant hatten, sich gegenseitig zu unterstützen, traten in einen erbitterten Wettbewerb ein.

So kann sich in besonders stressigen Gruppensituationen ohne Wissen der Gruppenangehörigen ein System etablieren, in dem die einander ergänzenden Fähigkeiten der Mitglieder dem Überleben der Gruppe als ganzer dienen. Diese Spezialisierungen gehen möglicherweise auf individuelle Unterschiede im Angstniveau der Mitglieder zurück (Schroeder, Toniolo, Nehlig & Desor, 1998).

Fazit

Diese Experimente sind faszinierend, selbst wenn die genauen Gründe für das dabei aufgetretene Verhalten noch nicht völlig aufgeklärt sind. Jedenfalls könnten diese Ergebnisse, sollten sie auf alltäglichere Situationen übertragbar sein, schließlich erklären, warum in einer Gruppe immer dieselben die Frage stellen: „Wann gibt es denn Essen?"

Mehr zum Thema

Colin, C. & Desor, D. (1986). Behavioral differentiation of rats subjected to the diving-for-food situation. *Behavioral Processes, 13*, 85–100.

Krafft, B., Colin, C. & Peignot, P. (1994). Diving for food: A new model to assess social roles in a group of laboratory rats. *Ethology, 96* (1), 11–23.

Schroeder, H., Toniolo, A.-M., Nehlig, A. & Desor, D. (1988). Long-term effects of early diazepam exposure on social differentiation in adult male rats subjected to the diving-for-food situation. *Behavioral Neuroscience, 112* (5), 1209–1217.

Toniolo, A.-M., Desor, D. & Dickes, P. (1997). Déterminisme individuel au cours de l'ontogenèse et rôles sociaux à l'âge adulte: Une étude chez le rat Wistar. In: Launay, M. (Hrsg.). *Actes des XIe Journées des Psychologie Différentielle.* Montpellier: PUM, 21–30.

Toniolo, A.-M. & Hennemann (2001). Résolution des problèmes en situation de confinement: Profils comportementaux et structuration des groupes. In: Flieller, A., Bocéréan, C., Kop, J.-L., Thiébaut, E., Toniolo, A.-M. & Tornois, J. (Hrsg.). *Questions de Psychologie Différentielle.* Rennes: PUR, 345–350.

58 Warum schmecken Ihnen Heuschrecken besser, wenn der Koch ein Ekel ist?
Kognitive Dissonanz

Lesen Sie zunächst den folgenden Bericht über ein Experiment und beantworten Sie dann die Frage.

1962 kam es zu einem massiven Polizeieinsatz auf dem Campus einer amerikanischen Universität. Dieser wurde von den Studenten einhellig verurteilt. Der Forscher Cohen nutzte das Ereignis, um zu untersuchen, ob materielle Vergütungen zu Einstellungsänderungen führen (Brehm & Cohen, 1962).

Cohen kannte die negative Einstellung der Studenten zu den Ordnungskräften, doch unter dem Vorwand, den Polizeieinsatz zu untersuchen, brachte er einige Studenten dazu, einen Text zugunsten des Eindringens der Polizei in die Universität zu verfassen, da er bereits über genügend missbilligende Texte verfüge.

Die Versuchspersonen, die mitmachen wollten, wurden bezahlt. Je nach Bedingung bot Cohen 50 Cent, einen, fünf oder zehn Dollar. Nach Abgabe der Aufsätze beurteilte der Forscher mithilfe eines Fragebogens die Einstellung der Verfasser zu dem Polizeieingriff.

Na, was meinen Sie: Welche Studenten äußerten die polizeifreundlichste Einstellung, die Empfänger von 50 Cent, von einem, fünf oder zehn Dollar? Wenn Sie sich für die zehn Dollar entschieden haben, dann sind Sie von der Lerntheorie ausgegangen, der zufolge sich Verhalten durch Belohnungen leichter ändern lässt. Leider passierte dies hier nicht. Haben Sie dagegen auf die 50 Cent getippt, dann ein Hoch auf Sie, denn genau das entsprach den Ergebnissen: Je weniger die Probanden erhielten, desto günstiger äußerten sie sich über den Polizeieinsatz. Erstaunlich, nicht?

Wie lassen sich diese Befunde erklären? Zunächst gilt es festzuhalten, dass wir gemäß der Theorie der kognitiven Dissonanz (Festinger, 1978, Orig. 1957) ein Bedürfnis nach „austarierten" Beziehungen zwischen unseren Denkinhalten und unserem Handeln haben. Wir streben danach, Widersprüche zwischen Gedanken und/oder Verhaltensweisen zu beseitigen.

Beispielsweise würde ich als Umweltschützer keine Batterien in den Hausmüll werfen. Täte ich das, geriete ich in einen unangenehmen psychischen Spannungszustand, einen Zustand der „Dissonanz" zwischen meiner ökologischen Gesinnung und meinem Verhalten.

Eine Möglichkeit, das Gleichgewicht wiederherzustellen, besteht darin, Vorstellungen (Kognitionen) zu mobilisieren, die mein Verhalten rechtfertigen. Ich könnte mich beispielsweise davon überzeugen, dass die Batterien auf jeden Fall in der Hausmüllsortieranlage aussortiert werden. Eine andere Möglichkeit zur Verringerung der Dissonanz liegt im Ändern meiner Meinungen im Nachhinein, sodass sie zu meinem Verhalten passen: Ich könnte denken, dass ich eben doch nicht so grün eingestellt bin, wie ich dachte.

Nach diesem letzten Grundsatz reagierten die Studenten im Experiment von Cohen. Das Verfassen eines den eigenen Überzeugungen zuwiderlaufenden Plädoyers konnten sie damit rechtfertigen, dass sie ein nettes Sümmchen dafür bekamen. Infolgedessen hatten sie keinen Grund, ihre Meinung über den Polizeieinsatz zu ändern. Die üppig vergüteten Personen befanden sich demnach nicht in einer Dissonanzsituation. Dagegen gerieten diejenigen, die „für einen Appel und ein Ei" an dem Experiment teilgenommen hatten, sehr wohl in einen Zustand von Dissonanz. Wie soll man auch miteinander in Einklang bringen, dass man gegen den Polizeieinsatz ist und sich zugleich bereit erklärt hat, einen Text zugunsten der Ordnungsmacht zu schreiben? Schon gar nicht für lumpige 50 Cent ... Das einzige Mittel zur Reduktion der Dissonanz bestand also darin, seine Meinung über den Einsatz zu ändern.

Die Erforschung der kognitiven Dissonanz gab den Anstoß zu allen möglichen außergewöhnlichen Experimenten.

> 1965 brachten Zimbardo und seine Mitarbeiter unter dem Vorwand, neue Nahrungsmittel zu testen, amerikanische Soldaten dazu, gegrillte Heuschrecken zu essen.
>
> Eine Bedingung setzte einen sympathischen Versuchsleiter ein; er begrüßte die Versuchsperson herzlich, brachte dann sein Ansinnen vor, zeigte ein offenes Ohr für Nachfragen des „Opfers" und verhielt sich seinem Assistenten (einem Komplizen) gegenüber sehr liebenswürdig. Der Versuchsleiter der anderen Bedingung war unsympathisch, mürrisch und wies seinen Assistenten unablässig zurecht.
>
> Als die köstlichen Tierchen verzehrt waren, fragten die Forscher, wie sie den Soldaten gemundet hätten. Die Probanden der zweiten Bedingung (unsympathischer Forscher) fanden die Heuschrecken schmackhafter als die der ersten Bedingung (zuvorkommender Versuchsleiter). Letztere hatten einen guten Grund, das Spiel mitzuspielen: nämlich, sich einem sympathischen Versuchsleiter gefällig zu erweisen.
>
> Wie soll man dagegen rechtfertigen, dass man Insekten heruntergewürgt hat, wenn der Forscher unfreundlich war? Die Lösung: Man rationalisiert die eigene Handlung und ändert seine Einstellung zu Heuschrecken auf dem Teller im Nachhinein.

Halten wir eines fest: In all diesen Experimenten kommt es darauf an, dass die Versuchsperson das Gefühl hat, aus völlig freien Stücken mitgemacht zu haben. Würde sie sich dazu gezwungen fühlen, befände sie sich nicht in einem Zustand der

Dissonanz. Sie hätte vielmehr eine gute Erklärung für ihr Verhalten: Wenn sie sich einverstanden erklärt hat, dann nur, weil sie dazu gezwungen wurde.

Rechtfertigen der eigenen Anstrengung

Festingers Theorie sagt Folgendes voraus: Wenn Sie sich zu einem bestimmten Zweck sehr angestrengt haben und nur ein mageres Ergebnis erzielen, geraten Sie in einen Zustand der kognitiven Dissonanz, und die müssen Sie reduzieren.

Wiegen Sie beispielsweise am Ende einer Diätwoche nicht ein Gramm weniger, könnten Sie sich sagen, dass Sie sich doch viel besser fühlen. Sie könnten sich auch damit selbst belügen, dass Sie zu Beginn der Woche dicker waren. Diesen Mechanismus illustriert das folgende Experiment.

Conway und Ross (1984) boten Studenten an, sich freiwillig in einen Kurs einzuschreiben, der angeblich ihre Lern- und Leistungseffizienz (Noten, Lernen) steigerte. In Wirklichkeit bewirkte der Kurs überhaupt nichts dergleichen. Selbstverständlich wussten das die Teilnehmer vor der Einschreibung nicht.

Vor Beginn sollten die Versuchspersonen zunächst ihre Fähigkeiten einschätzen.

Da der Kurs ein „Schwindel" war, traten zwischen den Kursabsolventen und einer Kontrollgruppe, die keinen Kurs mitgemacht hatte, keinerlei Unterschiede in den Studienleistungen auf. Die Leistungen waren vor und nach dem Kurs in beiden Gruppen gleich.

Als man jedoch die Studenten aufforderte, den Kurs zu beurteilen, fanden sie ihn sehr effektiv. Am auffälligsten aber war Folgendes: Als man sie bat, sich ihre ursprünglichen Fähigkeiten ins Gedächtnis zurückzurufen, unterschätzten sie diese; jetzt, nach Absolvieren des Kurses waren sie in ihren Augen viel besser. Mithilfe dieses selektiven Gedächtnisses konnten sie ihre freiwilligen, aber völlig nutzlosen Anstrengungen rechtfertigen.

Doch damit ist die Geschichte noch nicht zu Ende. Mehrere Monate später suchte der Versuchsleiter die Studenten nochmals auf und fragte sie nach ihren Jahresendnoten. Wie er feststellte, gaben die Kursteilnehmer bessere Noten an, als sie tatsächlich bekommen hatten. Bei den Teilnehmern der Kontrollgruppe war dies nicht der Fall.

Trivialisieren

Eine andere Methode zur Dissonanzreduktion ist das „Trivialisieren". Wenn man gerade etwas getan hat und merkt, dass es unerwartete negative Konsequenzen hat, spielt man die Bedeutung der Tat herunter (Simon, Greenberg & Brehm, 1995).

Stellen Sie sich vor, Ihr Partner wirft Ihnen vor, Sie hätten Ihre Tochter übertrieben heftig zusammengestaucht und sie weine sich seither in ihrem Zimmer die Augen aus. Das könnten Sie folgendermaßen verharmlosen: „Ach, das ist doch gar nicht so schlimm, ich habe ihr nur gesagt, dass sie sich anstrengen soll, sie wird sich schon wieder beruhigen." Sie versuchen das problematische Verhalten kleinzureden, um die Dissonanz zwischen der Liebe zu Ihrer Tochter und dem Umstand, dass Sie ihr weh getan haben, zu verringern.

Fazit

Aufgrund unseres Bedürfnisses nach Dissonanzreduktion laufen wir zuweilen Gefahr, im Irrtum zu verharren, statt einzugestehen, dass wir auf dem Holzweg sind. Wir neigen dazu, uns zu rechtfertigen, selbst wenn wir ganz tief drinnen vage spüren, dass wir uns getäuscht haben oder getäuscht worden sind. Wir müssen um jeden Preis weitermachen, damit die erbrachten Opfer an Zeit oder Geld nicht umsonst gewesen sind. Trotzdem könnten wir nur gewinnen, würden wir den Kurs ändern.

Leider „rationalisieren" wir im Handeln häufig und schieben, um die Dissonanz zu verringern, noch ein Verhalten nach, das wieder auf der Linie des ursprünglichen Problemverhaltens liegt.

So können wir den rationalen Charakter unserer ersten Entscheidung rechtfertigen ... und sind mitten drin in der Eskalation.

Abschließend noch ein Rat: Wenn Sie im Nachhinein Zweifel an einem Kauf beschleichen: „Musste ich wirklich diesen Camcorder für 2 500 Euro haben, wo es doch welche für 800 gibt?", dann plagen Sie sich nicht zu sehr damit. Der Mechanismus der Dissonanzreduktion wird bald sein Werk tun und Ihre innere Spannung abbauen. Sie werden also alle möglichen Rechtfertigungen und Bestätigungen finden, dass Sie die beste Wahl getroffen haben. Hat das übrigens nicht auch der Verkäufer gesagt?

Mehr zum Thema

Brehm, J. & Cohen, A. (1962). *Explorations in Cognitive Dissonance.* New York: Wiley.

Conway, M. & Ross, M. (1984). Getting what you want by rivising what you had. *Journal of Personality and Social Psychology, 47,* 738–748.

Festinger, L. (1978, Orig. 1957). *Theorie der kognitiven Dissonanz.* Bern: Huber.

Simon, L, Greenberg, J. & Brehm, J. (1995). Trivialization: The forgotten mode of dissonance reduction. *Journal of Personality and Social Psychology, 68* (2), 247–260.

Zimbardo, P. G., Weisenberg, M., Firestone, I. & Levy, B. (1965). Communicator effectiveness in producing public conformity and private attitude change. *Journal of Personality, 33,* 233–255.

59 Sind Sie so unbeugsam, dass Sie dem Druck von 50 000 Menschen widerstehen könnten?
Tobende Massen und Schiedsrichterentscheidungen

Kann das Gebrüll einer tobenden Menge sportliche Leistungen beeinflussen? Die Athleten in den Stadien scheinen das jedenfalls zu glauben, wenn sie die Unterstützung des Publikums einfordern. Das ist sicherlich auch der Grund, warum Fußballspieler Heimspiele, also Spiele vor heimischer Anhängerschaft, bevorzugen. Angeblich bringt ihnen das einen Vorteil.

Die Forscher haben sich ebenfalls gefragt, ob die Reaktion der Masse die Entscheidungen von Schiedsrichtern beeinflussen könnte.

> Um dieser Frage auf den Grund zu gehen, baten Nevill und Mitarbeiter (2002) 40 ausgewiesene Schiedsrichter, an einem Experiment teilzunehmen. Die Aufgabe bestand darin, sich das Videoband einer Begegnung zwischen Liverpool und Leicester anzusehen und die Regelkonformität von 43 während dieses Matchs aufgetretenen Zwischenfällen zu beurteilen. Wohlgemerkt, die Testpersonen äußerten ihre Meinung, bevor sie die offizielle Entscheidung gesehen hatten. Machen wir noch auf einen nicht ganz unbedeutenden Sachverhalt aufmerksam: Die Mannschaft von Liverpool spielte zu Hause.
>
> Die Schiedsrichter der ersten Bedingung (Gruppe A) sollten die Aktionen beurteilen, während sie den Ton des Spieles, das heißt das Gebrüll der Menge, nicht aber die Reporterkommentare hörten. Die Unparteiischen der zweiten Bedingung (Gruppe B) sollten dieselbe Aufgabe lösen, aber ohne den Ton zu hören. Die Probanden beider Gruppen sollten zudem angeben, wie sicher sie sich ihrer Entscheidungen waren.
>
> Wie sich herausstellte, war die Entscheidungsunsicherheit der Schiedsrichter, die das Toben der Masse hörten (Gruppe A), größer, und vor allem belegten sie die Heimmannschaft (Liverpool) mit 16

Prozent weniger Sanktionen als die Teilnehmer der anderen Gruppe (B).

Nochmals: Den Schiedsrichtern der Gruppe A fielen nicht etwa mehr Fehler der Gastmannschaft auf, sie ahndeten nur weniger Verstöße der Heimmannschaft.

Alles spricht dafür, dass diese Schiedsrichter sich von dem Gebrüll der Menge für Liverpool beeinflussen ließen. Lustigerweise stimmten die Entscheidungen der Schiedsrichtergruppe, die den Lärm hatten hören können, mit denen des Unparteiischen auf dem Rasen (zwangsläufig) überein.

Fazit

Falls Sie Sportrichter oder Fußballschiedsrichter sind, sollten Sie mit Ohrenstöpseln antreten, denn eine tobende Masse kann Ihre Entscheidungen grundlegend beeinflussen, insbesondere zugunsten der Heimmannschaft.

Mehr zum Thema

Nevill, A. M., Balmer, N. J. & Williams, A. M. (2002). The influence of crowd noise and experience upon refereeing decisions in football. *Journal of Sport and Exercise, 3,* 261–272.

60 Warum schließen sich die Kandidaten in Quizsendungen der Meinung des Publikums an?
Konformismus und Konformität

Beeinflusst die Meinung anderer Ihre Entscheidungen? Im Allgemeinen werden wir solche Fragen eher verneinen, aus der Überzeugung heraus, dass wir das Bild einer starken, profilierten Persönlichkeit abgeben sollten.

In Wirklichkeit liegen die Dinge oft anders. Wir neigen sehr häufig dazu, uns der konformistischen Mehrheit anzuschließen, mit der Mode zu gehen, kurzum, uns anzupassen.

Konformismus bedeutet, dass ein Individuum seine Meinung im Sinn der bekundeten Meinungen mehrerer anderer ändert. Letztendlich ist Konformität, wenn man sich der anwesenden Mehrheit anschließt (oder nicht).

Stellen Sie sich vor, man hätte Sie für die Teilnahme an einem Experiment zur visuellen Wahrnehmung gewonnen. Als Sie den Raum betreten, haben es sich dort bereits sechs Personen bequem gemacht. Sie setzen sich also auf den letzten freien Stuhl, das heißt den vorletzten.

Der Versuchsleiter ergreift das Wort und erklärt den Anwesenden, zu denen auch Sie gehören, die vor Ihnen liegende Aufgabe. Sie sollen einzeln mündlich beantworten, ob die auf einem Karton dargebotenen Balken länger oder kürzer sind als ein Standardbalken („Ist Balken A länger oder kürzer als der Standardbalken?").

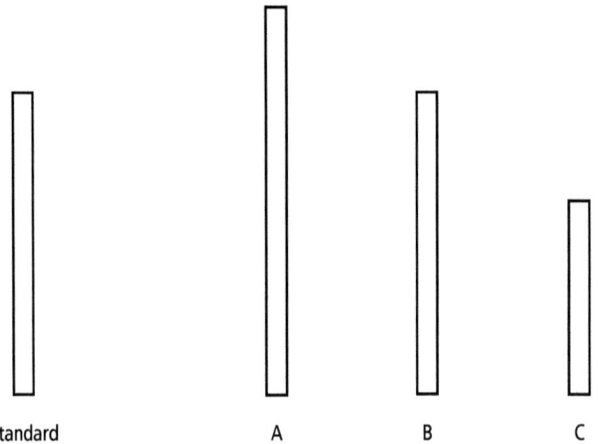

Was denken Sie? Das klingt ja einfach. Es ist wirklich nicht kompliziert. Das Experiment beginnt von links nach rechts, Sie sind also als Vorletzter dran. Die beiden ersten Durchgänge laufen rasch und reibungslos ab; alle Probanden geben dieselbe Antwort.

Plötzlich, im dritten Durchgang, gibt die erste Versuchsperson eine falsche Antwort, ohne dass ihre Stimme oder ihr Verhalten ein Zögern erkennen ließe. Sie sieht den Balken kürzer als den Standard, während er in Ihren Augen doch länger ist. Was ist los? Hat der Tomaten auf den Augen?

Dann ist der zweite Proband an der Reihe und gibt dieselbe falsche Antwort. Ebenso der dritte, und das mit derselben Gewissheit wie die beiden anderen. Noch bevor Sie begreifen, was passiert, haben alle Teilnehmer geantwortet, alle gleich falsch, und jetzt sind Sie dran. Was werden Sie tun? Sagen, was Sie wirklich sehen, oder sich der Mehrheit anpassen und ebenfalls falsch antworten?

Dieses Experiment wurde erstmals von Asch (1951) durchgeführt und seither häufig wiederholt. Sie ahnen sicher schon, dass die anderen Personen Komplizen des Versuchsleiters waren und die Anweisung hatten, sich so zu verhalten. Erstaunlich jedoch ist, dass die uneingeweihten Versuchspersonen sich in 40 Prozent der Fälle geflissentlich der Meinung der Mehrheit (der Komplizen) anschlossen. Sie mögen sich sagen, dass Ihnen das niemals passieren würde, dass Sie kein Herdentier sind. Das mag stimmen, denn etwa 25 Prozent der Versuchspersonen schlossen sich nie der falschen Meinung an. Doch die anderen 75 Prozent taten das systematisch, in der Hälfte der Fälle oder zumindest ab und zu. Aber haben Sie nicht auch schon einmal einer Person oder einer Darbietung Beifall geklatscht, nur weil alle anderen es taten?

Warum passt man sich an?

Bestimmten Psychologen zufolge, beispielsweise Kelman (1958), gibt es verschiedene Gründe für Anpassung:
- *Einfluss von Information:* Sind sich mehrere Personen einig, dann aus dem Grund, weil sie Recht haben („Sie müssen eine Information besitzen, zu der ich keinen Zugang habe").

- *„Mitläufertum" oder „Gefälligkeit":* Man möchte negative Konsequenzen vermeiden, auch wenn man vielleicht insgeheim die Ansicht der Mehrheit ablehnt.
- *„Identifikation":* Dies ist der Fall bei Heranwachsenden, die sich ihre Idole zum Maßstab nehmen und sich ihnen in Handeln oder Kleidung anpassen. Ihr Beweggrund ist der Wunsch, so zu sein wie die bewunderte Person.
- *„Internalisierung":* Man ändert die Meinung und schließt sich der Sache einer Person an, wenn sie Experte, aufrichtig oder vertrauenswürdig ist.

Welche Faktoren beeinflussen Konformität?

Autoritäre Persönlichkeiten passen sich stärker an als andere, da sie Normen, Konventionen, Macht und Autorität unbedingten Respekt entgegenbringen (Crutchfield, 1955).

Menschen mit *geringem Selbstwertgefühl* passen sich stärker an als andere, weil sie weniger auf ihre eigenen Fähigkeiten vertrauen (Stang, 1972).

Die *Gruppengröße* ist ebenfalls ein Faktor. Die Konformität nimmt mit der Zahl der anwesenden Personen zu, doch nur bis zu einem bestimmten Punkt. Jenseits von fünf Personen stabilisiert sich der Konformitätsgrad (Gerard, Wilhelmy & Conolley, 1968).

Zu berücksichtigen gilt es auch, ob die *Mehrheit sich einig ist oder nicht*. Gibt eine andere Person in der Gruppe die richtige Antwort, fällt der Anteil konformen Verhaltens auf sechs Prozent. Das geschieht auch dann, wenn diese andere Person dicke Brillengläser trägt und behauptet, nicht gut zu sehen, denn es zählt einzig und allein, dass es ein anderer wagt, sich der Mehrheit zu widersetzen (Allen & Levine, 1971).

Überdies spielt das *Geschlecht* eine Rolle: Männer passen sich weiblichen Aufgaben oder Themen stärker an und Frauen männlichen (Sistrunk & McDavid, 1971).

Und was die *Kultur* betrifft: Franzosen passen sich weniger an als Norweger, Amerikaner stärker als Japaner. Aufgrund von Traditionen oder der Umwelt neigen manche Kulturen stärker zu Konformität als andere (kollektivistische/individualistische Kulturen; siehe auch Milgram, 1961).

Fazit

In unserer Kultur bläuen wir unseren Kindern vom Kindergarten an Konformismus ein. So sollen Mädchen mit Puppen spielen und Jungen mit Spielzeugautos; man muss höflich sein und sich so benehmen wie alle anderen etc. Diese Konformitätsnorm gilt auch in Unternehmen (Anzug und Krawatte, Ausführen von Anweisungen etc.), um Konflikten mit Vorgesetzten und Gruppensanktionen wie Ausgrenzung vorzubeugen.

Trotz allem kann es für eine Gruppe (beispielsweise bei einer Besprechung) gefährlich sein, wenn eines der Mitglieder ein möglicherweise wertvolles Urteil für sich behält. Leider passt man sich häufig Gruppenentscheidungen an, statt seinen persönlichen Standpunkt zu vertreten.

Mehr zum Thema

Allen, V. & Levine, J. (1971). Social support and conformity: The role of independent assessment of reality. *Journal of Experimental Social Psychology, 7,* 48–58.

Asch, S. E. (1951). Effects of group pressure upon the modification and distorsion of judgments. In: Guetzkow, H. (Hrsg.). *Group, Leadership, and Men.* Pittsburgh, PA: Carnegie Press.

Crutchfield, R. S. (1955). Conformity and character. *American Psychologist, 10,* 191–198.

Gerard, H. B., Wilhelmy, R. A. & Conolley, E. S. (1968). Conformity and group size. *Journal of Personality and Social Psychology, 8,* 79–82.

Kelman, H. C. (1958). Compliance, identification, and internalization. Three processes of attitude change. *Journal of Conflict Resolution, 2,* 51–60.

Milgram, S. (1961). Nationality and conformity; with a biographical sketch. *Scientific American, 205,* 45–51.

Sistrunk, F. & McDavid, J. (1971). Sex variable in conforming behavior. *Journal of Personality and Social Psychology, 17,* 200–207.

Stang, D. J. (1972). Conformity, ability, and self-esteem. *Representative Research in Social Psychology, 3* (2), 97–103.

61 Ist es möglich, Freunde zu überzeugen, wenn sie der gegenteiligen Meinung sind wie Sie selbst?
Der Minderheitseinfluss

Müssen wir ein Urteil fällen, schließen wir uns im Allgemeinen der Mehrheit an. Diese Neigung findet ihren Ausdruck in bestimmten Fernsehquizsendungen: Wenn der Kandidat die Meinung des Publikums erfragen kann, folgt er systematisch der Mehrheit. Aber heißt das, dass die Meinung eines Einzelnen, der sich der Mehrzahl widersetzt, niemals Wirkung zeitigt? Das folgende Experiment (zitiert von Moscovici, 1994) beantwortet diese Frage.

> Die Forscher legten ihren Versuchspersonen Dreiecke mit Winkeln zwischen 90 und 85 Grad vor. Die Aufgabe bestand darin, die Winkel dieser Dreiecke zu schätzen. In diesem Experiment waren die Probanden je einer von zwei Bedingungen zugeordnet:
> - Die Probanden der ersten Bedingung, genannt „Mehrheitseinfluss", sahen einen 85-Grad-Winkel und bekamen folgende Anweisung: „Als Hilfestellung sollten Sie wissen, dass 90 Prozent aller Menschen diesen Winkel als 50-Grad-Winkel wahrnehmen."
> - Die Probanden der zweiten Bedingung, genannt „Minderheitseinfluss", erhielten zu demselben Winkel die Anweisung: „Als Hilfestellung sollten Sie wissen, dass zehn Prozent aller Menschen diesen Winkel als 50-Grad-Winkel wahrnehmen."

Alle Dreiecke konnte man sich als schematische Darstellung eines Käsestücks, beispielsweise von einem Tortenbrie, vorstellen. Zusätzlich bat man die Probanden nach Abschluss der Winkelschätzungen, das Gewicht der Käseportion zu schätzen, das diesen Winkeln ihrer Meinung nach entsprach.

Nach Abschluss des Experiments kam Folgendes heraus:

- Die Versuchspersonen, die unter Mehrheitseinfluss standen, schätzten den 85-Grad-Winkel kleiner ein, als er in Wirklichkeit war. Hier folgten die Teilnehmer der Mehrheit. Sie reagierten wie die Probanden von Asch bei dem Balkendiagramm, sie passten sich an (Abschnitt 60).
- Die Probanden unter Minderheitseinfluss nahmen den 85-Grad-Winkel nicht kleiner wahr. Dass sie glaubten, zehn Prozent aller Menschen täten dies, beeinflusste ihre Wahrnehmung nicht. Bei der Frage nach dem Gewicht dagegen schätzten sie die diesem Winkel entsprechende Brieportion als leichter ein als die andere Gruppe.

Dieser Einfluss wirkt unabhängig, da das Individuum keine Kenntnis von einem Minderheits- oder Mehrheitsurteil bezüglich der Käseportion erhielt. Man spricht von einem indirekten oder latenten Einfluss.

Fazit

Dieses Experiment spricht dafür, dass es, ob in einer Besprechung oder bei einem Familientreffen, immer nützlich ist, seinen Standpunkt darzulegen, selbst wenn dieser nicht mit dem der Mehrzahl der Anwesenden übereinstimmt. Sicherlich werden Sie in diesem Fall das Publikum nur selten beeinflussen, denn wenn es Ihre Ansicht übernähme, hieße das, sich von der Gruppe abzusetzen.

Trotzdem: Verteidigen Sie Ihre Idee und argumentieren Sie, denn sehr oft werden Sie einen indirekten (latenten) Einfluss ausüben können. Ein bisschen ist das so, als hätten Sie den Anwesenden einen Virus in den Kopf gesetzt, der dann nach und nach sein Werk tut. Also sagen Sie Ihre Meinung, es bleibt immer etwas hängen.

Mehr zum Thema

Moscovici, S. (1994). Influences conscientes et influences inconscientes. *Psychologie Sociale des Relations à autrui*. Paris: Nathan Université, 141–160.

62 Warum geht es zu zweit langsamer?
Soziale Faulheit

Nehmen wir an, Sie hätten beschlossen, in Ihrem Garten einen Swimmingpool zu bauen. Sie wenden sich an eine Spezialfirma, die Ihnen einen Arbeiter schickt. Ungeduldig verfolgen Sie den Beginn der Arbeiten und stellen fest, dass der Arbeiter beim Ausheben der Grube einen Kubikmeter in der Stunde schafft. Ihre Frau macht Sie zu Recht darauf aufmerksam, dass das lange dauern wird, und Sie bereuen, dass Sie nicht drei statt nur einen Arbeiter angefordert haben. Deren Leistung betrüge logischerweise drei Kubikmeter pro Stunde, was den Zeitaufwand erheblich verringern würde.

Leider sagen uns die zur Gemeinschaftsarbeit vorliegenden Studien, dass Sie das Ergebnis Ihrer Rechnung stark überschätzen und dass der Aushub von drei Arbeitern weit unter drei Kubikmetern pro Stunde liegen dürfte. In der Tat weiß man seit Langem, dass der Ertrag einer Gemeinschaftsarbeit sich nicht proportional zur Zahl der Ausführenden verhält: Die Leistung des Einzelnen bei einer Aufgabe fällt geringer aus, wenn er sie in Zusammenarbeit mit anderen ausführt. Diese Daten illustrieren, was Forscher als „soziale Faulheit" bezeichnet haben.

> Latané, Williams und Harkins (1979, 1981) forderten ihre Probanden auf, so laut Beifall zu klatschen und zu rufen, wie sie nur konnten.
> Dabei variierten die Forscher die Zahl der Applaudierenden. In einem ersten Durchgang waren sie alleine, in drei anderen in Zweier-, Vierer- und Sechsergruppen. Der von jedem Probanden erzeugte Lärm wurde individuell in Dezibel gemessen und registriert.

Die Ergebnisse zeigten, dass die Leistung des Einzelnen nachließ, je größer die Gruppe wurde.

Gemessen an den Einzelleistungen lag die Gruppenleistung um 29 Prozent niedriger, wenn die Gruppe aus zwei Teilnehmern bestand, um 49 Prozent in der Vierergruppe und um 60 Prozent, wenn sie zu sechst waren.

Dieses Experiment wurde mit Versuchspersonen wiederholt, denen man die Augen verband und einen Helm aufsetzte, sodass man sie isolieren und ihnen vorspiegeln konnte, eine oder mehrere Personen befänden sich bei ihnen. Auch hier hing der Leistungsrückgang von der Zahl der vermeintlichen Mitklatscher ab. Die Leistung erreichte das Maximum, wenn die Probanden allein waren, sank, wenn sie sich von einer zweiten Person begleitet glaubten, und erreichte den Tiefpunkt, wenn sie sich in Gesellschaft von fünf anderen wähnten.

Wird der Einzelne zum Faulenzer, wenn er in der Gruppe arbeitet? Darauf laufen offenbar die zahlreichen Untersuchungen hinaus, in denen es um Ideenproduktion, Labyrinthlernen, Bewertung von Botschaften, Bewegungsaufgaben (Tauziehen etc.) ging. Diese Experimente enthüllen immer denselben Effekt: Die kollektive Leistung liegt unter der Summe der zuvor in einer Einzelsituation erbrachten Leistungen aller Gruppenmitglieder.

Zur Erklärung dieses Phänomens wurden mehrere Hypothesen vorgelegt (Huguet, 1995); soziale Faulheit tritt immer dann auf, wenn die kollektiven Aufgaben einfach sind und sich nicht genau feststellen lässt, wer was getan hat. In solchen Fällen mangelt es der Person an Antrieb, denn es ist unmöglich, eine gute Leistung als persönlichen Erfolg zu verbuchen. Der Druck, sich anzustrengen, nimmt also ab. Und wenn die Arbeit von einem Weisungsbefugten geleitet wird, schwächt sich dessen Einfluss proportional zur Zahl der Anwesenden ab. Mit anderen Worten, die Macht des Machthabers (ob er anwesend ist oder nicht) nimmt umso mehr ab, je mehr Personen beteiligt sind.

Fazit

Die Ergebnisse dieser Experimente überraschen Sie vielleicht, hat man Ihnen doch immer eingebläut, dass Teamarbeit der Einzelarbeit vorzuziehen und überlegen sei. Vielleicht denken Sie auch, dass all das ein ziemlich beunruhigendes Bild von Gemeinschaftsarbeit zeichnet. Aber seien Sie unbesorgt, die (reale oder eingebildete) Anwesenheit anderer wirkt sich nicht immer negativ auf die individuelle Leistung aus. Das werden wir später noch sehen.

Mehr zum Thema

Huguet, P. (1995). Travail collectif et performances individuelles. In: Mugny, G., Oberlé, D. & Beauvois, J.-L. (Hrsg.). *Relations Humaines, Groupes et Influence Sociale.* Grenoble: PUG, 31-41.

Latané, B., Williams, K. & Harkins, S. (1979). Many hands make light the work: The causes and consequences of social loafing. *Journal of Personality and Social Psychology, 37,* 822–832.

Williams, K., Harkins, S. & Latané, B. (1981). Identifiability as a deterrent to social loafing: Two cheering experiments. *Journal of Personality and Social Psychology, 40,* 303–311.

63 Warum sollten Sie als Versager alleine arbeiten?
Soziale Erleichterung

1897 wurde erstmals in einem sozialpsychologischen Experiment untersucht, wie sich die Anwesenheit anderer auf die individuelle Leistung auswirkt.

Norman Triplett (1897), ein begeisterter Anhänger von Radrennen, hatte festgestellt, dass die Fahrer schneller in die Pedale traten, wenn sie im Hauptfeld (durchschnittlich 33 Kilometer/Stunde), als wenn sie alleine gegen die Uhr fuhren (durchschnittlich 24 Kilometer/Stunde).

So machte er sich an ein Experiment im Labor, um seine Beobachtung zu bestätigen. In dieser Studie sollten 40 Kinder möglichst schnell möglichst viel Angelschnur auf eine Rolle wickeln. Sie bewältigten diese Aufgabe zunächst allein in einem Raum, dann in Gegenwart eines anderen, mit derselben Aufgabe beschäftigten Kindes (Koaktion).[30]

Die Ergebnisse zeigten klar, dass die Anwesenheit anderer die Leistung verbessern konnte: 20 Kinder waren unter dieser Bedingung schneller als einzeln, bei zehn änderte sich die Leistung nicht, und zehn wurden langsamer. Dieses Phänomen nannte man soziale Erleichterung.

Die Gegenwart anderer konnte also die individuelle Leistung steigern. Dennoch erbrachten die in den folgenden Jahrzehnten an Menschen und Tieren durchgeführten Studien uneinheitliche Resultate: Bald bestätigten sie diese Ergebnisse, bald widersprachen sie ihnen. So zeigte Chen (1937), dass Ameisen schneller an ihrem Nest bauen und dreimal mehr Erde bewegen, wenn andere, mit derselben Aufgabe beschäftigte Ameisen dabei sind, als wenn sie alleine schuften. Andere Forscher wiesen nach, dass in ein ihnen unbekanntes E-Labyrinth gesetzte Kakerlaken (die das Licht scheuen) in Anwesenheit von Artgenossen ihre dunkle Zuflucht langsamer wiederfinden, als wenn sie allein sind.

All diese Ergebnisse sind widersprüchlich, denn einmal findet man in Koaktionssituationen erleichternde, dann wieder hemmende Einflüsse der Gegenwart anderer auf die individuelle Leistung. Es gibt also nicht „eine" allgemeine Reaktion, die für alle Situationen gelten würde. Eine Synthese verschiedener Studien zeigt, dass die Leistung von der Wahrnehmung der Selbstwirksamkeit der Person abhängt (Sanna, 1992):

- Bei einfachen Aufgaben weiß die Versuchsperson, dass sie Erfolg haben wird. Die Motivation ist stark, da sie das Gelin-

---

[30] Dies sind also andere Bedingungen als beim Effekt der sozialen Faulheit, wo es um eine gemeinsame Aufgabe ohne Sichtbarkeit der Einzelleistungen geht.

gen, die Belohnungen und den Selbstwertzuwachs vorwegnimmt. Sie reagiert also positiv auf die Gegenwart anderer, und ihre Leistung verbessert sich in Anwesenheit eines Koakteurs oder Beobachters. Macht dagegen die Situation jede Bewertung der eigenen Produktivität unmöglich, ist das Individuum nicht motiviert, da es ihm unmöglich ist, seinen Anteil am Erfolg geltend zu machen. In diesem Fall bricht sich die „soziale Faulheit" Bahn.

- Bei komplizierten Aufgaben sieht die Person einen negativen Ausgang voraus (sie wird bestimmt versagen oder nicht gut sein, läuft Gefahr, sich zu blamieren, ein angeknackstes Selbstwertgefühl davonzutragen etc.). Lässt sich ihre Arbeit genau einschätzen, verschlechtert sich in Anwesenheit anderer die Leistung, da sich das Individuum gehemmt fühlt. Vielleicht kennen Sie die folgende Situation aus eigener Anschauung: Sie sind „Fahranfänger" und Ihr/e Freund/in oder ein anderer Insasse fährt mit. Sie fühlen sich gestört und denken bei sich: „Das ist aber seltsam, wenn er/sie bei mir im Auto sitzt, fahre ich schlechter, als wenn ich allein bin." Macht dagegen die Situation jede Bewertung der eigenen Tätigkeit unmöglich, steigert die Anwesenheit anderer die Leistung gegenüber einer Situation, in der sich genau bestimmen lässt, „wer was gemacht hat". Die Hemmung wird schwächer.

Die Wirkungen der Gegenwart anderer auf die individuelle und kollektive Leistung lässt sich wie folgt zusammenfassen:

Die Person erwartet Versagen oder komplizierte Aufgaben	
Gruppenarbeit – Beurteilung der individuellen Produktion unmöglich	Gruppenleistung ist der Einzelarbeit proportional überlegen

Die Person erwartet Versagen oder komplizierte Aufgaben	
Arbeit in Anwesenheit anderer – Beurteilung der persönlichen Produktion möglich (Koaktion)	Gruppenleistung ist der Einzelarbeit proportional unterlegen
Die Person erwartet Erfolg oder einfache Aufgaben	
Gruppenarbeit – Beurteilung der individuellen Produktion unmöglich	Gruppenleistung ist der Einzelarbeit proportional unterlegen
Arbeit in Anwesenheit anderer – Beurteilung der persönlichen Produktion möglich (Koaktion)	individuelle Leistung ist der Einzelarbeit proportional überlegen

Gut, einverstanden, könnten Sie jetzt sagen: „Aber Brainstorming, das bringt doch was" und „Problemlösegruppen, die funktionieren doch".

Eine Gruppe, die das Brainstorming-Verfahren anwendet, produziert doppelt so viele interessante und gebilligte Ideen wie eine „Kontrollgruppe", die diese Technik nicht einsetzt (Parnes, 1974). Doch die Behauptung (in Bezug auf Kreativität), die Gruppensituation sei der Summe der Einzelsituationen überlegen, ist nie bewiesen worden.

In einer Problemlösegruppe nehmen die Mitglieder wahr, wer was vorschlägt und wer die originellsten Ideen hat. Die Einzelleistungen sind daher in hohem Maße sichtbar. Ist die Aufgabe kompliziert, ist die Leistung aufgrund der sozialen Hemmung der eines Einzelnen unterlegen. Ist die Aufgabe einfach, gilt das Umgekehrte. Doch Achtung, diese Vorhersagen verstehen sich „bei gleichbleibenden Bedingungen". Die Produktion einer Gruppe kann durch die Anwesenheit eines autokratischen Chefs, die eines Einzelarbeiters durch andere intervenierende Variablen (Müdigkeit, Hunger etc.) beeinträchtigt werden.

Summa summarum ist das Prinzip der Problemlösegruppe eher vorteilhaft, denn die Gruppenarbeit zeitigt Nutzeffekte, die individuelle Arbeit nicht mit sich bringt (schnellerer Informationsfluss und sofortige Anpassung, Herbeiführung von Konsens, schnellere Entscheidungsfindung, gegenseitige Motivierung der Beteiligten, Erhöhung der Produktivität, Berücksichtigung verschiedener Standpunkte etc.). Letztlich können diese verschiedenen Aspekte in realen Gruppen das Absinken der Leistung bei schwierigen Aufgaben ausgleichen.

Fazit

Es ist gar nicht so einfach zu entscheiden, ob zwei Köpfe wirklich besser denken als einer. Dazu müssen Sie den Kontext der betreffenden Arbeit kennen. Dann können Sie die verschiedenen dargestellten Resultate auf alle möglichen Situationen anwenden und Ihre Prognose erstellen.

Müssen Sie sich beispielsweise einer Prüfung unterziehen oder an einem Wettbewerb teilnehmen, könnte die Anwesenheit anderer, mit derselben Aufgabe beschäftigter Personen Ihre Leistung steigern, vorausgesetzt Sie sind gut vorbereitet und Sie haben sich auf das richtige Niveau eingestellt. Haben Sie dagegen große Lücken und sind Sie auf dem fraglichen Gebiet nicht sattelfest, dann geben Sie Acht: In einer Kollektivsituation laufen Sie Gefahr, noch schlechter abzuschneiden.

Mehr zum Thema

Chen, S. C. (1937). Social modification of the activity of ants in nest-building. *Physiological Zoology, 10,* 420–436.

Parnes, S. J. (1974). Éducation et créativité. In: Beaudot, A. (Hrsg.). *La Créativité.* Paris: Dunod, 175–187.

Sanna, L. J. (1992). Self-efficacy theory: Implications for social facilitation and social loafing. *Journal of Personality and Social Psychology, 62,* 774–786.

Triplett, N. (1897). The dynamogenic factors in pacemaking and competition. *American Journal of Psychology, 9,* 507–533.

64 Warum sollte man sich nicht anfassen lassen?
Körperkontakt und Kaufverhalten

Glauben Sie, dass es Ihr Kaufverhalten beeinflusst, wenn Sie sich von einem Verkäufer an der Schulter oder am Arm berühren lassen? Wenn Sie diese Frage verneinen, dann täuschen Sie sich, denn das Experiment von Smith und Mitarbeitern (1982) beweist das Gegenteil.

> In einem Supermarkt stand ein als Verkäufer verkleideter Forscher in einer Abteilung vor einem kleinen Tisch, darauf ein Teller mit Pizzastücken. Kamen Kunden vorüber, hielt er ihnen den Teller hin und bot ihnen ein Stück an.
> Eine Bedingung sah vor, dass der Forscher dabei den Arm des Kunden ergriff. Er berührte ihn einfach, packte also nicht fest zu. Die andere Bedingung schrieb keinen Körperkontakt zwischen Verkäufer und Kunde vor. Weiter hinten im Geschäft konnte man dann die angepriesene Pizza kaufen. Ein Komplize beobachtete und registrierte das Verhalten der Kunden, wenn sie an dieser Stelle vorüberkamen.
> Dabei stellte sich Folgendes heraus:
> - Fast 80 Prozent der Kunden nahmen das Pizzastück nach einer Berührung an, dagegen weniger als 50 Prozent, wenn kein Kontakt stattgefunden hatte.
> - 19 Prozent der Personen, die die Pizza probiert hatten, ohne berührt zu werden, kauften sie.
> - Doppelt so viele Kunden (37 Prozent) kauften, wenn der Vorführer sie am Arm berührt hatte.

Eine in einem Restaurant durchgeführte Studie verdeutlicht ebenfalls, wie sehr wir uns durch Berührungen beeinflussen lassen.

> Lynn und Sherwyn (1998) versicherten sich der Mithilfe eines Kellners, um den Einfluss von Körperkontakt auf die Höhe des Trinkgelds zu untersuchen.

Betrat ein Gast das Restaurant, bestimmte der Kellner (heimlich) durch Münzwurf, ob er seinen Gast beim Überbringen der Rechnung die Hand auf die Schulter legen würde oder nicht.[31] Der Kellner berührte also recht viele Gäste nach ihrer Mahlzeit.

Als man die auf dem Tisch zurückgelassenen Trinkgelder zählte, zeichnete sich ein Unterschied zwischen den beiden Bedingungen ab. Fand kein Kontakt statt, betrug das Trinkgeld im Schnitt 11,5 Prozent; es stieg aber auf 15 Prozent, wenn der Kellner seine Hand auf die Schulter des Gastes gelegt hatte. Dieser Effekt trat unterschiedslos bei männlichen wie weiblichen Gästen auf.

Zu ergänzen ist noch, dass zwar die Bedingung „Hand auf der Schulter" alle Probanden zu höheren Trinkgeldern veranlasste, die Steigerung aber bei den jüngsten Personen am deutlichsten ausfiel.

Wenn sich schon ein Angestellter von Trinkgeldern motivieren lässt, dann möglicherweise ein Wirt durch die vom Gast konsumierte Menge erst recht. Die folgende Studie könnte also Restaurantbetreiber, die ihren Umsatz steigern möchten, auf habgierige Gedanken bringen.

Kaufman und Mahoney (1999) baten Serviererinnen, sich für die Dauer eines Experiments als Komplizinnen zur Verfügung zu stellen. Jede sollte sich an einen Tisch begeben, an dem genau zwei Gäste saßen, weder mehr noch weniger. Zunächst sollte sie einen der beiden Gäste (Nebengast) ansprechen und ihn fragen, was er zu trinken wünschte. Dann sollte sie genauso mit dem anderen Gast (Hauptgast) verfahren, ihn jedoch dabei mehrere Sekunden lang an der Schulter berühren. Die andere Bedingung sah keine Berührung der beiden Gäste vor. Die Forscher beobachteten die Gäste ohne deren Wissen und registrierten, was sie konsumierten. Dies wurde in Äquivalente

---

[31] Mit dieser Technik lassen sich die Kunden den beiden Bedingungen nach dem Zufallsprinzip zuweisen, sodass eventuelle intervenierende Faktoren kontrolliert werden. Jede Person (mit ihren Besonderheiten, ihrer persönlichen Geschichte etc.) hat dieselbe Chance, der Bedingung „berührt" wie der Bedingung „nicht berührt" zugewiesen zu werden.

von Unzen Bier (eine Unze Bier = die in 30 Zentilitern Bier enthaltene Alkoholmenge) umgerechnet.

Kaufman und Mahoney erhielten folgende Ergebnisse:

	Situation mit Berühren	**Situation ohne Berühren**
Hauptgast	29 Unzen	20,5 Unzen
Nebengast	25 Unzen	21,5 Unzen

Zu beobachten ist, dass die Berührung nicht nur den Konsum des Hauptgastes, sondern auch des Nebengastes steigerte (obwohl dieser nicht berührt worden war). Die Forscher nahmen an, dass die Berührung den Hauptgast zu Verhaltensweisen veranlasste, die auch den anderen Gast dazu ermutigten, mehr zu trinken.

Der Effekt von Berührungen lässt sich aber auch zu pädagogischen Zwecken nutzen …

Guéguen (2002) führte in einem Statistikseminar ein Experiment mit den Studenten durch.

Der Versuchsleiter ging im Raum umher, näherte sich einem Studenten, beobachtete dessen Arbeit einige Augenblicke lang und ermutigte ihn dann mit den Worten: „Das ist gut, gute Arbeit." Der Professor setzte seinen Rundgang fort und wiederholte dieses Verhalten bei drei anderen Studenten. Von diesen vier Zielpersonen berührte der Professor bei seiner Ermutigung zwei am Arm, die beiden anderen nicht. Das Ganze wurde in mehreren Seminaren wiederholt.

Gegen Ende des Unterrichts fragte der Professor, ob jemand bereit sei, die Übung an der Tafel zu verbessern. Er notierte, ob sich unter den erhobenen Händen die der vier Zielstudenten befanden oder nicht.

Wie sich zeigte, meldeten sich mehr als 35 Prozent der ermutigten Studenten freiwillig, wenn sie am Arm berührt worden waren. Aus der Gruppe „kein Körperkontakt" taten es dagegen kaum mehr als 20 Prozent. Guéguen fand ähnliche Resultate, ob es sich um Studenten oder Studentinnen handelte.

… oder zu noch wohltätigeren Zwecken.

In einem Experiment von Whitcher und Fisher (1976) erklärte eine Krankenschwester frisch ins Krankenhaus eingelieferten Patienten den Ablauf eines chirurgischen Eingriffs, dem sie sich unterziehen mussten. Schwester und Patient gingen gemeinsam ein kleines Informationsheft über die Operation durch. Dabei legte die Schwester der Hälfte der Patienten etwa eine Minute lang die Hand auf den Arm. Die andere Hälfte berührte sie nicht.

Danach beobachteten die Forscher die Patienten und stellten Folgendes fest:
- Die berührten Patienten hatten die im Heft enthaltene Information besser verstanden.
- Sie hatten viel weniger Angst als die nicht berührten Patienten.
- Sie empfanden den Krankenhausaufenthalt als weniger unangenehm als die anderen.

Überraschenderweise zeigten sich auch physiologische Unterschiede zwischen den beiden Patientengruppen. Die Kranken, die am Arm berührt worden waren, hatten vor, während und nach der Operation einen niedrigeren Blutdruck. Wahrscheinlich ging diese Verringerung auf die Verringerung der Angst des Patienten zurück.

Fazit

Warum Berührungen in dieser Weise wirken, ist noch nicht ganz geklärt. Jemanden anzufassen, ist nicht die Regel. Wenn Sie es trotzdem tun, wird diese Übertretung möglicherweise als Zeichen großer Sympathie und Wertschätzung für den Betreffenden wahrgenommen. In der Tat berührt man nur die Menschen, die man liebt. Aufgrund der Wechselseitigkeitsnorm könnte also die berührte Person sich Ihnen ihrerseits wohlgesinnt zeigen und beispielsweise auf Ihre Bitte eingehen oder Ihnen ein gutes Trinkgeld geben, sofern die Bewegung nicht als Machtgeste oder im Kontext von Sexualität gedeutet wird.

Wenn Sie also mit einem Kumpel ins Kino gehen und sich nicht einig sind, welchen Film Sie anschauen wollen, nehmen Sie sich eine Minute, betrachten Sie die Plakate und legen Sie dabei Ihrem Freund die Hand auf die Schulter. So steigern Sie Ihre Chancen, dass er sich Ihrer Wahl anschließt.

Mehr zum Thema

Guéguen, N. (2002). Encouragement non verbal à participer en cours: L'effet du toucher. *Psychologie & Éducation, 51,* 95–105.

Kaufman, D. & Mahoney, J. (1999). The effect of waitresses' touch on alcohol consumption in dyads. *The Journal of Social Psychology, 139,* 261–267.

Lynn, M., Le, J. & Sherwyn, D. (1998). Reach out and touch your customers. *Cornell H.R.A. Quarterly,* 60–65.

Smith, D. E., Gier, J. A. & Willis, F. N. (1982). Interpersonal touch and compliance with a marketing request. *Basic and Applied Social Psychology, 3* (1), 35–38.

Whitcher, S. & Fisher, J. (1976). Multidimensional reaction to therapeutic touch in a hospital setting. *The Journal of Personality and Social Psychology, 37,* 87–96.

65 Warum lacht Ihr Freund genauso wie Sie?
Der Chamäleon-Effekt

Vielleicht sind Ihnen schon folgende Phänomene aufgefallen: Wenn Sie sich mit Ihrer besten Freundin unterhalten und sich dabei durchs Haar fahren, dann tut sie das ebenfalls. Oder: Manche Menschen verändern ihre Stimme, je nachdem mit wem sie reden. Wenn Sie bereits solche Beobachtungen gemacht haben, dann sind das nicht nur vage Eindrücke. Sie stehen für das, was die Forscher den „Chamäleon-Effekt" nennen (Chartrand & Bargh, 1999).

Dieser Ausdruck bezeichnet die automatische Imitation von Körperhaltung, Manieren, Mimik, Lachen, Tonfall und anderen Verhaltensweisen des Menschen, mit dem wir gerade umgehen. In Gegenwart einer anderen Person verändert sich also unser Ausdrucksverhalten unwillkürlich und ohne unser Zutun, sodass es sich dem ihren angleicht. Wissenschaftlern zufolge erhöht allein die Wahrnehmung des Verhaltens eines anderen Menschen automatisch die Wahrscheinlichkeit, dass wir uns ebenso verhalten. Dies suchten die folgenden Experimente nachzuweisen.

In einer Studie von Chartrand und Bargh (1999) sollten sich 72 Studenten einzeln mit einem Versuchsleiter zusammensetzen, um über einen Stapel Fotos zu diskutieren.

Im ersten der insgesamt drei Experimente befanden sich die Studenten in Gesellschaft eines Versuchsleiters, der sich entweder von Zeit zu Zeit an der Nase kratzte oder mit dem Fuß wippte.

Wie sich herausstellte, beeinflussten die kleinen Marotten des Versuchsleiters das motorische Verhalten der Teilnehmer: Diejenigen, die bei dem „Nasenkratzer" gesessen hatten, kratzten sich häufiger an der Nase, als sie mit dem Fuß wippten. Umgekehrt wippten diejenigen, die mit dem „Fußwackler" zusammengewesen waren, häufiger mit dem Fuß, als sich an der Nase zu kratzen.

Auf Nachfrage der Forscher, ob den Probanden ihr Verhalten bewusst gewesen sei, hatte es nicht einer bemerkt.

Im zweiten Experiment befand sich die Hälfte der Testpersonen in Gesellschaft eines Versuchsleiters, der geschickt ihre Haltungen, Bewegungen und Manieren nachahmte – die Beine übereinanderschlug oder eine Haarsträhne zwirbelte –, sobald die Probanden dieses Verhalten zeigten. Bei der anderen Hälfte imitierte der Versuchsleiter die Probanden nicht. Nach dem Experiment sollten die Studenten den Versuchsleiter beurteilen: Die „Imitationsopfer" fanden ihn netter als diejenigen, die nicht nachgeahmt worden waren. Erstere beurteilten zudem den Austausch mit ihm als angenehmer. Das zeigt, dass Imitation den Eindruck auf emotionaler Ebene beeinflusst: Ahmt man eine Person nach, so erhöht dies die Wahrscheinlichkeit, dass sie einen ihrerseits sympathisch findet.

Im letzten Experiment der Reihe bestimmten die Forscher die Empathie der Teilnehmer, das heißt ihre Fähigkeit, sich in andere hineinzuversetzen und ihre Empfindungen nachzufühlen. Danach wurden sie in ähnliche Situationen wie oben beschrieben gebracht.

Wie sich herausstellte, trat bei den Personen mit dem größten Einfühlungsvermögen ein deutlicherer „Chamäleon-Effekt" auf als bei den anderen: Sie ahmten ihren Partner öfter nach als wenig empathische Personen. Diese Ergebnisse überraschen kaum, da empathische Menschen anderen mehr Aufmerksamkeit widmen und im Gegenzug mehr Freunde haben.

Andere Experimente erhärteten den Chamäleon-Effekt ebenfalls.

In einem davon erzählte ein Forscher seinen „naiven" Versuchspersonen von (erfundenen) Unannehmlichkeiten. Er tat dies mit verkrampfter, verzerrter Mimik, wie man es in solchen Fällen tut. Die ihn beobachtenden Probanden taten es ihm nach, und je stärker er sein Gesicht verzerrte, desto stärker verzerrte sich auch das der Testpersonen (Bavelas, Black, Lemery & Mullett, 1986).

In dieselbe Richtung wies die Studie von Provine (1986). Er zeigte, dass die Probanden häufiger gähnten, wenn der Versuchsleiter gähnte, als wenn er das unterließ.

Ein letztes Experiment bestätigt, was Sie sicher schon selbst häufig beobachtet haben: Mütter öffnen beim Füttern ihres Babys oft selbst den Mund, wenn das Baby den seinen aufmacht (O'Toole & Dubin, 1968).

Fazit

Letztlich sind wir alle Chamäleons: Im Umgang mit anderen ahmen wir häufig und ganz von selbst ihre Mimik und ihren Ausdruck nach. Daraus ließe sich der folgende Grundsatz ableiten: „Was sich gesellt, gleicht sich an." Das bestätigt übrigens eine Arbeit von Zajonc, Adelman, Murphy und Niedenthal (1987), wonach sich die Mimik von seit mehr als 25 Jahren verheirateten Paaren stärker ähnelt als die von Frischvermählten.

Im Gegenzug trägt das dem Chamäleon offenbar mehr Zuneigung ein, da die Imitation als Huldigung wahrgenommen wird und die Bindungen stärkt. Eine Studie von van Baaren und Mitarbeitern (2003) zeigt überdies, dass ein Kellner, der seine Gäste nachahmt (er wiederholt beispielsweise Satz für Satz ihre Bestellungen oder Empfehlungen), seine Trinkgelder gegenüber Kollegen, die diese Strategie nicht anwenden, verdoppeln kann.

Imitation bildet demnach eine Art „sozialen Klebstoff". Ist sie hingegen nicht ehrlich, besteht die Gefahr, dass sie wie Speichelleckerei oder Heuchelei wirkt. Chartrand rät also davon ab, einen neuen Chef aktiv nachzuahmen; damit riskiert man, mehr zu verlieren als zu gewinnen. Schmeichler werden allgemein wenig geschätzt. Diesem Autor zufolge rückt man sich besser in gutes Licht, wenn man etwas Mitgefühl zeigt.

Mehr zum Thema

Bavelas, J. B., Black, A., Lemery, C. R. & Mullett, J. (1986). „I show you how I feel": Motor mimicry as a communicative act. *Journal of Personality and Social Psychology, 50,* 322–329.

Chartrand, T. L. & Bargh, J. A. (1999). The chameleon effect: The perception-behavior link and social interaction. *Journal of Personality and Social Psychology, 76* (6), 893–910.

O'Toole, R. & Dubin, R. (1968). Baby feeding and body sway: An experiment in George Herbert Mead's „Taking the Role of the Other". *Journal of Personality and Social Psychology, 10,* 59–65.

Provine, R. R. (1986). Yawning as a stereotypical action pattern and releasing stimulus. *Ethology, 71,* 109–122.

van Baaren, R. B., Holland, R. W., Steenaert, B. & van Knippenberg, A. (2003). Mimicry for money: Behavioral consequences of imitaion. *Journal of Experimental Social Psychology, 39,* 393–398.

Zajonc, R. B., Adelman, P. K., Murphy, S. T. & Niedenthal, P. M. (1987). Convergence in the physical appearance of spouses. *Motivation and Emotion, 11,* 335–346.

66 Warum gehen Sie nicht mit Hausschuhen auf die Straße?
Der Scheinwerfer-Effekt

Stellen Sie sich folgende Situation vor: Sie marschieren in dem großen Betrieb, in dem Sie arbeiten, fröhlich den Flur entlang. Sie lächeln, grüßen hier und grüßen da. Sie gehen an zahlreichen Büros vorüber, bis Sie schließlich Ihr eigenes erreichen. Dann machen Sie sich an die Arbeit. Am späten Vormittag fällt Ihnen auf, dass Sie heute Morgen beim Anziehen vergessen haben, Ihren Hosenschlitz zu schließen. Scham beschleicht Sie. Sofort fallen Ihnen all die Menschen ein, deren Weg Sie gekreuzt haben und die wahrscheinlich immer noch über Sie lachen. Ihnen stehen förmlich die Haare zu Berge bei dem Gedanken, wie grotesk Sie gewirkt haben müssen, mit diesem schwungvollen Schritt, dem Lächeln auf den Lippen ... und dem offenen Hosenstall.

Dieses Beispiel verdeutlicht, was die Forscher als Scheinwerfer-Effekt bezeichnen. Er ist definiert als die Tendenz, die Aufmerksamkeit, die andere unseren Handlungen oder unserem Äußeren zuwenden, zu überschätzen.

Der Scheinwerfer-Effekt ist ein sehr häufiges Phänomen. Er ist am Werk,

- wenn Sie glauben, Ihre Arbeitskollegen brächten zwei Drittel ihres Tages damit zu, Informationen darüber auszutauschen, wie Sie gekleidet sind oder was für ein Gesicht Sie heute Morgen machen.
- wenn Sie meinen, alle hätten gesehen, wie Sie gestolpert sind, und überzeugt sind, dass sie noch zwei Stunden später darüber lachen.
- wenn Sie bereuen, eine Bluse angezogen zu haben, die Ihnen im Nachhinein ein wenig zu durchsichtig erscheint und die, wie Sie glauben, ganz bestimmt Ihre Unterwäsche durchschimmern lässt.

- wenn Sie, nachdem Sie eine Stunde lang Schwung in eine Besprechung gebracht haben, merken, dass Ihnen ein Stück Salatblatt auf einem Zahn klebt.

Gilovich und Mitarbeiter (2000) wiesen dieses Phänomen auf originelle Weise nach.

> In einem ihrer Experimente baten sie Studenten und Studentinnen, ein T-Shirt überzuziehen, auf dem riesengroß der Kopf eines aus der Mode gekommenen Sängers prangte. Jeder Proband sollte sich anschließend in einem Raum mitten unter fünf andere Studenten setzen, die die Forscher unter einem Vorwand dort versammelt hatten. Dann baten die Psychologen jeden einzelnen der armen, geplagten Studenten anzugeben, wie viele Personen wohl ihr grässliches T-Shirt bemerkt hätten. Parallel dazu fragten sie alle im Raum Sitzenden, ob sie sich daran erinnern konnten, wie das „Opfer" gekleidet gewesen war.
>
> Wie die Ergebnisse zeigten, schätzten die Träger des berühmten T-Shirts, dass es etwa 50 Prozent bemerkt hätten, während in Wirklichkeit nur zehn bis 20 Prozent der Anwesenden davon Notiz genommen hatten.

Die Forschung belegt, dass unsere Ausrutscher in Wirklichkeit sehr viel weniger Personen auffallen, als wir glauben. Und wenn sie es tun, dann mit weitaus weniger harschen Folgen, als wir glauben (Savitsky, Epley & Gilovich, 2001).

Fazit

Der Scheinwerfer-Effekt hängt mit der Angst vor Ablehnung durch die Gruppe zusammen und dürfte laut Epley und Mitarbeitern (2002) sehr weit in die Menschheitsgeschichte zurückreichen, in eine Zeit, in der der Einzelne sehr stark auf die Gruppe angewiesen und Ächtung gleichbedeutend war mit Tod. Nichtsdestotrotz verhalten wir uns manchmal immer noch so, als lebten wir unter einer Lupe, in der Furcht, beim kleinsten Fehltritt ausgestoßen zu werden. Wir glauben, der „soziale Scheinwerfer" tauche uns in ein viel grelleres Licht, als es tatsächlich der Fall ist.

Diese „Zwangsvorstellung", wir stünden im Brennpunkt der allgemeinen Aufmerksamkeit, hilft nicht gerade, sich zu entspannen. Obendrein sorgt sie dafür, dass man viel Zeit im Bad vertut und eine Unmenge Kleinigkeiten überprüft, die den anderen ins Auge stechen könnten.

Seien Sie unbesorgt, den Leuten fallen Ihre Unvollkommenheiten gar nicht so sehr auf, wie Sie glauben, und sie denken keineswegs den ganzen Tag lang an Ihr Aussehen oder Ihr Verhalten. Aber was machen sie dann? Um es mit den Worten von Epley auszudrücken: „Sie machen es wie Sie, sie denken an sich ..."

Mehr zum Thema

Epley, N., Savitsky, K. & Gilovich, T. (2002). Empathy neglect: Reconciling the spotlight effect and the correspondence bias. *Journal of Personality and Social Psychology, 83,* 300–312.

Gilovich, T., Medvec, V. H. & Savitsky, K. (2000). The spotlight effect in social judgment: An egocentric bias in estimates of the salience of one's own actions and appearance. *Journal of Personality and Social Psychology, 78* (2), 211–222.

Savitsky, K., Epley, N. & Gilovich, T. (2001). Do others judge us as harshly as we think? Overestimating the impact of our failures, shortcomings, and mishaps. *Journal of Personality and Social Psychology, 81,* 44–56.

67 Warum sollten Sie übertriebenen Forderungen misstrauen?
Die Tür-ins-Gesicht-Technik

Vielleicht haben Sie im Fernsehen schon einmal eine der Sendungen gesehen, mit der vor betrügerischen Verkaufsmaschen gewarnt wird. Eine davon zeigte, wie es einem Weinhandelsvertreter gelingt, sich bei einem betagten Ehepaar Einlass zu verschaffen. Mit nie versiegender Zungenfertigkeit preist er den beiden Alten 200 Flaschen erlesener Weine zu einem exorbitanten Preis an. Natürlich lehnen diese ab und führen ins Feld, dass sie nur eine kleine Rente bezögen, niemals Gäste hätten und keinen Alkohol tränken. Der ach so barmherzige Vertreter macht also ein zweites Angebot: zwei Kartons zu je zwölf Flaschen desselben Weins zu einem natürlich viel geringeren, aber nichtsdestoweniger noch beachtlichen Preis. Das Paar willigt schließlich ein, obwohl es nie Wein trinkt. Es ist damit dem Tür-ins-Gesicht-Trick zum Opfer gefallen.

Das Grundprinzip der Tür-ins-Gesicht-Technik besteht darin, jemanden zuerst mit einer extremen Forderung zu konfrontieren, die er wahrscheinlich zurückweisen wird (umso besser, wenn er sie akzeptiert). Im zweiten Schritt bringt man ein gemäßigteres Ansinnen vor, mit dem man eigentlich durchkommen möchte. Man lässt sich also gewissermaßen die Tür vor der Nase zuschlagen, um dann im zweiten Anlauf einen Fuß hineinzubekommen.

> Cialdini und Mitarbeiter (1975) forderten Psychologiestudenten auf, sich über zwei Jahre hinweg je zwei Wochenstunden ehrenamtlich mit straffälligen Jugendlichen zu befassen. Was meinen Sie: Lehnten die Studenten ein so unbescheidenes Ansinnen ab? Ja natürlich.
>
> Doch ohne den Probanden eine Atempause zur Erholung von dem Anschlag zu gönnen, setzte der Forscher gleich mit einem zweiten nach: „Wären Sie bereit, eine Gruppe jugendlicher Straffälliger für zwei Stunden in den Zoo zu begleiten?" Auf diese neuerliche Bitte gingen 50 Prozent der Studenten ein und standen zu ihrer Zusage. Wurde dagegen die letzte Bitte (Zoobesuch) gleich vorgebracht, das heißt ohne vorherige übertriebene Forderung, willigten nur 17 Prozent ein.

Wie kommt das? Der Bittsteller vermittelt durch seine zweite, begrenztere Forderung den Eindruck, ein Zugeständnis zu machen. Das erhöht den Druck auf die andere Person, nun ihrerseits eine Konzession zu machen. Hinter diesem Mechanismus steht die schon erwähnte „Wechselseitigkeitsnorm". Wenn jemand uns ein Geschenk macht, müssen wir ihm ebenfalls etwas schenken. Wenn ich Sie anlächle, werden Sie mir Ihrerseits ein Lächeln schenken (zumindest, wenn ich das nachts und in einer finsteren, verlassenen Gasse tue). In unserer Kultur ist Wechselseitigkeit eine Norm.[32]

Obwohl Experimente belegen, dass die Tür-ins-Gesicht-Technik perfekt funktioniert, kommt sie im täglichen Leben kaum zur Anwendung. Wahrscheinlich fürchtet man, wenn man eine maßlos übertriebene Forderung stellt, als ein Mensch zu gelten, der jeden Sinn für Realität verloren hat.

Nichtsdestotrotz könnte man sich vorstellen, dass ein Vorgesetzter von einem seiner Untergebenen verlangt, das Wochenende durchzuarbeiten, um aufgelaufene Arbeit abzubauen. Angesichts der Weigerung des Arbeitnehmers könnte der Vorgesetzte seinem Mitarbeiter vorschlagen, länger zu bleiben, und zwar nur an diesem Abend. Der Tür-ins-Gesicht-Theorie gemäß würde dieser dem zweiten Ansinnen viel leichter zustimmen, als wenn es gleich als Erstes gestellt worden wäre. Um den Spieß umzudrehen, könnte sich aber auch ein Untergebener dieser Technik gegenüber seinem Chef bedienen, beispielsweise wenn er es nicht schafft, einen Bericht termingerecht abzugeben. Er könnte seinen Chef zuerst um einen dreimal längeren Aufschub bitten und beim zweiten Versuch um die Frist, die er in Wirklichkeit benötigt.

Wer mit Kunden oder Lieferanten zu tun hat, kennt diese Strategie und weiß ihr gegebenenfalls ein Schnippchen zu schla-

---

[32] Telefonisch angebotene Werbegeschenke, die Sie im Geschäft abholen müssen, sind „verschleierte Gefälligkeiten" und beruhen auf diesem Prinzip. Wenn Sie sie annehmen, laufen Sie Gefahr, wie selbstverständlich ein Zugeständnis zu machen, beispielsweise hinzunehmen, dass der Küchenverkäufer Ihnen seinen Katalog aufdrängt. Der Theorie des Engagements (auch Commitment) (Kiesler, 1971) zufolge könnten Sie, wenn Sie beispielsweise sechs Stielgläser annehmen, mit einer neuen Küche wieder nach Hause gehen.

gen: Er lehnt auch die zweite Bitte ab, egal ob ihr eine „winzige Kleinigkeit", ein Geschenk oder eine übertriebene Forderung, vorausgeschickt wurde.

Fazit

Misstrauen Sie übertriebenen Forderungen, denen gemäßigtere folgen, sonst fallen Sie auf den Tür-ins-Gesicht-Trick herein. Einen Kostenvoranschlag beispielsweise nickt man eher ab, wenn er anfangs in einer kolossalen Gesamtsumme gipfelte und dann nach unten korrigiert wurde, als wenn er gleich mit einem angemessenen Preis vorgelegt worden wäre.

Wenn Ihr Sohn im Supermarkt verlangt: „Mama, kauf mir diese Inlineskates!", werden Sie ihm das sicher abschlagen, denn deren Preis ist kein Pappenstiel. Wenn Ihr Kind jedoch gleich darauf fragt: „Mama, kaufst du mir ein Eis?", werden Sie dann nein sagen?

Mehr zum Thema

Cialdini, R. B., Vincent, J. E., Lewis, S. K., Catalan, J., Wheeler, D. & Darby, B. L. (1975). Reciprocal concessions procedure for inducing compliance: The door-in-the-face technique. *Journal of Personality and Social Psychology, 31,* 206–215.

Kiesler, C. A. (1971). *The Psychology of Commitment.* New York: Academic Press.

68 Warum sollten Sie einem Unbekannten auf der Straße möglichst nicht sagen, wie spät es ist?
Die Fuß-in-der-Tür-Technik

Sicherlich werden Sie mit mir darin übereinstimmen, dass es unerlässlich ist, die Techniken der Einflussnahme zu kennen, sowohl um von anderen das zu erhalten, was man möchte, als auch um sich nicht manipulieren zu lassen. Tatsächlich zeichnen sich bestimmte Strategien dadurch aus, dass man mit ihnen andere zu dem gewünschten Verhalten bringen kann, ohne Druck oder Gewalt anzuwenden.

Bevor wir jedoch fortfahren, lade ich Sie zu einem Gedankenexperiment ein. Stellen Sie sich vor, wie Sie gegen 17 Uhr Ihren Arbeitsplatz verlassen und sich vom Menschengewühl auf der Straße in Richtung U-Bahn-Station schieben lassen, während Sie darüber nachdenken, was Sie sich heute Abend zwischen die Zähne schieben werden.

Da spricht Sie eine Frau in einer weißen Bluse an, zückt ihre Visitenkarte und stellt sich als Mitarbeiterin eines Blutspendezentrums vor. Sie fragt Sie, ob Sie eine Petition unterzeichnen wollen, die für mehr staatliche Förderung von Werbekampagnen für das Blutspenden eintritt. Da es sich um eine gute Sache handelt, zücken Sie Ihren Kuli und setzen Ihre Unterschrift unter eine lange Liste anderer Unterschriften. Die Krankenschwester dankt Ihnen für Ihre Unterstützung von Initiativen, die dem Mangel an Spenderblut abhelfen wollen. Doch kaum haben Sie Zeit gehabt, sich an Ihrer guten Tat und der gezollten Anerkennung zu berauschen, als Ihre Gesprächspartnerin eine zweite Bitte an Sie heranträgt: „Wären Sie bereit, noch ein bisschen mehr für diese Sache zu tun, die Ihnen doch offensichtlich am Herzen liegt, und in der gleich hier aufgestellten mobilen Station Blut zu spenden?" Verlegen, aber in dem Gefühl, Ihnen bliebe nichts anderes übrig, folgen Sie ihr in den weißen Kastenwagen. Sie sind der Fuß-in-der-Tür-Strategie zum Opfer gefallen, genau wie der Fahrer, der anhält, um eine Tramperin mitzunehmen, und gleich darauf bemerkt, dass das Mädchen nicht allein ist. Trotz allem lässt er die Gruppe und den Hund einsteigen, obwohl er nie angehalten hätte, hätte er von den Freunden der jungen Dame gewusst.

Die Fuß-in-der-Tür-Technik ist eine Strategie, die uns zunächst eine Handlung abnötigt, eine kleine Gefälligkeit, die praktisch niemand verweigern kann, und dann ein viel erheblicheres Ansinnen stellt. Die eigentliche Forderung wird erst nach einer weniger aufwendigen Bitte vorgebracht. Wird die zweite Bitte (Blutspende) sofort ausgesprochen, kann man darauf wetten, dass wir sie ablehnen und etwas vorschieben, etwa dass wir eine dringende Arbeit zu erledigen hätten, erwartet würden oder gerade ein Wildschwein auf dem Feuer hätten.

Umgekehrt kann es Vorteile haben, der Besitzer des Fußes zu sein. Wenn Sie Passanten auf der Straße um einen Euro anschnorren, haben Sie vielleicht in einem von zehn Versuchen Erfolg. Bitten Sie dagegen die Person zuvor um eine Auskunft („Wie spät ist es, bitte?"), vervierfachen sich Ihre Erfolgschancen (Joule & Beauvois, 1997).

> Nach diesem Prinzip verteilten Forscher Aufkleber zur Gefahrenprävention im Straßenverkehr an Frauen, die auf diese Weise die in ihrer Stadt veranstaltete Woche der Sicherheit am Steuer unterstützen sollten. Einige Tage später suchten sie mit einem riesigen Schild im Gepäck, das die Vorzüge umsichtigen Fahrens pries, diese Hausfrauen erneut auf und fragten sie, ob sie das Schild in deren winzigem Vorgarten aufstellen dürften. 76 Prozent derer, die den Aufkleber genommen hatten, erlaubten das Aufstellen des Schildes, während nur 16 Prozent zustimmten, wenn dieses Ersuchen von vornherein gestellt wurde (Freedman & Fraser, 1966).

Warum funktioniert die Fuß-in-der-Tür-Technik? Bestimmten Theorien zufolge lernen wir durch Beobachten unseres eigenen Verhaltens uns selbst kennen und daraus zu schließen, dass wir so oder so sind. Wenn die in die Falle getappte Person die zweite Anfrage akzeptiert, dann aus dem Grund, weil sie sich für einen Menschen hält, der auf solche Bitten eingeht. Sie hat schon andere Verhaltensweisen in dieser Richtung an sich beobachtet, vor allem das Erfüllen der ersten Forderung. Die Person passt sich also an das zweite Gesuch an. Wohlgemerkt, sie muss bei dieser Technik den Eindruck haben, so handeln zu können, wie es ihr gut scheint.

So hat sich die Person dank des ersten Verhaltens (die Uhrzeit nennen in unserem ersten Beispiel) zu einer eher positiven Haltung dem „Schnorrer" gegenüber „verpflichtet". Dieses erste Verhalten setzt demnach bei dem Passanten einen Gesinnungswandel in Gang, woraufhin er eher zu einer Handlung bereit ist, die in dieselbe Richtung geht wie die erste, auch wenn sie aufwendiger ist. Die zweite Handlung nicht zu akzeptieren, liefe unserem Bedürfnis zuwider, die psychologische Übereinstimmung zwischen unserem Denken und unserem Handeln zu wahren. Der Widerspruch würde uns Unbehagen bereiten, weil wir immer nach Gleichgewicht zwischen unseren Meinungen und unserem Verhalten streben.

Sie haben sicherlich verstanden, dass uns die freiwillige Bereitschaft zu einem ersten Verhalten danach zu einem zweiten, möglicherweise weitaus folgenreicheren verpflichten kann. Es droht also die Gefahr, dass man in eine Spirale, eine Eskalation der Verpflichtung gerät. Diese beginnt mit einer freien Entscheidung des Opfers, das anschließend unbewusst ein kritisches Überdenken seiner ersten Entscheidung vermeidet, an dieser festhält und sich weigert, sein früheres Verhalten zu hinterfragen. Tatsächlich stellen wir eine Entscheidung, wenn sie nach langem Zaudern und geduldigem Abwägen des Für und Wider erst einmal gefallen und in reales Verhalten umgesetzt ist, kaum noch in Frage. Wir stehen zu unseren Verpflichtungen, vielleicht zu sehr. Deshalb ist es leicht, uns zu einer zweiten Handlung im Sinne der ersten zu nötigen.

Fazit

Wenn Sie Füßen in der Tür und Verpflichtungsspiralen entgehen möchten, dann nehmen Sie sich in Acht vor bescheidenen Bitten; ihnen folgen manchmal unbescheidenere nach. Es ist nicht so, dass Sie, weil Sie zu A ja gesagt haben, zu B nicht nein sagen können. Man muss lernen, eine Entscheidung zu überdenken, um Eskalationsphänomene zu vermeiden, auch wenn man damit Gefahr läuft, als wankelmütig zu gelten.

Mehr zum Thema

Freedman, J. L. & Fraser, C. C. (1966). Compliance without pressure: The foot-in-the-door technique. *Journal of Personality and Social Psychology, 4,* 195–202.

Joule, R. V. & Beauvois, J.-L. (1997). *Kurzer Leitfaden der Manipulation zum Gebrauch für ehrbare Leute.* Leipzig: Kiepenheuer.

69 Warum rührt sich niemand, wenn einer alten Frau die Tasche geklaut wird?
Hilfeleistung

Sie sind ein Mann und sitzen im Zug, als Sie einen Schrei vernehmen. Sie drehen sich um und erblicken eine Frau, die von drei Männern bedrängt wird. Greifen Sie ein?

Die Zeitungen berichten regelmäßig über solche Vorfälle, bei denen niemand geholfen hat, selbst in einem voll besetztem Wagon. Dieses Verhalten machte die Psychologen stutzig. Sie wollten Genaueres über den von ihnen sogenannten „Zuschauereffekt" (Darley & Latané, 1968) herausfinden.

In einem Experiment von Harris, Benson und Hall (1975) platzierte eine Sekretärin Probanden, die sich bereit erklärt hatten, einen Fragebogen auszufüllen, in einem Raum. Dann kehrte sie in ihr Büro im angrenzenden Raum zurück.

Je nach Bedingung war der Proband allein oder mit einem oder sogar vier anderen Teilnehmern zusammen. Nach einigen Augenblicken waren lauter Lärm und verzweifelte Hilferufe aus dem Büro der Sekretärin zu hören.

Den Ergebnissen zufolge griffen 85 Prozent der Probanden nach weniger als einer Minute ein, wenn sie allein waren. Je mehr sich jedoch in dem Raum aufhielten, desto weniger leisteten sie Hilfe. Und wenn sie sich dazu entschlossen, dann immer später.

	Anteil der Hilfe leistenden Probanden	**Durchschnittszeit bis zum Eingreifen**
allein	85 %	52 Sekunden
ein weiterer Proband	62 %	93 Sekunden
vier weitere Probanden	31 %	166 Sekunden

Bestimmten Autoren zufolge findet eine „Diffusion" der Verantwortung[33] proportional zur Anzahl der anwesenden Personen statt. Je mehr Menschen zugegen sind, desto weniger fühlt sich jeder Einzelne dafür verantwortlich einzugreifen.

Doch die Anzahl der Anwesenden ist nicht der einzige Faktor, der Hilfeleistung beeinflussen kann.

---

[33] Die Diffusion oder Verteilung von Verantwortung lässt sich auch auf andere Verhaltensbereiche wie das ökologische Verhalten übertragen. Cialdini (1977) wies nach, dass zehn Prozent der Menschen ihre Abfälle an dafür nicht vorgesehenen Orten zurücklassen, wenn dort bereits ein Stück Müll liegt. Beträgt die Zahl der bereits herumliegenden Abfallstücke dagegen ungefähr 20, lassen 40 Prozent der Menschen ihren Unrat ebenfalls dort liegen.

Stellen Sie sich vor, Sie finden eine Akte mit der Adresse und dem Foto ihres Besitzers. Würden Sie glauben, dass dessen Aussehen beeinflusst, ob Sie das Dokument zurückschicken? Nun, dazu sollten Sie wissen, was Benson, Karabenick und Lerner (1976) nachgewiesen haben: Die Finder senden die Akte ihrem Besitzer häufiger zurück, wenn dieser auf dem Foto anziehend wirkt, als wenn er durchschnittlich oder gar abstoßend aussieht.

Würden Sie außerdem glauben, dass simple Schuldgefühle häufigere Hilfeleistung nach sich ziehen? Die Antwort lautet ja, wenn es nach dem folgenden Experiment geht.

Harris, Benson und Hall (1975) stellten sich an den Eingang einer katholischen Kirche und baten um Almosen. Sie stellten fest, dass 40 Prozent der Kirchgänger vor der Beichte Geld spendeten. Bettelten die Forscher jedoch Personen an, die von der Beichte kamen, drückten ihnen nur 17 Prozent davon eine Münze in die Hand.

Schuldgefühle können auch aus dem Umstand erwachsen, dass man einer hilfsbedürftigen Person keine Hilfe leisten konnte. Dieses Gefühl bringt uns dann dazu, uns später als umso hilfsbereiter zu erweisen. Das hat Dolinski (2000) gezeigt.

Ein Mitwisser Dolinskis sprach auf der Straße Unbekannte an und fragte sie nach dem Weg zu einer Straße, die es in Wirklichkeit gar nicht gab. Die Leute entschuldigten sich dafür, dass sie ihm nicht helfen konnten, und setzten dann ihren Weg fort. Etwas weiter entfernt sprach ein zweiter Komplize dieselben Leute an und bat sie, auf seine (angeblich sehr schwere) Tasche aufzupassen. Er erklärte, er habe etwas in der Wohnung gleich nebenan vergessen und dass es nur einige Augenblicke dauern würde, es zu holen.

Wie sich herausstellte, waren 58 Prozent der Personen, die auf die Frage nach der Straße nicht hatten helfen können, dazu bereit, die Tasche zu bewachen. Hatte man sie dagegen zuvor nicht um Auskunft gebeten, willigten nur 34 Prozent ein.

Vor einiger Zeit stellten Psychologen fest, dass auch der Name des Hilfesuchenden einen Einfluss haben kann.

Oates und Wilson (2002) schickten eine E-Mail an fast 3 000 Personen. Dabei fälschten die Forscher ihre Identität jeweils so, dass sie entweder denselben Vornamen, denselben Nachnamen, denselben Vor- und Nachnamen oder aber völlig andere Vor- und Nachnamen trugen als der Adressat. Inhalt der Mail war eine Bitte um Informationen über dessen heimische Fußballmannschaft („Welches Maskottchen hat die Fußballmannschaft Ihrer Stadt?").

Wie sich zeigte, antworteten sechsmal mehr Empfänger, wenn der Absender (angeblich) den gleichen Vor- und Familiennamen hatte.

Den Forschern zufolge spricht ein gemeinsamer Name dafür, dass zwei Menschen möglicherweise auch gemeinsame Gene besitzen. Die Evolution hat tief in uns verankert, dass wir Namensvettern (und -basen) mit Freundlichkeit begegnen müssen, denn in ihren Adern könnte dasselbe Blut fließen wie in den unsrigen. Diese Triebfeder reicht offenbar noch bis in moderne Kommunikationsformen hinein.

Es gibt noch mehr Faktoren, die unsere Bereitschaft zur Hilfeleistung beeinflussen. Dazu gehören etwa unsere Stimmung (Salovey, Mayer & Rosenhan, 1991), die Ausprägung unseres Altruismus (Clary & Orenstein, 1991) und der Grad unserer Vertrautheit mit der hilfsbedürftigen Person (Rabow, Newcomb, Monto & Hernandez, 1990).

Fazit

Hilfe zu leisten, verursacht zuweilen „Kosten"; man ruiniert sich etwa seinen schönen Anzug oder macht sich lächerlich, weil man zwischen zwei Leute gegangen ist und sich herausstellte, dass da nur zwei Freunde ein bisschen Rabatz gemacht haben.

Meistens jedoch zieht Hilfeleistung positive Konsequenzen nach sich, und zwar sowohl im Hinblick auf die persönliche Befriedigung als auch auf das psychische Gleichgewicht. Und das gilt nicht nur für den Hilfsbedürftigen, sondern auch für den Helfer. Diese Erkenntnis geht auf Midlarsky (1991) zurück. Dieser Forscher ermutigte die Bewohner eines Altenheims, anderen

Bewohnern zu helfen. Als er sechs Monate später die Helfer psychologisch untersuchte, stellte er fest, dass sich deren psychischer Gesundheitszustand deutlich verbessert hatte.

Mehr zum Thema

Benson, P. L., Karabenick, S. A. & Lerner, R. M. (1976). Pretty pleases: The effects of physical attractiveness, race, and sex on receiving help. *Journal of Experimental Social Psychology, 12,* 409–415.

Cialdini, R. (1977). Littering as a function of existant litter. Unveröffentlichtes Manuskript, Arizona State University.

Clary, E. G. & Orenstein, L. (1991). The amount and effectiveness of help: The relationship of motives and abilities to helping behaviour. *Personality and Social Psychology Bulletin, 17,* 58–64.

Darley, J. M. & Latané, B. (1968). Bystander intervention in emergencies: Diffusion of responsibility. *Journal of Personality and Social Psychology, 8,* 377–383.

Dolinski, D. (2000). On inferring one's beliefs from one's attempt and consequences for subsequent compliance. *Journal of Personality and Social Psychology, 78,* 260–272.

Harris, M. B., Benson, S. M. & Hall, C. L. (1975). The effects of confession on altruism. *Journal of Social Psychology, 96,* 187–192.

Midlarsky, E. (1991). Helping as coping. In: Clark, M. S. (Hrsg.). *Review of Personality and Social Psychology*, Bd. 12: *Prosocial Behavior*. Newbury Park, CA: Sage, 238–264.

Oates, K. & Wilson, M. (2002). Nominal kinship cues facilitate altruism. *Royal Society of London, Proceedings: Biological Sciences, 269* (1487), 105–109.

Rabow, J., Newcomb, M., Monto, M. & Hernandez, A. (1990). Altruism in drunk driving situations: Personal and situational factors in intervention. *Social Psychology Quarterly, 53,* 199–213.

Salovey, P., Mayer, J. D., Rosenhan, D. L. (1991). Mood and helping: Mood as a motivator of helping and helping as a regulator of mood. *Review of Personality and Social Psychology, 12,* 215–237.

70 Warum heiraten wir so selten einen Sandkastenfreund?
Der Westermarck-Effekt

Der Westermarck-Effekt geht auf einen finnischen Soziologen dieses Namens zurück, der vor über 100 Jahren folgende Hypothese aufstellte: Wenn zwei Kinder die allerersten Lebensjahre miteinander verbringen, werden sie für eine spätere sexuelle Anziehung desensibilisiert. Werden dagegen Kinder derselben Eltern im oder kurz nach dem ersten Lebensjahr getrennt, steigt die Gefahr eines späteren sexuellen Kontakts. Ohne eine Trennung allerdings hemmt die frühe Vertrautheit zwischen zwei Individuen die sexuelle Aktivität oder erzeugt, wenn man so will, sexuelle Aversion (1891; 1921).

> Bevc und Silverman (1993) interviewten 150 Personen, von denen die Hälfte inzestuöse Beziehungen gehabt hatte, die andere nicht.
> Die Forscher stellten ihnen zahlreiche Fragen, etwa danach, wie zu Hause mit Nacktheit umgegangen worden war, wie viel Zeit in trauter Zweisamkeit sie mit ihren Brüdern oder Schwestern verbracht hatten, wann in der frühen Kindheit Trennungen von über einem Jahr Dauer stattgefunden und wie lange diese Phasen angehalten hatten etc.
> Sie stellten fest, dass
> * fast die Hälfte derjenigen, die sexuelle Beziehungen zu ihrem Bruder oder ihrer Schwester unterhalten hatten, in den ersten sechs Lebensjahren für mindestens ein Jahr von diesem Geschwister getrennt gewesen waren.
> * je eindeutiger die sexuellen Beziehungen waren, die Trennung desto länger angedauert hatte.

Diese Ergebnisse erhärteten weitgehend die Hypothese von Westermarck, auch wenn gemeinsames Aufwachsen nicht alle Formen sexuellen Interesses zwischen leiblichen Geschwistern unterbindet.

Bevc und Silverman (1993; 2000) erinnern daran, dass der Westermarck-Effekt auch bei verschiedenen Nagetierarten auftritt. Wahrscheinlich vererbt sich beim Menschen die entsprechende Anlage seit Millionen Jahren, seit einer Zeit noch vor dem Aufkommen des *Homo sapiens.*

Der Westermarck-Effekt hängt also offenbar in keiner Weise mit der Moral und dem Inzestverbot zusammen. Falls er aber zur Biologie der Fortpflanzung gehört, sind die ihm zugrunde liegenden Mechanismen weitgehend unbekannt. Bestimmte Studien deuten darauf hin, dass dieser Effekt auf olfaktorischer Selektion, auf Geruchserkennung, beruhen könnte (Schneider & Hendrix, 2000).

Fazit

Obwohl der Westermarck-Effekt eher für den Inzest von Belang ist, legt er doch eines nahe: Wenn Sie in Ihrer Kindheit sehr engen Kontakt mit einem Kind gepflegt hatten, ist es sehr unwahrscheinlich, dass Sie im Erwachsenenalter erotische Gefühle für diesen Menschen entwickeln – es sei denn, Sie haben ihn für lange Zeit aus den Augen verloren.[34]

Mehr zum Thema

Bevc, I. & Silverman, I. (1993). Early intimacy and proximity between siblings and later incestuous behavior. *Ethology and Sociobiology, 14,* 171–181.

Bevc, I. & Silverman, I. (2000). Early separation and sibling incest: A test of revised Westermarck theory. *Evolution and Human Behavior, 21,* 151–161.

---

[34] In einer Studie mit 2 769 im Kibbuz lebenden Ehepaaren stammten nur 13 aus derselben Gemeinde, und bei diesen 13 Paaren hatte ein Partner die Gemeinschaft vor dem Alter von sechs Jahren verlassen (Fisher, 1993).

Fisher, H. (1993). *Anatomie der Liebe: Warum Paare sich finden, sich binden und auseinandergehen.* München: Droemer Knaur.

Schneider, M. A. & Hendrix, L. (2000). Olfactory sexual inhibition and the Westermarck effect. *Journal of Human Nature, 11* (1), 65–91.

Westermarck, E. (1891). *The History of Human Marriage.* London: Macmillan (1921, 5. Aufl.).

71 Warum sind die letzten Plätze im Restaurant die schlechtesten?
Platzwahl in öffentlichen Räumen

Wenn Sie in der Cafeteria oder im Restaurant Mittag essen gehen, ist dann die Platzwahl wichtig für Sie? Setzen Sie sich irgendwo hin, oder hängt es von bestimmten Kriterien ab, welchen Stuhl Sie wählen? Sie könnten mir antworten, dass Sie sich zu Ihren Kollegen setzen oder dahin, wo noch Platz ist. Nun gut, eine Studie zeigt, dass Menschen ihre Position in allgemein zugänglichen Räumen so wählen, dass ihrem Bedürfnis nach „Selbstschutz" Genüge getan ist.

Barash (1972) führte dazu ein hinterlistiges Experiment durch. Er stellte die Tische einer Snackbar so um, dass sich nunmehr genauso viele an der Wand wie in der Mitte befanden. Dann beobachtete er, wo die Gäste Platz nahmen.

Wie sich zeigte, setzten sich einzelne Kunden viermal häufiger an einen Tisch an der Wand. Das Gegenteil war bei Gruppen der Fall. Sie bevorzugten Tische mitten im Raum. Erstaunlich war überdies ein Zusammenhang zwischen Blickverhalten und Sitzplatz: Allein inmitten des Raumes sitzende Personen blickten häufiger um sich als solche, die an der Wand saßen.

Dieser Effekt war nicht festzustellen, wenn der Gast in Begleitung war. Die Anzahl der in den Raum geworfenen Blicke blieb gleich, ob die Gruppe an der Wand oder in der Raummitte saß.

Für den Autor des Experiments drückt sich in diesen Resultaten aus, dass der Akt der Nahrungsaufnahme für zahlreiche Tiere mit Gefahren verbunden ist. Möglicherweise schützt die Gruppe das Individuum dabei und vermittelt ihm ein Gefühl von Sicherheit.

Fazit

Die Wahl eines Sitzplatzes erfolgt also nicht zufällig. Übrigens scheint die Platzwahl in öffentlichen Sälen (Sitzungssälen) denselben Selbstschutzerfordernissen zu folgen. So bevorzugen die Anwesenden nach Möglichkeit Plätze gegenüber der Tür, um ihre Umgebung unter visueller Kontrolle zu halten (Codol, 1979).

Mehr zum Thema

Barash, D. P. (1972). Human ethology: The snack-bar security syndrome. *Psychological Reports, 31,* 577–578.

Codol, J.-P. (1979). L'anticipation du placement des personnes dans une salle publique. *Cahiers de Psychologie, 22,* 263–287.

72 Sollten Sie während eines Gesprächs Ihr Gegenüber unverwandt anschauen oder den Blick senken?
Blickkontakt

Glauben Sie, dass Entscheidungen und Urteile Ihres Gesprächspartners davon abhängen, wie oft und wie lange Sie ihn anschauen? Beurteilen andere Sie nach Ihrem Blickkontakt? Zahlreiche Fragen, die etliche Psychologen zu beantworten suchten.

In einem Experiment (Kleine, 1980) sollte eine Person (Komplizin) andere um eine Münze bitten. Sie gab vor, ihr fehle das Geld zum

Telefonieren, damit jemand sie abholen käme. Die Komplizin schaute den Versuchspersonen bei ihrer Bitte entweder in die Augen oder sie vermied es, sie direkt anzuschauen.

Wie Kleine beobachtete, gaben 84 Prozent der Angesprochenen Geld her, wenn Blickkontakt gehalten wurde, bei abgewandtem Blick dagegen nur 64 Prozent.

Der direkte Blick beeinflusst demnach, ob eine Bitte erfüllt wird. Das untermauern auch die Arbeiten von Morgan und Mitarbeitern (1975).

Die Probanden dieser Forscher sollten sich als Tramper ausgeben. Die Probanden der einen Bedingung sollten den Autofahrern direkt in die Augen schauen und diesen Blickkontakt halten, bis sie an ihnen vorüberfuhren. Die der anderen Bedingung durften die Fahrzeuglenker nicht anschauen; sie sollten ihren Blick woanders hin richten, auch wenn sie ihren Arm ausgestreckt hielten.

Von 6 068 Autofahrern hielten mehr als zehn Prozent an, wenn der Tramper sie anschaute. Ohne direkten Blickkontakt hielten weniger als fünf Prozent.

Die Art unseres Blickes beeinflusst aber nicht nur, wie häufig eine eventuelle Bitte erfüllt wird. Sie beeinflusst auch, welche Urteile sich andere über uns bilden.

Brooks, Church und Fraser (1986) führten Studenten ein einminütiges Videoband vor, auf dem ein Forscher eine Person interviewte. Obwohl der Ton ausgeblendet war, sollte der Proband trotzdem versuchen, verschiedene Persönlichkeitsmerkmale der Person zu beurteilen.

In diesem Experiment gab es mehrere unterschiedliche Bedingungen: Die interviewte Person schaute den Forscher überhaupt nicht an, oder sie hielt Blickkontakt für fünf, 30 oder 50 Sekunden.

Wie die Ergebnisse zeigten, bewerteten die Studenten die Person umso positiver (vernünftig, vertrauenswürdig, umgänglich), je länger sie den Forscher anschaute. Die negativste Bewertung erhielt der Film, in dem die Person dem Forscher nur fünf Sekunden lang in die Augen sah.

Bemerkenswert ist jedoch auch, dass die Beurteilung der „dominanzbezogenen" Persönlichkeitszüge in diesem Experiment von der

Zeitspanne des Blickkontakts beeinflusst wurde: Je länger die Person den Forscher anschaute, desto mehr Reife, Unabhängigkeit, Kompetenz und Führungsqualitäten schrieb man ihr zu. Auch ihre Diplomnote wurde höher geschätzt, als wenn sie kürzer Blickkontakt hielt.

„Schau mir in die Augen, Kleines" – Blickkontakt bei Frauen.

Wenn Sie eine Frau sind und einen überaus positiven Eindruck machen möchten, dürfen Sie Ihren Gesprächspartner nicht sofort anschauen, sondern Sie sollten zuerst in eine andere Richtung blicken. Das belegen Studien. In einer davon sahen etwa 40 Studenten kurze Filmsequenzen, in denen eine Frau ihren Blick zunächst abgewandt hielt, bevor sie in die Kamera schaute. In einer anderen Situation blickte sie dem Zuschauer direkt in die Augen und wandte dann den Blick ab. Die Schauspielerin wurde in der ersten Situation als viel sympathischer und auch viel anziehender beurteilt (Mason, Tatkow & Macrae, 2005).

Fazit

Diese Experimente zeigen, dass die Art unseres Blickkontakts mit anderen nicht bedeutungslos ist. Mit direktem, stetigem Blickkontakt bringen wir unser Umfeld eher dazu, sich unterzuordnen. Auch beeinflussen solche eindringlichen Blicke offenkundig positiv, wie andere uns beurteilen. Wenn Ihnen also ein Vorstellungsgespräch bevorsteht, dann bemühen Sie sich, dem Personalleiter direkt in die Augen zu schauen, aber nicht sofort im ersten Augenblick. Sein Urteil über Sie wird viel positiver ausfallen, als wenn Sie die ganze Zeit auf Ihre Schuhspitzen starren.

Aber wissen Sie auch, warum wir positiver bewertet werden, wenn wir Blickkontakt halten? Nun, manchen Autoren zufolge stärken Sie Ihre Position als potenziell Ranghöherer, wenn Sie Ihren Gesprächspartner direkt in die Augen schauen (Thayer, 1969) – genau wie im Tierreich, wo nur der Überlegene das Recht hat, den Unterlegenen anzuschauen …

Mehr zum Thema

Brooks, C., Church & M., Fraser, L. (1986). Effects of duration of eye contact on judgments of personality characteristics. *Journal of Social Psychology, 126,* 71–78.

Kleine, C. (1980). Interaction between gaze and legitimacy of request on compliance in a field setting. *Journal of Nonverbal Behavior, 5,* 3–12.

Mason, M. F., Tatkow, E. & Macrae, C. N. (2005). The look of love: Gaze shifts and person perception. *Psychological Science, 16,* 236–239.

Morgan, C., Lockard, J., Fahrenbrugh, C. & Smith, J. (1975). Hitch-hiking: Social signals at a distance. *Bulletin of the Psychonomic Society, 5,* 459–461.

Thayer, S. (1969).The effects of interpersonal looking duration on dominance judgments. *The Journal of Social Psychology, 79,* 285–286.

73 Wie machen Sie Ihrer Frau ein Geschenk, von dem Sie selbst auch etwas haben?
Entscheidung zwischen Nützlichkeit und Vergnügen

Also wirklich, Forscher sind einfach furchtbar! Schon wieder haben sie einen Mechanismus entdeckt, mit dem sich ihre Mitmenschen manipulieren lassen: das sattsam bekannte Schuldgefühl.

Bietet man Ihnen einen verlockenden, üppigen Eisbecher mit allem Drum und Dran an, dann nehmen Sie ihn. Bietet man Ihnen ein wenig appetitliches, kalorienarmes Diätdessert an, wenden Sie sich mit Grausen ab. Offeriert man Ihnen dagegen beides zugleich, nehmen Sie die fettfreie Süßspeise! Das beweist das folgende Experiment.

In einem Restaurant bekamen die Gäste, die das Menü nahmen, zum Nachtisch diesen leckeren, fetten Eisbecher, den ich oben erwähnt habe. Die Gäste nahmen ihn immer; das war normal, war er doch im Menü inbegriffen. Weniger normal war dagegen, dass die Gäste an anderen Wochentagen, wenn das Menü ein leichtes, deutlich weniger appetitliches Dessert enthielt, dieses niemals nahmen. Zweifellos hatten sie nach der Mahlzeit keinen Hunger mehr.

Das alles ist letztlich ganz natürlich, eine Frage der Sinnenlust: Man isst lieber, was gut schmeckt.

An anderen Abenden jedoch bot das Menü zwei Desserts zur Auswahl: das üppige Eis und den kalorienarmen Nachtisch. Überraschung! Die Gäste wählten viel häufiger das leichte Dessert als den Eisbecher.

Die Psychologen vermuten, dass die Gäste spontan zu dem Eisbecher tendierten, dass sich jedoch angesichts des leichten Desserts Schuldgefühle in ihnen regten. Diese dämpften ihre Sinnenlust. Die Esser schwenkten deshalb auf eine aus ernährungswissenschaftlicher Sicht vernünftigere Wahl um, allerdings auf Kosten des Genusses (Okada, 2005).

Fazit

Ihre Frau besitzt bereits eine Uhr von Boucheron, wünscht sich jetzt jedoch inständig eine Jaeger LeCoultre. Sie möchten ihr diesen Wunsch nicht rundheraus abschlagen, um sie nicht zu enttäuschen. Aber Sie finden ihn nicht sehr vernünftig, weil das doch sehr viel Geld für ein Geschenk „aus Jux und Dollerei" ist; in Ihren Augen ist das Objekt ihrer Begierde unnütz, um nicht zu sagen überflüssig. Was tun? Die Strategie ist ganz einfach: Schlagen Sie ihr vor, zwischen der Luxusuhr und einem nützlichen Geschenk zu wählen. Stellen Sie sie vor die Wahl zwischen ihrer 3 500-Euro-Uhr und beispielsweise einem Sofa im selben Wert. Schließlich wird Ihr altes bald den Geist aufgeben. Wollen wir wetten, dass sie sich der Option Sofa zuwendet? Zumindest haben dann Sie auch etwas davon.

Mehr zum Thema

Okada, E. M. (2005). Justification effects on consumer choice of hedonic and utilitarian goods. *Journal of Marketing Research, 42* (1), 43–53.

74 Lassen Sie sich beim Autofahren ab und zu blitzen, das ist gut für die Gesundheit!
Strafe und Unfallrisiko

Die meisten Leute haben etwas gegen Radarfallen. Fragen Sie einmal Autofahrer: Sie werden Ihnen sagen, dass die nur deshalb dastehen, um sie abzuzocken, weil der Staat Geld braucht. Das ist nachweislich falsch[35]; im Gegenteil, Blitzer bringen etwas und amortisieren sich sehr schnell.

Die eigentlich interessante Frage ist jedoch nicht die, wer wie viel an Radarüberwachung verdient, sondern vielmehr, welchen Nutzen der Autofahrer davon hat. Dem französischen Verkehrsministerium[36] zufolge verringert eine automatische Radarkontrolle das Risiko tödlicher Unfälle auf einem Streckenabschnitt von drei Kilometern um 70 Prozent. Da die Leute offensichtlich weder Punkte kassieren, noch sich Geld abknöpfen lassen wollen, fahren sie vor und nach dem Blitzer langsamer. Das reduziert die

---

[35] Der deutsche Staat nimmt an Bußgeldern insgesamt jährlich etwa vier Milliarden Euro ein. Die Einnahmen der Kommunen aus der Radarüberwachung belaufen sich auf mehrere Hundert Millionen Euro. In Frankfurt etwa stiegen sie von 2,6 Millionen Euro im Jahr 1995 auf gegenwärtig 26 Millionen. Dagegen summieren sich die volkswirtschaftlichen Kosten von Verkehrsunfällen und ihren Folgen zu zweistelligen Milliardenbeträgen. So stellten, ganz abgesehen von dem menschlichen Leid, allein die Toten und Schwerverletzten bei Verkehrsunfällen 2008 einen wirtschaftlichen Schaden von 12,4 Milliarden Euro dar [Ergänzung der Übersetzerin].
[36] Quelle: Direction de la Sécurité et de la Circulation Routières (DSCR), 2005.

Folgen des Aufpralls bei einem Unfall, aber auch das „Geschwindigkeitsdifferenzial" zwischen den Fahrzeugen in der Überwachungszone.

Doch was geschieht, wenn der Fahrer das Radargerät nicht gesehen oder keine Zeit mehr zum Abbremsen gehabt hat? Er hat jetzt Anrecht auf ein schönes Foto. Was spielt sich im Kopf eines Fahrers ab, der geblitzt worden ist? Wirkt sich das auf sein späteres Fahrverhalten aus? Sicher, aber wie? Können wir glauben, dass dieses Ereignis so tief in das Verhalten des Fahrers eingreift, dass er eine gewisse Zeit lang die Regeln und die Umgebung genauer beachtet und dass deshalb sein Unfallrisiko sinkt? Die Antwort lautet ja, und genau das beweist eine Studie.

> 2003 erschien in *Lancet*, einer der bedeutendsten medizinischen Fachzeitschriften, eine kanadische Studie (Ontario), die das Verhalten von Autofahrern zum Inhalt hatte (Redelmeier, Tibshirani & Evans, 2003). Die Forscher hatten Zugang zu den Führerscheinakten aller Fahrer, die zwischen 1988 und 1999 bei einem Unfall ums Leben gekommen waren, insgesamt 8 975 Personen. Die Dateien verzeichneten für diese Fahrzeuglenker insgesamt 21 501 Verkehrsverstöße während des fraglichen Elf-Jahres-Zeitraums, das heißt im Mittel einen amtlich registrierten Verstoß alle fünf Jahre pro Fahrer.
>
> Bei Korrelationsanalysen stellten die Forscher fest, dass das Risiko, bei einem Verkehrsunfall ums Leben zu kommen, im Monat nach einem polizeilich aufgenommenen Verstoß um 35 Prozent sinkt. Dieser Effekt hält etwa zwei Monate vor und verschwindet dann nach drei bis vier Monaten. Mit einer komplizierten statistischen Methode zeigten die Forscher, dass das Alter oder andere persönliche Merkmale diesen Effekt nicht beeinflussen. Der Grund für diesen Wandel liegt sicherlich in den vom Fahrer vorausgeahnten Folgen (Geldverlust, Punkte in der Verkehrssünderkartei). Der aktenkundig gewordene Verstoß zieht Kosten nach sich, die sich der Autofahrer nicht noch einmal aufhalsen will. Wird der Fahrer gebührenpflichtig verwarnt, merkt er, dass die Kosten eines Regelverstoßes höher sind als der Gewinn, den er durch ihn erzielt. Die Aufmerksamkeit wird daher eine Zeit lang aufrechterhalten und lässt dann nach zwei Monaten wieder nach.

Das beeindruckendste Ergebnis der Studie ist jedoch, dass diese relative Reduktion des Sterberisikos von 35 Prozent größer ist als der Nutzen aller sicherheitstechnischen Verbesserungen der Fahrzeuge seit 50 Jahren, der sich diesbezüglich auf nur 20 Prozent beläuft!

Fazit

Jedes Jahr sterben weltweit eine Million Menschen bei Verkehrsunfällen, und pro Jahr behalten ungefähr 25 Millionen Menschen Spätfolgen von Verletzungen zurück. Im Unterschied zu den meisten organisch Erkrankten sind Verkehrsopfer häufig sehr jung und benötigen viele Jahre lang medizinische Betreuung. Im Gegensatz zu Tabak- und Alkoholtoten ist die Hälfte aller Verkehrstoten (und -verletzten) ein unbeteiligtes Opfer, das heißt jemand, der nichts zu dem Unfall beigetragen hat und fremde Gewalt erleidet. In 95 Prozent aller tödlichen Unfälle spielt menschliches Versagen eine Rolle.[37] Die Mehrzahl der Unfälle wäre durch geringfügige Verhaltensänderungen der Verkehrsteilnehmer vermeidbar. Die Studie von Redelmeier und Mitarbeitern zeigt, dass Strafe nützt, dass sie eine Verhaltensänderung bewirkt und das Sterberisiko senkt. Der Grund? Stellen Sie sich folgende Frage: Wie fährt eine Person, die sich keinen Punkt in Flensburg mehr erlauben darf? Sicherlich anders, als wenn sie eine weiße Weste hätte.

Moral: Lassen Sie sich von Zeit zu Zeit blitzen, etwa alle zwei Monate, und Sie reduzieren Ihr Risiko eines tödlichen Verkehrsunfalls um 35 Prozent!

Ist das Leben nicht schön?

---

[37] Auf der Grundlage von 20 000 Ermittlungen nach tödlichen Unfällen im Rahmen des französischen Verkehrssicherheitsprogramms REAGIR. Quelle: DSCR, 2005.

Mehr zum Thema

Redelmeier, D. A., Tibshirani, R. J. & Evans, L. (2003). Traffic-law enforcemant und risk of death from motor-vehicle crashes: Case-crossover study. *The Lancet, 36,* 2177–2182.

75 Warum lebt Onkel Dagobert allein?
Geld und Verhalten

Auf manchen Auslandsreisen erlebt man überrascht, dass Menschen, die fast nichts besitzen, uns Gastfreundschaft bieten. Dieses fast Nichts teilen sie noch mit uns. So viel Großzügigkeit versetzt uns in Erstaunen.

Wenn Sie dagegen Ihren persönlichen Onkel Dagobert aufsuchen, der allein lebt und auf einem Haufen Gold hockt, und ihn um etwas Kleingeld bitten, damit Sie die Reparatur Ihres Wagens bezahlen können, müssen Sie – Überraschung! – ein kategorisches Nein hinnehmen.

Diese Geschichte lässt sich beliebig abwandeln. Sie können Onkel Dagobert gegen einen reichen Papa oder eine betuchte alte Tante austauschen, das funktioniert im Allgemeinen genauso. Kurzum, man hat den Eindruck, dass die Menschen mit dem meisten Geld oft die größten Egoisten sind. Vielleicht weil sie so oft um Geld gebeten werden ... Vielleicht aber auch aus einem anderen Grund – einem, der kürzlich entdeckt wurde und den die angesehene Fachzeitschrift *Science* veröffentlicht hat.

Er läuft darauf hinaus, dass man bei dem Gedanken an Geld egoistisch und gleichgültig gegenüber anderen wird, auf Abstand geht und anderen weniger hilft. Deshalb sind die größten Geizkragen, die ihr liebes Geld hüten wie ihren Augapfel und daher unablässig daran denken, am seltensten bereit, anderen „unter die Arme zu greifen".

5 Soziale Einflüsse, Macht und Manipulation

Dank einer Reihe neuer Experimente bestätigten die Forscher, dass der Umgang mit Geld zu einem „Sich-selbst-genug-Sein" führt. Sie wiesen nach, dass schon das bloße Darandenken uns von anderen isoliert (Vohs, Mead & Goode, 2006).

Vohs und Mitarbeiter forderten ihre Versuchspersonen auf, aus vorgegebenen Wörtern Sätze mit dem Wort „Geld" zu bilden. Auf diese Weise konnten die Forscher dieses Konzept in den Köpfen der Probanden „verfügbar" machen („aktivieren", wie man sagt), ohne dass sich diese dessen bewusst waren oder hinsichtlich der wahren Absicht des Experiments Verdacht schöpften. Bei anderen Probanden ging es in den Sätzen nicht um Geld. In einem zweiten Durchgang befand sich jeder Teilnehmer in einer sozialen Situation, in der eine andere Person (in Wahrheit ein Komplize) die Stifte fallen ließ. Unauffällig wurde beobachtet, wie sich die Versuchspersonen verhielten.

Wie die Forscher feststellten, machten die Probanden, die sich geistig mit Geld beschäftigt hatten, viel seltener Anstalten, dem armen Teufel zu helfen, als diejenigen, in deren Sätzen es nicht um Geld gegangen war.

In einer anderen Studie sahen die Testpersonen auf einem Computerbildschirm verteilte Bilder von Ein-Dollar-Scheinen. Andere erblickten nur kleine Fische. Erneut fanden sich die Teilnehmer danach in einer zweiten Situation wieder: Man sagte ihnen, sie würden gleich auf eine andere Person treffen. Dann bat man sie, zwei Stühle zu holen, einen für sich selbst und einen für den anderen, und sie in den Warteraum zu stellen, damit sie sich dort hinsetzen konnten. Anschließend bestimmten die Forscher den Abstand zwischen den Stühlen. Die Probanden, die Geldscheine gesehen hatten, stellten die Stühle weiter auseinander als die Fischbetrachter.

In den neuen Experimenten verhielten sich die Probanden, die durch Bilder, Sätze oder Monopolyspielen für Geld „sensibilisiert" worden waren, unabhängiger und antisozialer als die Probanden der Kontrollgruppen. Sie arbeiteten lieber allein, spielten lieber allein und schufen mehr räumlichen Abstand zwischen sich und anderen.

Jetzt verstehen Sie, warum in kapitalistischen Gesellschaften, also solchen, die Geld hochschätzen, der Individualismus regiert. Wohlgemerkt, linke Regierungen haben nicht das „Monopol des Herzens", wie der frühere französische Präsident Giscard d'Estaing zu seinem damaligen politischen Gegner Mitterand sagte.

Den Forschern zufolge ist es wichtig, andere vom eigenen guten Geld fernzuhalten, um nach Belieben darüber verfügen zu können. Aus diesem Grund sind die Begriffe „Geld" und „Brüderlichkeit" unvereinbar.

Jetzt könnten Sie einwenden, dass doch Spendengalas im Fernsehen (etwa nach Naturkatastrophen) diese Befunde auf den Kopf zu stellen scheinen. In der Tat sind die bei solchen Veranstaltungen eingetriebenen Geldmengen erheblich, obwohl es darum geht, anderen zu helfen. Zudem spricht man dabei ständig über Geld, was den oben dargestellten Forschungsarbeiten zufolge die Spendenbereitschaft eigentlich bremsen müsste. Sicherlich, aber zunächst einmal ist nicht gesagt, dass diese Fernsehgalas, wenn sie weniger auf Geld abheben würden, nicht sogar noch mehr davon zusammenbringen würden. Außerdem setzen Spendengalas andere Hebel an, insbesondere Emotionen (Inszenierung der Spenden, Schuldgefühle, Bilder von Behinderten und Leidenden), den sozialen Einfluss und den sozialen Vergleich (die anderen spenden, sogar die Hartz-IV-Leute, also spende ich auch), die psychologische Atmosphäre (musikalisches Umfeld), den Glauben an die Gerechtigkeit in der Welt („Wenn ich Gutes tue, verdiene ich Gutes") etc. Diese Mechanismen gleichen augenscheinlich zumindest teilweise den Egoismus aus, der durch das bloße Denken an Geld in Gang gesetzt wird. Ich sage „teilweise", weil man nicht genau weiß, wer bei solchen Galas die Spender sind. Vielleicht ganz einfach und hauptsächlich die selbstlosesten.

Fazit

Jetzt wissen Sie, warum Bosse den Blues kriegen: Sie sind so allein! Tatsächlich wird man erwiesenermaßen schon beim bloßen Gedanken an Geld gleichgültig gegen andere, wahrt Abstand und zeigt weniger Hilfsbereitschaft. Noch schlimmer ist, dass dieser Effekt auch dann auftritt, wenn man nur mit Monopoly-Spielgeld hantiert. Falls in einer Gruppe Harmonie ein wichtiger Wert ist, empfiehlt es sich Vohs zufolge, möglichst wenige auf Geld bezogene Gedanken und Vorstellungen einzubringen, sowohl in der Arbeit als auch daheim in der Familie. So sollte man es tunlichst vermeiden, ein Kind ständig nach dem Inhalt seiner Spardose zu fragen. Nach Vohs' Ansicht sollten sich die Menschen lieber bewusst machen, welche Lebensziele für sie wirklich zählen und was sich wirklich für sie auszahlt (und ich glaube nicht, dass sie dabei an Schecks dachte!).

Mehr zum Thema

Vohs, K. D., Mead, N. & Goode, M. (2006). The psychological consequences of money. *Science, 314* (5802), 1154–1156.

6
Motivation, Emotion und Persönlichkeit

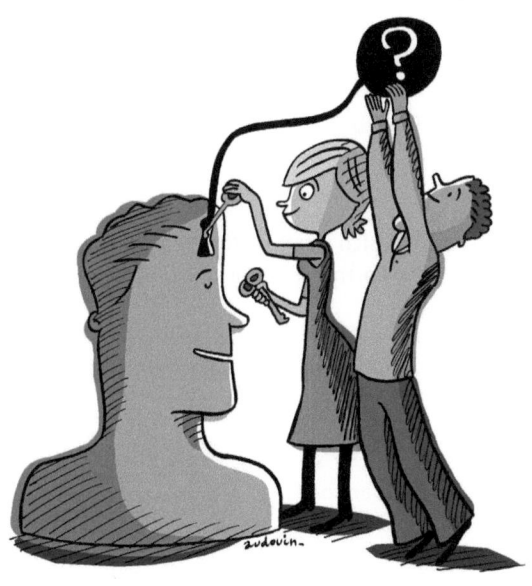

Inhaltsübersicht

76 Kann aus einem offenen, herzlichen 20-Jährigen ein feindseliger, griesgrämiger 40-Jähriger werden?
Die Entwicklung der Persönlichkeit.................. 287

77 Warum sollte man sich nicht *R.E.D. – älter, härter, besser* anschauen, bevor man zur Arbeit geht?
Stimmung und Arbeitsleistung 289

78 Warum küssen Sie Ihren Liebhaber besser ganz oben auf dem Eiffelturm als unten auf dem Marsfeld?
Emotionale Attribution 292

79 Warum ist es besser, das, was man gerne tut, ohne Bezahlung zu tun?
Intrinsische Motivation........................... 298

80 Warum zündeln Kinder so gerne?
Psychologische Reaktanz 301

81 Warum müssen Sie gähnen, wenn Sie andere gähnen sehen?
Gähnen und Empathie 305

82 Warum haben Sie sich Ihren Partner abjagen lassen?
Bindungsstil und Partnerwilderei 309

83 Warum schmeckt Ihnen die Suppe besser, wenn Sie mit den Händen von unten gegen die Tischplatte drücken?
Embodiment-Effekte 314

84 Warum raubt Ihnen Ihr schlimmster Feind den Schlaf?
Die Macht der Gedanken........................... 320

85 Warum soll man bei Tisch nicht über Politik und Religion reden?
Motivational verzerrte Urteilsbildung............... 321

86 Gibt es Projektion?
Motivation und Wahrnehmung..................... 325

76 Kann aus einem offenen, herzlichen 20-Jährigen ein feindseliger, griesgrämiger 40-Jähriger werden?
Die Entwicklung der Persönlichkeit

Verändert sich unsere Persönlichkeit mit der Zeit, oder bleibt sie lebenslang gleich? Sind wir mit 20, 30 oder 40 Jahren immer noch dieselben? Hat der Volksglaube Recht, wonach alles sehr früh entschieden ist und nach dem 30. Lebensjahr keine Persönlichkeitsveränderungen mehr möglich sind? Viele Fragen, auf die Srivastava und Mitarbeiter (2003) Antworten suchten.

Diese Forscher ließen 132 000 Personen im Alter von 21 bis 60 Jahren via Internet einen Persönlichkeitsfragebogen ausfüllen, den Psychologen sehr häufig verwenden (Fünf-Faktoren-Modell oder „Die großen Fünf"). Dieser Test misst mittels zahlreicher Fragen die Ausprägung der folgenden fünf Persönlichkeitsmerkmale:
- Gewissenhaftigkeit (Verantwortungsbewusstsein, Ordnungsliebe, Kompetenz, Selbstdisziplin, Besonnenheit, Leistungsstreben),
- Extraversion (Geselligkeit, Aktivität, Herzlichkeit, Erlebnishunger, Durchsetzungsfähigkeit, Frohsinn),
- Verträglichkeit (Vertrauen, Freimütigkeit, Altruismus, Entgegenkommen, Bescheidenheit, Gutherzigkeit),
- Neurotizismus oder emotionale Stabilität (Ängstlichkeit, Reizbarkeit, Depression, soziale Befangenheit, Impulsivität, Verletzlichkeit),
- Offenheit für neue Erfahrungen (Offenheit des Normen- und Wertesystems, Offenheit für Fantasie, für Ästhetik, für Gefühle, für Handlungen, für Ideen).

Es ist bekannt, dass die Antworten auf die Fragen dieses Tests Faktoren wie vorübergehenden Stimmungen nicht unterworfen sind. Wäre dem so, könnten sich Fehler in die Interpretationen der Daten einschleichen.

Obwohl viele Psychologen überzeugt sind, dass diese fünf Haupteigenschaften teilweise genetisch festgelegt sind und sich nach dem 30. Lebensjahr nicht mehr ändern (McCrae & Costa, 1996), sprechen die Forschungsergebnisse für das Gegenteil: Menschen ändern sich nach dem 30. Lebensjahr nicht nur weiter, sondern es zeichnen sich auch Unterschiede zwischen Männern und Frauen ab:

Was den Neurotizismus angeht, so nimmt er mit zunehmendem Alter bei Frauen ab, nicht aber bei Männern. Frauen werden demnach mit den Jahren emotional stabiler. Deshalb und da zudem junge Frauen emotional weniger stabil sind als junge Männer (Margalit & Eysenck, 1990), verwischt sich dieser Unterschied zwischen den Geschlechtern mit der Zeit.

- Die Verträglichkeit (Entgegenkommen, Gutherzigkeit) nimmt bei beiden Geschlechtern nach dem Alter von 30 Jahren zu.
- Die Extraversion (Erlebnishunger) nimmt bei Frauen ab, nicht aber bei Männern.
- Die Gewissenhaftigkeit (Besonnenheit, Ordnungsliebe) nimmt bei beiden Geschlechtern zwischen 20 und 30 Jahren stark zu und wächst dann nach dem 30. Lebensjahr sehr langsam weiter.
- Die Offenheit für Erfahrungen nimmt ab 30 Jahren bei beiden Geschlechtern ab.

Srivastava vermutet, dass die Entwicklungen bei Gewissenhaftigkeit und Verträglichkeit möglicherweise auf Veränderungen in der Aktivität (Arbeit) und im Privatleben der Personen zurückzuführen sind. Zwischen 20 und 30 Jahren treten die Menschen ins Berufsleben ein, binden sich emotional und bekommen Kinder. Das erfordert größeres Pflichtbewusstsein und zieht mehr Selbstlosigkeit und Herzlichkeit nach sich.

Jedoch ist nicht genau bekannt, ob das soziale Umfeld der Person diese Veränderungen auslöst oder ob sich die Persönlichkeit von Natur aus so entwickelt, dass diese neuen sozialen Rollen übernommen werden können. Daher lässt sich nur schwer ermessen, ob diese Veränderungen von biologischen oder von Umweltfaktoren abhängen.

Fazit

Die Arbeit von Srivastava und Mitarbeitern belegt, dass unsere Persönlichkeit sich auch nach dem 30. Lebensjahr weiter verändert und sogar verbessert, weil man mit fortschreitendem Alter herzlicher, emotional stabiler und verantwortungsbewusster wird.

Gewiss, diese Veränderungen sind relativ schwach. Nur in Ausnahmefällen werden Sie erleben, dass aus einem schüchternen, zugeknöpften 30-Jährigen ein 60-jähriger „Salonlöwe" wird. Dessen ungeachtet scheint der Volksmund nicht ganz Unrecht zu haben, wenn er behauptet, dass man mit den Jahren weiser wird.

Mehr zum Thema

Margalit, M. & Eysenck, S. (1990). Prediction of coherence in adolescence: Gender differences in social skills, personality, and family climate. *Journal of Research in Personality, 24,* 510–521.

McCrae, R. R. & Costa, P. T., jr. (1996). Toward a new generation of personality theories: Theoretical contexts for the five-factor model. In: Wiggins, J. S. (Hrsg.). *The Five-Factor Model of Personality: Theoretical Perspectives.* New York: Guilford Press, 51–87.

Srivastava, S., John, O. P., Gosling, S. D. & Potter, J. (2003). Development of personality in early and middle adulthood: Set like plaster oder persistent change? *Journal of Personality and Social Psychology, 84,* 1041–1053.

77 Warum sollte man sich nicht *R.E.D. – älter, härter, besser* anschauen, bevor man zur Arbeit geht?
Stimmung und Arbeitsleistung

Man dachte lange, frohgemute Arbeiter seien „bessere" Arbeiter. Neuere psychologische Untersuchungen kamen jedoch zu dem

Ergebnis, dass dies nicht in allen Fällen zutrifft. In einer Serie von vier Experimenten erforschten Lavis und Sinclair (1999) die Auswirkungen der Stimmung auf die Produktivität von Arbeitern.

> Die Forscher erzeugten experimentell entweder Traurigkeit oder Freude[38] bei den Probanden und ließen sie dann eine diffizile Arbeit ausführen: Schaltkreisplatinen an einer Fertigungsstraße bestücken.
>
> Obwohl es keinen Unterschied in der Anzahl der von beiden Gruppen hergestellten Exemplare gab, stellte sich heraus, dass die Produkte der fröhlichen Probanden bei der Qualitätskontrolle öfter durchfielen als die der traurigen Arbeiter: Die Frohgestimmten machten 50 Prozent mehr Fehler als die Trauerklöße.
>
> Den Forschern zufolge können sich traurige Menschen durch Arbeit, selbst wenn sie schwierig ist, von ihrer Stimmung ablenken. Fröhliche Menschen dagegen suchen sich ihre positive Stimmung zu bewahren und glauben, konzentrierte Arbeit könnte ihre Empfindungen abschwächen und Traurigkeit erzeugen. Sie investieren daher weniger Energie und Konzentration in eine Aufgabe, die sie von ihrer guten Stimmung ablenken könnte.

Angesichts dieser Befunde kann man sich schon fragen, warum unverhältnismäßig hohe Summen dafür ausgegeben werden, die Arbeitnehmer glücklicher zu machen. Manche Unternehmen engagieren sogar Komiker, damit ihre Angestellten was zu lachen haben.

Soll das heißen, dass die Arbeitgeber ihre Arbeitnehmer dazu bringen müssten, traurig zu sein, um deren Leistungsfähigkeit zu steigern? Die Antwort lautet nein, denn in einem zweiten Experiment deckten Lavis und Sinclair etwas Beunruhigendes auf:

---

[38] Die Forscher induzierten diese emotionalen Zustände mit verschiedenen Mitteln. Sie zeigten ihren Probanden Filme (lustige, traurige), machten ihnen Geschenke (Freude), ließen sie bewegende Texte lesen oder einen Bericht über ein Ereignis verfassen, das sie traurig, fröhlich oder wütend gestimmt hatte. Sie ließen die Probanden den jeweiligen Gefühlsausdruck mimisch darstellen, bei einem Test versagen (Traurigkeit) oder Erfolg haben (Freude). Sie ließen sie Musik hören oder griffen auf Hypnose zurück (einen Überblick bieten Westermann et al., 1996).

Wenn die Arbeiter glaubten, die Aufgabe verbessere ihre emotionale Verfassung, waren sie allesamt mit mehr Eifer bei der Arbeit (praktisch unabhängig davon, ob sie traurig oder fröhlich waren). Wie die Ergebnisse zeigten, übertraf die Qualität der Erzeugnisse sogar noch die der traurigen Personen im ersten Experiment.

Statt also die Arbeitnehmer traurig zu machen, bestünde die Lösung vielmehr darin, Situationen zu schaffen, in denen die Mitarbeiter glauben, ihre Arbeit verbessere ihren Gemütszustand.

Gute Stimmung kann unsere Arbeit jedoch auch positiv beeinflussen. So zeigte ein Experiment, dass fröhliche Menschen kreativer sind als andere.

Isen und Mitarbeiter (1987) versetzten einige ihrer Probanden mit einem komischen Film oder einem Bonbongeschenk in positive Stimmung. Andere Versuchspersonen sahen einen x-beliebigen („neutralen") Film.

Danach mussten sich alle Teilnehmer einem Kreativitätstest unterziehen: Sie bekamen eine Kerze, eine Schachtel Streichhölzer und Reißzwecken. Damit sollten Sie die Kerze so an der Wand befestigen, dass man sie anzünden konnte. Es war unmöglich, die Kerze mit den Reißzwecken zu durchbohren, dazu waren sie zu kurz. Die Lösung bestand darin, die Streichholzschachtel zu leeren, sie mit den Reißzwecken an die Wand zu pinnen und darauf die Kerze zu stellen.

Nach zehn Minuten baten die Forscher die Probanden um ihre Lösung. 75 Prozent der heiteren Versuchspersonen waren auf die Lösung gekommen, dagegen nur 20 Prozent der Zuschauer des „neutralen" Films.

Offenbar ziehen positive Gemütszustände eine „offene", intuitive Herangehensweise nach sich. Das ist der Grund, weshalb fröhliche Menschen erfindungsreicher sind und mehr originelle Beziehungen zwischen den ihnen vorliegenden Elementen herzustellen wissen.

Fazit

Wenn Sie beispielsweise in der Werbung arbeiten und „kreative" Arbeit leisten müssen, empfiehlt sich gute Laune. Rufen Sie sich also jenen Tag ins Gedächtnis, an dem Ihre Eltern Ihnen einen Goldfisch geschenkt haben. Haben Sie dagegen eine Arbeit vor sich, die analytisches Denken oder konzentrierte Aufmerksamkeit erfordert, dann erinnern Sie sich an den Schmerz, den Sie empfanden, als Sie eines Tages von der Schule heimkamen und Ihren Goldfisch mit dem Bauch nach oben im Wasser treibend vorfanden.

Natürlich lässt sich die eigene Stimmung nicht immer einfach so verändern. Man sollte sich also schlicht das geschilderte Phänomen sowie den eigenen Gemütszustand bewusst machen, bevor man eine Entscheidung trifft oder eine wichtige Aufgabe in Angriff nimmt. Die Studien sprechen in der Tat dafür, dass unsere Stimmungen spürbar Einfluss auf unsere Arbeitsleistung nehmen.

Mehr zum Thema

Isen, A. M., Daubman, K. A. & Nowicki, G. P. (1987). Positive affect facilitates creative problem solving. *Journal of Personality and Social Psychology, 52,* 1122–1131.

Lavis, C. A. & Sinclair, R. C. (1999). Are happy workers better workers? Examining the effects of mood on productivity. *Proceedings & Abstracts of the Annual Meeting of the Midwestern Psychological Association, 71,* 11.

Westermann, R., Spies, K., Stahl, G. & Hesse, F. (1996). Relative effectiveness and validity of mood induction procedures: A meta-analysis. *European Journal of Social Psychology, 26,* 557–580.

78 Warum küssen Sie Ihren Liebhaber besser ganz oben auf dem Eiffelturm als unten auf dem Marsfeld?
Emotionale Attribution

Ach ja, die Liebe ... Es stimmt, sie ist eine Himmelsmacht, wie es das alte Lied sagt. Spüren auch Sie dieses unbezähmbare

Bedürfnis, dem geliebten Wesen nahe zu sein? Spüren Sie Ihr Herz schneller schlagen? Spüren Sie, wie Sie erröten? Und wie Ihnen heiß wird?

Sie sagen sich, das ist normal, das sind die Gefühle.

Sie sind überzeugt, dass es kein Gefühl ohne einen Rattenschwanz körperlicher Reaktionen (Pulsbeschleunigung, Hautrötung, Wärmegefühl etc.) geben kann? Nun, bestimmte Forscher behaupten das Gegenteil. Um ein Gefühl zu empfinden, bedarf es keiner physiologischen Erregung; den Ausschlag gibt allein der Glaube, man sei physiologisch erregt.

> Um diese Hypothese zu prüfen, führte Valins (1966) eine Studie durch, in der sich Studenten zehn erotische Fotos anschauen sollten und dabei über Kopfhörer ihren eigenen Herzschlag vernahmen. Die Probanden wussten allerdings nicht, dass das, was sie hörten, von zuvor aufgezeichneten Tonbändern kam. Manchmal hörten die Probanden, wie sich ihr Herzschlag beschleunigte, aber überwiegend blieb er ruhig und gleichmäßig.
>
> Ganz am Ende des Experiments bat Valins die Probanden, die verschiedenen Fotos nach Attraktivität zu ordnen.
>
> Wie sich herausstellte, fanden die Studenten die Fotos, die mit einem beschleunigten Herzschlag kombiniert worden waren, erfreulicher als die anderen.
>
> Das Dumme war nur, dass die Probanden bei ihrer Wahl blieben, selbst nachdem man sie über die Manipulation durch einen experimentellen Kunstgriff aufgeklärt hatte (Valins, 1972).

Sie mögen dieses Experiment beunruhigend finden, doch das ist noch nicht alles. Es scheint, dass eine intensive physiologische Erregung (gleich aus welchem Grund) sogar „Liebe auf den ersten Blick" auszulösen vermag.

> Dutton und Aron (1974) führten ihr Experiment im Capilano Canyon, einem Touristenziel in der Nähe von Vancouver, durch. Dort spannen sich an zwei Stellen in über 100 Meter Höhe zwei Brücken über einen Fluss. Eine davon, eine schmale Hängebrücke aus Seilen und Holzbohlen, ist sehr wackelig und ihr Handlauf sehr niedrig. Das

macht ihre Überquerung zu einem echten Erlebnis. Die andere Brücke (Kontrollbrücke) über den Fluss ist ein Massivbau.

Die Testpersonen mussten eine der beiden Brücken überqueren und wurden dabei von einer Person, entweder einem Mann oder einer Frau, mit der Bitte angesprochen, an Ort und Stelle einen Fragebogen auszufüllen. Danach gab ihnen der Interviewer oder die Interviewerin seine beziehungsweise ihre „private" Telefonnummer, um das Gespräch später fortzusetzen, wenn der Proband das wollte.

Schließlich riefen neun der 18 auf der Hängebrücke angesprochenen Personen die Frau an, dagegen nur zwei von den 18, welche die Frau auf der Kontrollbrücke angesprochen hatte. Von den 18 von einem Mann angesprochenen Hängebrückengängern riefen zwei an und lediglich einer von der festen Brücke.

Die Testpersonen schrieben (attribuierten) physiologische Erregung durch die beängstigende Situation also eher einem durch die erotischen Merkmale der Versuchsleiterin geweckten „erotischen Interesse" zu.

Die Ergebnisse dieses Experiments beantworten die in der Überschrift dieses Abschnitts gestellte Frage: „Warum küssen Sie Ihren Galan besser ganz oben auf dem Eiffelturm als unten auf dem Marsfeld?" Wenn Sie die Schlussfolgerung der Studie von Dutton und Aron verstanden haben, dann sollten Sie sich mit Ihrem Angebeteten schleunigst auf den Eiffelturm begeben. Dort oben steigern Sie Ihre Chance, dass er Sie zu küssen bereit ist, weil es ihm dort schwerfällt, seine Empfindungen (Schwindel, Angst, Begehren) auseinanderzuhalten und sie richtig zu etikettieren. Wenn Sie nicht allzu hässlich sind, wird er seine durch die angsterregende Situation ausgelöste physiologische Erregung Ihren erotischen Eigenschaften zuschreiben. Sind Sie dagegen ein Ausbund an Hässlichkeit, besteht die Gefahr, dass er die Angst vor der Höhe Ihrem garstigen Äußeren zuschreibt und Sie in die Röhre gucken.

Andere Forscher weisen einen Erregungstransfer nach: Noch nicht abgeklungene Erregung geht in eine kurz darauf eintretende banale Situation ein und beeinflusst ein Urteil. Die „Resterregung" sorgt beispielsweise dafür, dass die erotische Anziehungskraft eines Wahrnehmungsobjekts zunimmt [Erläuterung der Übersetzerin].

In einem Experiment (White, Fishbein & Rutstein, 1981) sollten Männer 120 Sekunden lang auf der Stelle laufen, um sich physiologisch in Schwung zu bringen (starke Aktivierung). Eine andere Gruppe lief nur 15 Sekunden lang (schwache Aktivierung).

Danach zeigten die Forscher allen Männern ein Video, das entweder eine sehr schöne oder eine reizlose Frau (laut vorangegangener Bewertung durch andere Personen) zeigte. Man erklärte den Männern, dass diese Person in einem Folgetest ihre Partnerin sein werde. Dann sollten die Männer beider Gruppen (einzeln) diese Frau beurteilen: Wie sympathisch finden Sie sie? Wie sexy finden Sie sie? Wie anziehend? Wie gerne würden Sie sie küssen? Wie gerne würden Sie sie kennenlernen?

Alle Antworten wurden addiert und der Mittelwert berechnet. Es zeigte sich, dass die physiologisch stark aktivierten Männer die anziehende Frau deutlich positiver wahrnehmen (m = 32,4) als die anderen Männer (m = 26,1). Zudem überraschte die Psychologen, dass die reizlose Frau von den stark aktivierten Männern viel negativer beurteilt wurde (m = 9,4) als von den anderen (m = 15,1).

physiologische Aktivierung	Anziehungskraft der Frau	
	stark	schwach
stark	32,4	9,4
schwach	26,1	15,1

Durchschnittliches Urteil in Abhängigkeit von physiologischer Aktivierung (stark/schwach) und Attraktivität der Zielperson (stark/schwach)

Zusammenfassend zeigt dieses Experiment, dass aus einer vorausgegangenen Situation herrührende physiologische Erregung eine Intensivierung von Gefühlen bewirken kann. Dieser Mechanismus[39] kann Anziehung, aber auch Ablehnung heraufbeschwören. Die oben erwähnten Psychologen zeigten, dass sich ähnliche Ergebnisse erzielen lassen, wenn man zur Aktivierung nicht schnelles Laufen, sondern etwas anderes verwendet, beispielsweise einen lustigen Film oder, noch aufregender, einen Horrorfilm mit spritzendem Blut und Gemetzel.

Andere Studien erzielten dieselben Resultate, entdeckten dabei aber etwas Neues: Die Anwesenheit des festen Freundes konnte den Prozess blockieren. Frohlich und Meston (2003) untersuchten, wie sich residuale physiologische Erregung auf die Wahrnehmung der erotischen Anziehung auswirkt. Die Forscher suchten einen Freizeitpark auf und sprachen Personen an, die vor einer Achterbahn anstanden oder sie gerade verließen (insgesamt 165 junge Männer und 135 Frauen). Diesen Teilnehmern zeigten sie das Foto einer recht schönen Person des jeweils anderen Geschlechts. Die Probanden sollten diese Person nach Attraktivität und Charme beurteilen.

Auch hier entsprachen die Ergebnisse den Vorhersagen der Erregungstransfertheorie: Die von der Achterbahnfahrt noch „aufgedrehten" Personen beurteilten die Zielperson als attraktiver als diejenigen, die noch in der Warteschlange standen. Allerdings mit einem Unterschied: Bei den Männern und Frauen, die den Freizeitpark gemeinsam mit ihrer Freundin beziehungsweise ihrem Freund besuchten, trat der Effekt nicht auf. Bei ihnen zeigte sich kein signifikanter Unterschied zwischen den Wartenden und denen, die die Fahrt schon hinter sich hatten. Offenbar hatte die Gegenwart der Freundin odes des Freundes eine mäßigende Wirkung auf den Erregungstransfer.[40]

---

[39] Wohlgemerkt, damit ein derartiger Effekt auftritt, darf die durch die vorangegangene Situation ausgelöste physiologische Erregung nicht eindeutig dem Laufen auf der Stelle zugeschrieben werden. In diesem Experiment war das Rennen eingebettet in eine Reihe anderer Aufgaben. Auf diese Weise konnten die Testpersonen keine Verbindung zwischen der Manipulation der Aktivierung und der darauffolgenden Beurteilungsaufgabe herstellen.

[40] Der Grund für diese Wirkung ist noch ziemlich unklar. Möglicherweise vermieden es die Teilnehmer ganz einfach, die Zielperson allzu positiv zu bewerten, um sich bei der Rückkehr nach Hause Vergeltungsmaßnahmen und endlose Fragen zu ersparen, obwohl die Beurteilungsaufgabe gar nicht im Beisein der/s Liebsten absolviert wurde.

Fazit

Diese Experimente belegen, dass es häufig das Denken (die Kognition) ist, das unsere Emotionen in Wallung bringt und auf Ziele ausrichtet. Oft genügt es schon zu glauben, man empfände ein Gefühl, um es wirklich zu empfinden. Das veranlasst uns dann dazu, uns nach etwas umzuschauen, das als Grund für die mutmaßlich physiologische Erregung herhalten kann.

So verlieben wir uns vielleicht Hals über Kopf, nur weil sich im Beisein einer oder eines Unbekannten aus irgendeinem Grund (etwa Unterzuckerung) unser Puls beschleunigt. Allerdings müssen wir trotz alledem unbedingt ein Minimum an Charme an dieser Person wahrnehmen, damit der Mechanismus funktioniert.

Man weiß heute auch, dass Residuen einer durch eine vorangegangene Situation ausgelösten physiologischen Erregung[41] in einer neuen Situation das romantische oder erotische Interesse des Wahrnehmenden anfachen kann. Dieser schreibt seine gesteigerte Aufmerksamkeit sicherlich der Person vor ihm zu. So verrät uns die erotische Anziehung, die häufig der Phase der Verführung vorausgeht (man möchte nur jemanden verführen, den man anziehend findet), Stück für Stück ihre Geheimnisse.

Mehr zum Thema

Dutton, D. G. & Aron, A.P. (1974). Some evidence for heightened sexual attraction under conditions of high anxiety. *Journal of Personality and Social Psychology, 30,* 510–517.

---

[41] Zu den verschiedenen von Wissenschaftlern angewandten Verfahren zur Induktion physiologischer Aktivierung siehe Foster, C. A., Witcher, B. S., Campbell, W. K. & Green, J. D. (1998). Arousal and attraction: Evidence for automatic and controlled processes. *Journal of Personality and Social Psychology, 74,* 86–101.

Frohlich, P. F. & Meston, C. M. (2003). Love at first fright: Partner salience moderates roller-coaster-induced excitation transfer. *Archives of Sexual Behavior, 32* (6), 537–544.

Valins, S. (1966). Cognitive effects of false heart rate feed-back. *Journal of Personality and Social Psychology, 4,* 400–408.

Valins, S. (1972). Persistent effects of information about internal reactions: Ineffectiveness of debriefing. In: Nisbett, R. H. & Nisbett, R. E. (Hrsg.). *The Cognitive Alteration of Feeling States.* Chicago, IL: Aldine, 116–140.

White, G. L., Fishbein, S. & Rutstein, J. (1981). Passionate love and the misattribution of arousal. *Journal of Personality and Social Psychology, 41,* 56–62.

79 Warum ist es besser, das, was man gerne tut, ohne Bezahlung zu tun?
Intrinsische Motivation

Stellen Sie sich vor, Sie geben in dem Altersheim in Ihrer Nachbarschaft zweimal pro Woche unentgeltlich ein kleines Klavierkonzert. Sie machen das gerne und haben Freude daran. Eines Tages lässt die Leiterin Sie einen Vertrag unterschreiben; ab jetzt werden Sie für diese Tätigkeit bezahlt. Sie werden künftig jeden Dienstag- und Freitagabend eine Stunde lang für die alten Menschen in dem Heim spielen. Sie sagen sich: „Jetzt werde ich sogar noch für etwas bezahlt, das ich gerne tue." Leider belegen Studien, dass Sie nun weniger Vergnügen und Interesse am Klavierspielen haben werden als zuvor, als Sie kein Geld dafür bekommen haben. Und dass Sie dessen schneller überdrüssig werden, als wenn Sie unentgeltlich spielen würden.

Manchen Autoren zufolge kann Arbeit gegen Lohn (extrinsische Motivation) unseren Antrieb, etwas nur aus Spaß an der Freude zu tun (intrinsische Motivation), schwächen.

In einer Studie (Deci, 1972) erhielten die Teilnehmer jedes Mal einen Dollar, wenn es ihnen gelang, in der vorgegebenen Zeit eine vom Versuchsleiter gestellte Denksportaufgabe zu lösen. Eine andere Gruppe erhielt kein Geld. Nach dem Ende des angeblichen Experiments bot man den Probanden an, weitere Aufgaben ohne Zeitbeschränkung zu lösen.

Dann maß man die Zeit, die sie dafür opferten, und stellte fest, dass diejenigen, die bezahlt worden waren, halb so viel für die neue Serie aufwendeten wie die anderen. Geld zu erhalten, hatte die intrinsische Motivation dieser Teilnehmer vermindert.

Die Schwächung der intrinsischen Motivation tritt ein, weil die Person den Anstoß zu ihrer Handlung nicht sich selbst, sondern der Belohnung zuschreibt. Sie handelt daher weniger selbstbestimmt, und infolgedessen lässt das Interesse an der Aktivität nach. Die Person fühlt sich als Gefangene ihres Verhaltens und arbeitet weniger lange oder sorgfältig, als wenn sie diese Arbeit aus reinem Vergnügen täte.

Noch mehr Faktoren können die intrinsische Motivation schwächen, etwa eine Beurteilungssituation oder engmaschige Kontrolle (Deci & Ryan, 1985). Aus diesem Grund ist es besser, Kindern ein gewisses Maß an Kontrolle zu lassen, ihnen etwa zu erlauben, selbst über ihre außerschulischen Aktivitäten zu entscheiden.

Dagegen stärken bestimmte Formen von eher „sozialen" Belohnungen die intrinsische Motivation: Wenn Sie die Arbeit einer Person anerkennen (jedoch ohne sie zu stark zu kontrollieren), hat dies zur Folge, dass sich ihr Gefühl von Kompetenz verbessert. Dadurch wiederum verstärkt sich die intrinsische Motivation (Vallerand & Reid, 1988).

Fazit

Nehmen Sie die verschiedenen oben zitierten Arbeiten keinesfalls zum Anlass, denjenigen, die die Arbeit machen, den Lohn vorzuenthalten! Achten Sie einfach darauf, die intrinsische Motivation nicht zu schwächen. Geben Sie einer Person keine materielle Belohnung, wenn sie diese nicht braucht, um an das zu kommen, was sie aus anderen, Ihnen nicht immer zugänglichen Gründen erzielen kann.

Setzen Sie lieber, wie es andere Studien nahelegen, auf Herausforderung oder Neugier, um die intrinsische Motivation zu stärken, insbesondere bei Ihren Kindern, wenn es um Schularbeiten geht (Malone & Lepper, 1987).

Dessen ungeachtet können Sie sich auf den Standpunkt stellen, dass es, wenn Ihr zwölfjähriger Sohn sich gegen ein paar Münzen dazu bereit erklärt, Ihren Wagen zu waschen, ziemlich egal ist, ob er für diese Aufgabe intrinsisch motiviert ist oder nicht. Damit haben Sie zweifelsohne Recht.

Abschließend sollten Sie noch von einem anderen Forschungsergebnis erfahren: Menschen, welche allein die aus ihrem Handeln erwachsende Befriedigung antreibt, intrinsisch motivierte Personen also, sind mit ihrem Leben zufriedener und psychisch gesünder als solche, die extrinsischen Belohnungen wie Reichtum, Renommee und Image hinterherrennen (Kasser & Ryan, 2001).

Mehr zum Thema

Deci, E. L. (1972). The effects of contingent and non-contingent rewards and controls on intrinsic motivation. *Organizational Behavior and Human Performance, 8,* 217–229.

Deci, E. L. & Ryan, R. M. (1985). *Intrinsic Motivation and Self-Determination in Human Behavior.* New York: Plenum Press.

Kasser, T. & Ryan, R. M. (2001). Be careful what you wish for: Optimal functioning and the relative attainment of intrinsic and extrinsic goals. In: Schmuck, P. & Sheldon, K. (Hrsg.). *Life Goals and Well-Being.* Göttingen: Hogrefe.

Malone, T. W. & Lepper, M. R. (1987). Making learning fun: A taxonomy of intrinsic motivations for learning. In: Snow, R. E. & Farr, M. J.

(Hrsg.). *Aptitude, Learning, and Instruction*, Bd. 3: *Cognitive and Affective Process Analysis*. Hillsdale, NJ: Erlbaum, 223–253.

Vallerand, R. J. & Reid, G. (1988). On the relative effects of positive and negative verbal feedback on males' and females' intrinsic motivation. *Canadian Journal of Behavior Science, 20,* 239–250.

80 Warum zündeln Kinder so gerne?
Psychologische Reaktanz

Warum wirken Ge- oder Verbote nicht immer so, wie wir das gerne hätten? Warum führen andere Leute unsere Anweisungen nicht gut gelaunt aus? Warum bereitet es uns so viel Mühe, dafür zu sorgen, dass unsere Anordnungen Wirkungen zeitigen? Das Kind spielt mit verbotenen Streichhölzern, Leute fahren verkehrt herum durch Einbahnstraßen, Patienten befolgen Empfehlungen nicht.

Die Theorie der psychologischen Reaktanz macht dieses Phänomen zum Teil begreiflich.

Menschen hegen die Überzeugung, frei handeln zu können, und brauchen sie auch. Freiheit ist in unserer Gesellschaft ein Grundgedanke; mit diesem Begriff beginnt die Erklärung der Menschenrechte, und das zeigt deutlich genug, wie wichtig uns Freiheit ist. Wir suchen uns also unsere Freiheiten zu erhalten, und wenn sie bedroht sind, treibt uns das mit Macht dazu, sie wiederherzustellen. Dieser Motivation zur Wiedererlangung der Freiheit entspringen Handlungen und Urteile, die sich exakt gegen die Freiheitsbeschränkung richten. Wir setzen also dem, was wir als Einschränkung unserer Handlungs- oder Denkfreiheit wahrnehmen, „Widerstand" entgegen. Das steckt hinter dem „Und jetzt erst recht!" oder „Ich tue, was ich will!".

Reaktanz lässt sich so zusammenfassen: Wird eine Person in ihrer Freiheit, nach eigenem Gutdünken zu handeln, eingeschränkt, handelt sie entgegengesetzt zu dem, was von ihr verlangt wird.

Stellen wir uns beispielsweise vor, Herr Schmitt pflegt Sonntagnachmittags Golf zu spielen, manchmal verbringt er diese Zeit auch vor dem Fernseher oder mit Basteln (Brehm, 1966). Eines Sonntags bittet ihn seine Frau, golfen zu gehen, weil sie ihre Freundinnen eingeladen hat und nicht vom Lärm eines Hammers oder des Fernsehers gestört werden möchte. Die Handlungsfreiheit von Herrn Schmitt ist bedroht, also ist mit Reaktanz zu rechnen: Beispielsweise könnte Herr Schmitt einwenden, es käme aber ausgerechnet an diesem Sonntag eine besonders interessante Sendung im Fernsehen oder er habe noch eine dringende Arbeit in seinem Hobbyraum zu erledigen.

Reaktanz hat einen Doppeleffekt:
- Sie erhöht die Auftretenswahrscheinlichkeit des verbotenen oder bedrohten Verhaltens: Herr Schmitt möchte jetzt viel lieber zu Hause bleiben, als wenn seine Frau ihn nicht um das Gegenteil gebeten hätte.
- Sie erhöht die Attraktivität des bedrohten Tuns oder Objekts: Herr Schmitt bekommt große Lust, die Sonntagssendung zu sehen.

Ein berühmtes Experiment bestätigt diese Vorhersagen.

1976 bat Heilman Passanten um ihre Unterschrift unter eine Petition für eine Preiskontrolle bei Fleisch und Gemüse. Doch bevor sich die Angesprochenen entschieden, fügte der Versuchsleiter hinzu: „Ich muss Ihnen zunächst einige Informationen vorlesen."

Die Zusatzinformation der einen Bedingung (schwacher Druck) unterrichtete darüber, dass ein gewisser Raymond T., Mitglied einer örtlichen Vereinigung, die fragliche Resolution rundheraus abgelehnt hatte, da sie in seinen Augen eine Gefahr für die Wirtschaft darstellte. Die andere Bedingung (starker Druck) ließ den Versuchsleiter hinzufügen, Raymond T. habe erklärt, es dürfe keinesfalls jemand dazu berechtigt sein, eine derartige Resolution zu verbreiten oder zu unterschreiben. Die Bedingung „Repressalien" schließlich sah vor, der angebliche Raymond T. habe vorgeschlagen, zusätzlich Erkundigungen über alle einzuholen, die ihre Unterschrift unter die Petition setzen würden.

Wie aus dem folgenden Balkendiagramm klar hervorgeht, stimmen die Ergebnisse mit der Reaktanztheorie überein. Je stärker die Handlungsfreiheit der Testpersonen bedroht war (das heißt je stärker der Druck), desto häufiger zeigten diese das bedrohte Verhalten (die Petition unterschreiben).

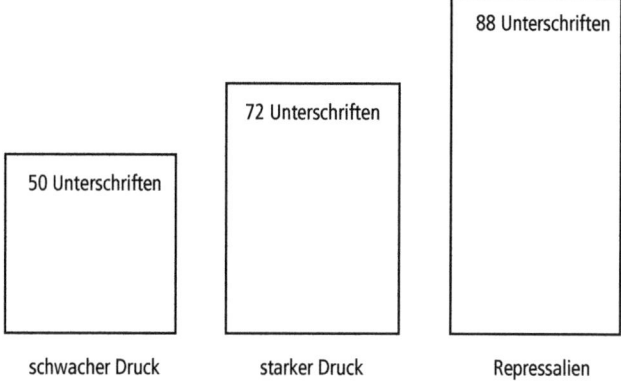

Das Phänomen der Reaktanz tritt auch dann auf, wenn man merkt, dass man zur Zielscheibe eines Überredungsversuchs wird. Das passiert beispielsweise, wenn wir Leuten die Tür öffnen, die uns das kurz bevorstehende „Jüngste Gericht" verkünden oder uns ein zehnbändiges Lexikon andrehen wollen. In solchen Fällen laufen wir Gefahr, besonders reaktant (um nicht zu sagen aggressiv) zu werden.

Fazit

Reaktanz ist häufig der Mechanismus, der Konflikten zugrunde liegt, vor allem wenn sich Partner oder Eltern und Kinder streiten. Sie steckt auch oft hinter der Missachtung bestimmter Regeln oder Gesetze. Dass beispielsweise die Straßenverkehrsordnung nur aus Pflichten und Verboten besteht, macht bestimmte Verhaltensweisen, etwa sehr schnelles Fahren, noch reizvoller. Und obwohl sich die Einstellungen geändert haben, ist gelegentlich immer noch zu hören, das Anlegen der Sicherheitsgurts sei eine Frage der persönlichen Freiheit, nach dem unterschwelligen Motto: „Wenn es nur um meine eigene Sicherheit geht, tue ich, was ich für richtig halte."

Wir alle möchten manchmal eine Idee oder eine Empfehlung durchsetzen, ob in der Arbeit oder in der Familie. Allerdings laufen wir dabei Gefahr, bei unserem Gesprächspartner Reaktanz zu wecken, nicht weil unser Vorhaben unbedingt schlecht wäre, sondern einfach, weil es Freiheiten bedroht. Unser Partner versucht also, seine bedrohte Autonomie wiederherzustellen, und wie wir in obigem Experiment gesehen haben, können die Folgen unerfreulich sein.

Was also ist zu tun, um Reaktanz zu umgehen?
- Vermeiden Sie starke Bedrohungen, da sie stärkere Reaktanz erzeugen.
- Bieten Sie Alternativen, sodass sich das bedrohte Bedürfnis mit anderen Mitteln und Wegen befriedigen lässt.
- Nehmen Sie Einfluss auf die Form der Kommunikation; vermitteln Sie beispielsweise den Eindruck, die Idee stamme von der anderen Person.

Eine Schlussbemerkung: In bestimmten Fällen können Sie die Reaktanz eines anderen auch in Ihrem Sinne nutzen, denn es genügt, ein Verhalten zu verbieten, um es attraktiver zu machen. Damit hat der folgende Spruch offenbar Recht: „Es gibt drei Arten, eine Arbeit zu erledigen: sie selbst machen, jemanden damit beauftragen oder sie den Kindern verbieten."

Mehr zum Thema

Brehm, J. W. (1966). *A Theory of Psychological Reactance*. New York: Academic Press.

Heilman, M. E. (1976). Oppositional behavior as function of influence attempt intensity and retaliation threat. *Journal of Personality and Social Psychology, 33*, 574–578.

81 Warum müssen Sie gähnen, wenn Sie andere gähnen sehen?
Gähnen und Empathie

Gähnen ist ein vertracktes Phänomen. Man weiß noch nicht mit Sicherheit, welchem Zweck es dient[42], und vor allem weiß man nicht, warum es ansteckend ist. Ist es nicht so, dass, wenn einer gähnt, alle gähnen? Gehören Sie auch zu „allen"? Lassen Sie sich ebenfalls vom Gähnen anderer „infizieren"?

Platek und Kollegen (2003) versuchten mehr über die „Ansteckungskraft" des Gähnens herauszufinden.

> Die Forscher baten Menschen, an einem Experiment teilzunehmen. Die Aufgabe bestand darin, auf einem Computerbildschirm 24 Videosequenzen anzuschauen. Jeder Film stellte eine andere Person dar, entweder beim Lachen, beim Gähnen oder mit „neutralem" Ausdruck, das heißt, die Person lachte weder, noch gähnte sie.
>
> Nachdem die Testpersonen alle Filme gesehen hatten, sollten sie schriftlich einige Fragen beantworten. In Wirklichkeit interessierten diese Fragen die Forscher nicht im Geringsten. Sie waren vielmehr damit beschäftigt, das Verhalten der Probanden durch einen Einweg-

---

[42] Baenninger (1997) vertritt die Ansicht, das Gähnen hielte das Gehirn wach, wenn Schlafen nicht wünschenswert ist. Das würde erklären, warum Gähnen sowohl früh morgens als auch spät abends auftritt, wenn man sich anstrengen muss, wach zu bleiben. Die alte Hypothese der Behebung eines Sauerstoffmangels im Gehirn gilt heute als widerlegt. In Experimenten, in denen Probanden zusätzlichen Sauerstoff oder Kohlendioxid erhielten, ergaben sich keine Auswirkungen auf das Gähnen.

spiegel zu beobachten und zu notieren, wie oft diese beim Anschauen der Videos gähnten.

Den Beobachtungen zufolge mussten 41 Prozent der Probanden, die eine gähnende Person gesehen hatten, ihrerseits gähnen. Diejenigen, die gähnten, wenn der Filmakteur nicht gähnte (lachen, neutral), machten nur neun Prozent aus.

Die Forscher setzten ihre Untersuchungen fort, da sie in Erfahrung bringen wollten, warum bestimmte Personen (die 41 Prozent) sich vom Gähnen anderer anstecken ließen, während andere gegen einen Gähner „immun" schienen. Sie vermuteten, dass das Gähnen durch Ansteckung Teil eines übergreifenden Phänomens sein könnte: der Fähigkeit, die psychischen Zustände (Gefühle, Überzeugungen, Absichten) anderer Personen zu erfassen.

Um diese Hypothese zu bestätigen, stellten sie den Probanden eine zweite Aufgabe. Sie sollten drei verschiedene Geschichten lesen und dann Fragen beantworten. Durch diese Aufgabe ließ sich die Fähigkeit der Probanden bestimmen, die Absichten und Empfindungen eines anderen zu verstehen. Die Geschichte lautete beispielsweise so: „Richard hat für James zum Geburtstag einen Gegenstand gekauft. Einige Monate danach besucht Richard James. Im Verlauf des Abends lässt James den Gegenstand, den ihm Richard einige Monate zuvor geschenkt hat, versehentlich fallen und sagt: ‚Oh! Das macht überhaupt nichts, ich fand dieses Dings schon immer scheußlich, ich hab es von ich weiß nicht mehr wem zum Geburtstag geschenkt bekommen.'" Die anschließenden Fragen lauteten etwa so: „Glauben Sie, dass James noch weiß, dass Richard ihm dieses Objekt zum Geburtstag geschenkt hat? Was denkt Richard?"

Die Forscher legten den Probanden darüber hinaus einen Fragebogen vor, der die Ausprägung ihrer „schizotypischen" Persönlichkeitsmerkmale[43] bestimmen sollte – Merkmale bestimmter Indi-

---

[43] Die schizotypische Persönlichkeitsstörung ist gekennzeichnet durch ein soziales und interpersonelles Defizit und zeichnet sich aus durch ausgeprägtes Unbehagen in sozialen Situationen sowie verminderte Beziehungskompetenz (soziale Angst, keine engen Freunde), kognitive und Wahrnehmungsverzerrungen (Wahrnehmung ungewöhnlicher oder bizarrer Empfindungen, magisches Denken, Misstrauen), inadäquaten oder eingeschränkten Affekt und schließlich seltsames oder exzentrisches Verhalten (vgl. DSM-IV).

viduen, die nicht an Schizophrenie[44] im eigentlichen Sinn erkrankt sind.

Da die Fähigkeit schizophrener Personen, die psychischen Zustände anderer richtig zu erkennen und zuzuschreiben, beeinträchtigt ist (Frith & Corcoran, 1996), vermuteten Platek und Mitarbeiter bei Personen, die sich von Gähnen in ihrem Umfeld nicht anstecken lassen, bestimmte schizotypische Persönlichkeitsmerkmale.

Den Erwartungen der Forscher entsprechend zeigten die Ergebnisse, dass die „Ansteckbaren" auch besser als die anderen Probanden erspüren konnten, was die Akteure der Geschichten glaubten, fühlten und voraussahen. Sie zeigten bei der Beantwortung des Fragebogens zudem wenige schizotypische Merkmale im Vergleich zu Probanden, die Gähnen gegenüber immun schienen.

Beim Anblick einer gähnenden Person sind demnach manche Menschen aufgrund von Empathie fähig, eben dieses Gähnbedürfnis zu spüren. Das löst eine „Personifizierung" aus, das heißt, sie werden selbst gewissermaßen zu einer „Verkörperung" des Gähnens und gähnen ihrerseits, ohne sich des Phänomens bewusst zu sein.

Wenn also Gähnen ansteckend ist, dann belegt dieses Experiment, dass diese Übertragung auf dem Empathiemechanismus beruht: Die Ansteckungskraft des Gähnens wirkt stärker auf Personen, welche die Fähigkeit besitzen, die inneren Zustände anderer wahrzunehmen und zu teilen. Im Gegensatz dazu lassen sich tendenziell schizotypische Persönlichkeiten, denen Einfühlung in andere schwerfällt, nicht anstecken. Platek zufolge können diese Befunde auch erklären, warum Gähnen bei Schizophrenen kaum ansteckend wirkt: Die Betroffenen haben Schwierigkeiten, die Absichten anderer zu verstehen.

---

[44] Psychotische Störung, die mindestens sechs Monate anhält und gekennzeichnet ist durch Wahnvorstellungen, Halluzinationen, desorganisierte Sprache (Zerfahrenheit, Lockerung der Assoziationen), grob desorganisiertes oder katatones Verhalten, negative Symptome (Affektverflachung, Willenlosigkeit), Beeinträchtigung der sozialen Beziehungen (Verschlechterung der zwischenmenschlichen Beziehungen) sowie Leistungseinbußen in Arbeit und Selbstständigkeit (vgl. DSM-IV).

So informiert uns zwar dieses Experiment über die unterschiedliche „Ansteckbarkeit" von Menschen durch Gähnen, doch es sagt uns kaum etwas über den Nutzen dieser Ansteckung. Bestimmte Forscher (Baenninger, 1997) sehen in dem ansteckenden Gähnen ein evolutionäres Überbleibsel, das unseren Vorfahren einst half, ihre Aktivitäts- und Ruhephasen miteinander zu koordinieren. Möglicherweise konnten sich alle Mitglieder einer Gruppe auf diese Weise darauf einstimmen, zur selben Zeit dasselbe zu tun. Das Gähnen hätte demnach etwa folgendem Satz entsprochen: „Es ist Zeit für die Siesta, gib das an deinen Nachbarn weiter." Vielleicht waren dies die allerersten Anfänge unserer Gruppenaktivitäten.

Was das Alter betrifft, in dem dieses Verhalten erstmals auftritt, so scheint das zwischen ein und zwei Jahren der Fall zu sein (Piaget, 1969). Meltzoff und Moore (1977) vermuten, dass das Baby erst dann, wenn es sich als eigenes Individuum wahrnimmt und sich selbst im Spiegel erkennen kann, die Fähigkeit entwickelt, Mimik nachzuahmen. Ab da lässt es sich auch von Gähnen anstecken.

Fazit

Wenn Sie sich leicht vom Gähnen eines anderen anstecken lassen, kann man Sie wahrscheinlich als einen Menschen mit ausgeprägtem Einfühlungsvermögen bezeichnen. Das heißt, es fällt Ihnen leicht, den psychischen Zustand der Menschen in Ihrer Nähe zu erkennen und zu erfassen, vor allem die ausgeprägten emotionalen Empfindungen, die uns nach einem Fauxpas, einer Beleidigung, einer Überraschung, einem glücklichen Ereignis oder Ähnlichem überwältigen.

Lässt Sie dagegen der Anblick eines gähnenden Menschen kalt, dann besitzen Sie möglicherweise einige schizotypische Persönlichkeitsmerkmale, was zur Folge hat, dass Sie nur schwer zu erahnen vermögen, was andere verspüren.

Mehr zum Thema

Baenninger, R. (1997). On yawning and its functions. *Psychonomic Bulletin & Review, 4* (2), 198–207.

Frith, C. D. & Corcoran, R. (1996). Exploring „theory of mind in people" with schizophrenia. *Psychological Medicine, 26,* 521–530.

Meltzoff, A. N. & Moore, M. K. (1977). Imitation of facial and manual gestures by human neonates. *Science, 198,* 75–78.

Piaget, J. (1969). *Nachahmung, Spiel und Traum.* Stuttgart: Klett.

Platek, S. M, Critton, S. R., Myers, T. E. & Gallup, G. G. (2003). Contagious yawning: The role of self-awareness and mental state attribution. *Cognitive Brain Research, 17,* 223–227.

Provine, R. R. (1989). Contagious yawning and infant imitation. *Psychonomic Bulletin & Review, 27,* 125–126.

82 Warum haben Sie sich Ihren Partner abjagen lassen?
Bindungsstil und Partnerwilderei

Wenn Sie mit einem neuen Partner liebäugeln, gibt es nur zwei Möglichkeiten: Die Person ist Single, oder sie ist schon vergeben. Wenn Sie versuchen, eine Person „anzubaggern", die schon in festen Händen ist, dann bezeichnen das die Psychologen als „Wildern" (Schmitt & Buss, 2001).

Waren Sie schon einmal die Zielscheibe von Ausspannversuchen, oder haben Sie selbst schon gewildert?

Die Studie von Schmitt und Buss (2001) zeigte, dass Wilderei häufig vorkommt, da als Wunschpartner ins Auge gefasste Personen häufig bereits in einer festen Beziehung leben.

Aus der Studie ging Folgendes hervor:
* 50 Prozent von nahezu 250 Personen gaben an, bereits gewildert zu haben (mit oder ohne Erfolg), und 80 Prozent, bereits Zielscheibe derartiger Versuche gewesen zu sein. Wildern ist offenbar in Groß-

britannien eine weiterverbreitete Praktik (32 Prozent der Männer und 18 Prozent der Frauen geben zu, erfolgreich gewildert worden zu sein) als in Israel oder Japan (neun Prozent der Männer und drei Prozent der Frauen).
- Ein Fünftel der langfristigen Beziehungen geht auf das Wildern des Partners zurück.
- Etwa 20 Prozent der Männer haben ihre Partnerin gewildert. Bei Frauen liegt der Anteil etwas niedriger. Auch geben Männer diese Praktik offenbar bereitwilliger zu.
- Zwischen Männern und Frauen bestehen Unterschiede: Männer sprechen stärker auf körperliche Reize an als Frauen, während letztere eher Männer bevorzugen, die über Ressourcen für sie und ihren Nachwuchs verfügen und diese bereitstellen können. So versuchen Männer gewöhnlich, attraktive Frauen zu wildern, während Frauen üblicherweise reiche oder großzügige Männer zu erobern trachten.
- Häufig wildernde Männer und Frauen sind meist unangenehm, überheblich und unsicher in ihrem Urteil, und sie neigen zu Seitensprüngen. Erfolgreich wildernde Personen sind erotisch anziehender als andere.
- Die Wilderer bevorzugen extravertierte, charmante, kultivierte, intelligente, nachdenkliche, zärtliche, romantische und körperlich anziehende Personen.

Nachgewiesen ist zudem, dass Personen, die gewildert wurden und ihren Partner zugunsten des Wilderers verließen, „neurotischer", maskuliner, weniger zärtlich, zuverlässiger (paradoxerweise), liebevoller und attraktiver sind als solche, die sich niemals ihrem Partner abspenstig machen ließen.

Abschließend ist zu sagen, dass der Wilderer im Allgemeinen zum emotionalen Umfeld des Paares gehört; sehr oft handelt es sich um den besten Freund (die Freundin) des Partners, der den Laufpass bekommen wird.

Da das psychologische Profil von Wilderern offenbar anders ist als das von Personen, deren Beziehungsformen einem „romantischeren" Leitbild folgen, suchten Psychologen nach einem Zusammenhang zwischen der Praktik des Wilderns und dem Bindungsstil[45] von Wilderern.

In einer Studie mit 670 Teilnehmern zeigten Hazan und Shaver (1987), dass es beim Menschen drei Arten von Bindung gibt:
* Ängstliche Bindung (19 Prozent der Menschen): Die Betroffenen zeigen Eifersucht und erleben sehr oft „Liebe auf den ersten Blick", sie fürchten, verlassen zu werden, und lösen zahlreiche Paarkonflikte aus. Ihr Verhalten reicht von Wachsamkeit bis Gewalt (Beziehungsdauer im Mittel: sechs Jahre).
* Sichere Bindung (56 Prozent): Hier liegt der Schwerpunkt auf Ausgeglichenheit und Stabilität der Beziehung, die auf Dauer angelegt ist (Beziehungsdauer im Mittel: zehn Jahre).
* „Vermeidende" Bindung (25 Prozent): Menschen mit diesem Bindungsstil lassen sich nicht sehr auf ihre Beziehungen ein und sind für sexuelle Erfahrungen und flüchtige Abenteuer offener als andere (Beziehungsdauer im Mittel: fünf Jahre).

Diese Kategorien und Prozentsätze wurden von zahlreichen weiteren Studien bestätigt (Collins & Read, 1990).

Schachner und Shaver (2202) führten eine andere Untersuchung mit mehr als 260 Personen durch, um einen möglichen Zusammenhang zwischen Bindungsstil und Partnerwilderei aufzudecken. Dazu legten sie den Probanden verschiedene Erhebungsbögen vor. Diese fragten nach möglichen Erfahrungen als Wilderer, nach auf den Partner gerichteten und auf sie selbst gerichteten Wildereiversuchen. Dabei bezogen sich die Fragen sowohl auf kurzfristige als auch auf langfristige Beziehungen.

Darüber hinaus erfassten die Forscher sieben für die Sexualität relevante Faktoren wie die Ausschließlichkeit der Beziehung. Zudem beurteilten sie fünf Persönlichkeitsmerkmale sowie die Art der Bindung (ängstlich, vermeidend, sicher) an den Partner.

---

[45] Bindung ist definiert als Gesamtheit unserer Verhaltensweisen in intimen Beziehungen. Diese Verhaltensweisen dürften während der ersten Lebensjahre gelernt werden. In der Art, wie wir Liebe, Spannungen und Einsamkeit erleben, setzt sich die in der Kindheit erworbene Bindung zu den Eltern fort (Bowlby, 1980; Hazan & Shaver, 1987).

Diese Arbeiten unterstrichen Folgendes:

Personen mit „vermeidender" Bindung waren im Rahmen einer Kurzzeitbeziehung anfälliger für Wildereiversuche. Sie gingen häufiger darauf ein. Das lag daran, dass sie tendenziell sexuellen Zufallsbegegnungen den Vorzug vor langfristigen Beziehungen geben. Diese Personen streben in außerehelichen Beziehungen nicht nach Langfristigkeit. Dass sie solche Beziehungen meiden, kann nicht einem stärkeren Sexualtrieb zugeschrieben werden, denn der in der Studie verwendete Fragebogen zur Ermittlung des sexuellen Bedürfnisses (Verkehr oder Masturbation) ergab keine Unterschiede zu Personen mit ängstlichem und mit sicherem Bindungsstil.

Personen mit „ängstlicher" Bindung sorgen sich häufig, der Partner könnte Objekt von Wilderei werden, gleich ob es um langfristige oder flüchtige Beziehungen geht. Sie fürchten verlassen zu werden, nehmen ihrem Partner gegenüber eine besitzergreifende Haltung ein und sehen sich letztendlich viel häufiger „bestohlen" als andere.

Wenn Sie Ihren Bindungsstil in Erfahrung bringen möchten, dann wählen Sie die Beschreibung, die am besten auf Sie zutrifft[46]:
- Bindungsstil A: Ich finde es ziemlich einfach, zu anderen Personen einen engen Kontakt herzustellen, und ich fühle mich wohl, wenn ich von ihnen abhängig bin und sie von mir. Ich habe keine Sorge, verlassen zu werden oder dass mir jemand zu nahe kommen könnte.
- Bindungsstil B: Ich finde, dass es anderen widerstrebt, mir so nahe zu sein, wie ich es gerne hätte. Ich mache mir oft Gedanken darüber, dass mein Partner/meine Partnerin mich nicht wirklich liebt oder nicht mit mir zusammenbleiben will. Ich möchte meinen Partnern/Partnerinnen sehr nahe sein, und genau das verscheucht sie manchmal.
- Bindungsstil C: Wenn ich anderen nahe bin, fühle ich mich dabei etwas unwohl. Ich finde es schwierig, ihnen vollkommen

---

[46] Dieser Text wurde den Teilnehmern der Studie von Hazan und Shaver (1987) zur Bestimmung ihres Bindungsstils vorgelegt. A = sichere Bindung, B = ängstliche Bindung, C = vermeidende Bindung.

zu vertrauen. Ich kann mir selbst nur schwer zugestehen, dass ich von ihnen abhängig bin. Wenn jemand mir zu nahe kommt, werde ich nervös. Manchmal möchten die Partner/Partnerinnen in meinen Liebesbeziehungen von mir mehr Intimität, als mir angenehm ist.

Fazit

Da Studien zufolge ein enger Zusammenhang zwischen Bindungstyp und der Neigung zum Wildern besteht, sollten Sie sich über Ihren Bindungsstil klar werden. Dann wissen Sie, ob Sie selbst zu Wilderei neigen oder anfällig dafür sind, dass andere Ihnen den Partner abjagen.

Wenn Sie Ihren Bindungsstil ändern möchten, sollten Sie wissen, dass das nicht einfach ist, und zwar deshalb, weil wir dazu neigen, den in der frühen Kindheit erlebten oder beobachteten Beziehungstyp immer aufs Neue zu wiederholen. Ist ein Kind beispielsweise bei einem alleinerziehenden Elternteil mit häufig wechselnden Partnern aufgewachsen, lernt es, dass Beziehungen zwischen Männern und Frauen nicht von Dauer und Beständigkeit sind.

Indessen halten manche Autoren einen Bruch mit diesen stets wiederholten, generationsübergreifenden Mustern für möglich, wenn man sich die Umstände und die Auswirkungen der Kindheitserfahrungen bewusst macht. Dann lässt sich auf lange Sicht vermutlich auch der Bindungsstil in Liebesbeziehungen ändern (Main, Kaplan & Cassidy, 1985).

Letztendlich erfordert eine gelingende langfristige Beziehung eine Strategie, die zwei Probleme gleichzeitig lösen muss: seinen Partner gegen potenzielle Wilderer zu verteidigen und ihn daran zu hindern, aus der Paarbeziehung auszubrechen. Offenheit für die Bedürfnisse des Partners scheint der beste Weg zu diesem Ziel zu sein.

Mehr zum Thema

Bowlby, J. (1980). Loss: Sadness and depression. In: *Attachment and Loss*, Bd. 3. London: Hogarth Press/New York: Basic Books/Harmondsworth: Penguin (1981).

Collins, N. L. & Read, S. J. (1990). Adult attachment, working models and relationship quality in dating couples. *Journal of Personality and Social Psychology, 58,* 644–663.

Hazan, C. & Shaver, P. R. (1987). Romantic love conceptualized as an attachment process. *American Psychologist, 46,* 333–341.

Main, M., Kaplan, N. & Cassidy, J. (1985). Security in infancy, childhood, and adulthood: A move to the level of representation. In: Bretherton, I. & Waters, E. (Hrsg.). *Growing Points in Attachment Theory and Research.* Monographs of the Society for Research in Child Development, 50, 1–2, Seriennr. 209, 66–106.

Schachner, D. A. & Shaver, P. R. (2002). Attachment style and human mate poaching. *New Review of Social Psychology, 1,* 122–129.

Schmitt, D. P. & Buss, D. M. (2001). Human mate poaching: Tactics and temptations for infiltrating existing mateships. *Journal of Personality and Social Psychology, 80,* 894–917.

83 Warum schmeckt Ihnen die Suppe besser, wenn Sie mit den Händen von unten gegen die Tischplatte drücken?
Embodiment-Effekte

Wenn wir traurig sind, meinen unsere Mitmenschen, uns manchmal mit Worten wie „Kopf hoch und lächeln!" aufmuntern zu müssen. Wir finden das albern und nutzlos, zum einen, weil wir dazu überhaupt keine Lust haben, und zum anderen, weil uns bewusst ist, dass ein simples Lächeln überhaupt nichts gegen unsere Sorgen auszurichten vermag. Und dennoch …

Die folgenden Experimente sind sicherlich die erstaunlichsten, die je in der Psychologie durchgeführt wurden. Sie belegen recht kuriose Beziehungen zwischen Körper und Geist, Motorik und Emotion – Beziehungen, die bestimmte Autoren als Embodiment-Effekte bezeichnet haben (Barsalou, Niedenthal, Barbey & Ruppert, 2002).

Unter Embodiment-Effekt versteht man den Einfluss körperlicher Zustände (Haltungen, Posen, Bewegungen, Gesichtsausdrücke) auf unsere Informationsverarbeitung und Umweltwahrnehmung. So kann die Manipulation des Gefühlsausdrucks durchaus das Gefühlsempfinden beeinflussen. Dafür spricht das folgende Experiment.

Die Studie von Strack, Martin und Stepper (1988) galt angeblich der Untersuchung der Bewegungskoordination, um später Querschnittsgelähmten beizubringen, mit dem Mund zu schreiben. Daher waren die rekrutierten Probanden nicht schockiert, dass sie verschiedene Aufgaben (schreiben, lesen etc.) mit einem Stift im Mund ausführen sollten.

Unter anderem sollten die Testpersonen beurteilen, wie ulkig sie eine Zeichentrickfigur fanden.

Dabei verlangte eine Bedingung (1) von ihnen, den Stift (Spitze nach vorn) mit den Lippen festzuhalten, jedoch ohne die Zähne zuhilfe zu nehmen (Mund zu einem Ring geformt). Die Probanden einer anderen Bedingung (2) sollten die Zähne einsetzen, jedoch ohne dass die Lippen den Stift berührten (alle Zähne sichtbar).

Wie Strack und Mitarbeiter feststellten, fanden die Teilnehmer der Bedingung 2 den Cartoon viel witziger als diejenigen, die den Stift mit den Lippen gehalten hatten.

Dieses Ergebnis bestätigte ihre Hypothese, dass die einfache körperliche Aktivierung eines Gefühlsausdrucks genügt, um eine emotionale Reaktion hervorzurufen.

Mit der Technik des Stifthaltens konnten die Forscher die Wangenmuskulatur der Testpersonen in Gruppe 2 beim Anschauen des Trickfilms ohne deren Wissen manipulieren. Da diese Muskeln auch das Lächeln hervorbringen, fanden diese Probanden die Trickfigur viel lustiger als die Gruppe „Mund zum Ring geformt". Bei letzterer bewirkte der „Zigarrenraucher"-Gesichtsausdruck eher ein Anspannen der Muskulatur, mit denen man die Augenbrauen runzelt.

Wenn Ihnen also traurig zumute ist, lächeln Sie, das sollte Ihre Stimmung bessern. Eine andere Studie deutet darauf hin, dass wir unsere Gefühlslage einfach dadurch verändern können, dass wir eine bestimmte Körperhaltung einnehmen.

Die Versuchspersonen des Experiments von Stepper und Strack (1993) glaubten, an einer Untersuchung verschiedener ergonomischer Haltungen beim Ausführen einer Schreibarbeit teilzunehmen. Die Aufgabe bestand im Ausfüllen eines Multiple-Choice-Fragebogens (MCF).

Je nach Bedingung arbeiteten die Testpersonen an einem Tisch, auf einem Stuhl sitzend und mit kerzengeradem Rücken oder in einer zusammengekrümmten Zwangshaltung, da in dieser Bedingung ihr Tisch niedriger war als ihr Stuhl.

Danach erklärte man allen Probanden, sie hätten im MCF überdurchschnittliche Leistungen gezeigt. Anschließend forderten die Forscher sie auf, bestimmte Aspekte der Aufgabe und der Haltung zu beurteilen, aber auch (und hier wurde das Experiment hinterhältig), wie stolz sie auf ihren Erfolg beim Fragebogen waren.

Wie die Ergebnisse zeigten, empfanden diejenigen, die mit geradem Rücken über ihre Leistung informiert worden waren, mehr Stolz darauf als diejenigen, die „in sich zusammengesunken" gearbeitet hatten.

Wenn Sie angesichts einer schlechten Nachricht, etwa einer miesen Note, merken, wie Sie „zusammenbrechen", dann richten Sie sich auf und machen Sie nicht den Rücken krumm. Dann werden Sie sich gleich besser fühlen.

Armbewegungen können ebenfalls merkwürdige Zustände herbeiführen. So wiesen zwei Experimente nach, dass einfache, in aller Unschuld ausgeführte Gesten den Betreffenden zu Annäherungs- oder zu Ablehnungsreaktionen veranlassen können.

6 Motivation, Emotion und Persönlichkeit

Cacioppo, Priester und Bernston (1993) untersuchten den Zusammenhang zwischen Armbewegungen und emotionalen Urteilen.

Die Probanden sollten chinesische Schriftzeichen betrachten und dabei mit ihren Händen von unten aufwärts gegen die Tischplatte drücken. Andere Probanden sollten ihre Hände auf den Tisch legen und abwärts drücken.

Auf die Frage, wie schön sie die Zeichen gefunden hätten, äußerten die Versuchspersonen, die den Tisch nach oben gedrückt hatten, größeres Wohlgefallen als die anderen. Das erklärt sich dadurch, dass Abwärtsdrücken eher eine Vermeidungsbewegung ist, mit der man ein Objekt auf Abstand hält, während Druck nach oben eine Annäherungsbewegung darstellt, mit der man das Objekt zu sich heranholt.

Tom und Kollegen (1991) wiederholten dieses Experiment in noch originellerer Form. Sie machten Studenten glauben, ihre Aufgabe bestünde darin, einen neuen Kopfhörer zu testen. Die Probanden mussten Musik hören und währenddessen den Kopf schütteln; dabei sollten die Kopfhörer fest auf den Ohren sitzen bleiben.

Die Testpersonen der einen Bedingung sollten den Kopf vertikal bewegen, die der anderen horizontal. Dazu kam ein nicht ganz unwichtiges Detail: Auf dem Tisch genau vor ihnen lag, scheinbar ohne Bedeutung, ein Stift. Ein Versuchsleiter dankte zunächst jedem Studenten für seine Teilnahme und bot ihm ein Geschenk an. Jeder konnte zwischen zwei Stiften wählen, demjenigen auf dem Tisch und einem anderen.

Witzigerweise entschieden sich mehr von den Probanden, die mit dem Kopf „genickt" hatten, für den vorhandenen Stift, während die der anderen Bedingung eher den neuen nahmen.

Sie ahnen sicher schon, dass horizontales Kopfschütteln einer negativen Einstellung, das heißt einem Neinsagen gleichkommt, während vertikales Kopfnicken einer positiven Einstellung, also dem Jasagen entspricht.

Das Gemeine daran ist, dass es eben diese Bewegungen waren, welche die Einstellung der Akteure zu dem vor ihnen liegenden Stift beeinflussten.

Wenn Sie jetzt nach der Lektüre der eben geschilderten Experimente Nutzen daraus ziehen möchten, können Sie Folgendes tun:
- Setzen Sie sich mit kerzengeradem Rücken auf Ihren Stuhl.
- Legen Sie dann die Hände unter die Tischplatte und drücken Sie von unten aufwärts dagegen.
- Nehmen Sie anschließend einen Stift zwischen die Zähne, ohne ihn mit den Lippen zu berühren.

So, jetzt brauchen Sie nur noch darauf zu warten, dass Ihr Chef in Ihrem Büro vorbeischaut, um Ihre nächste Gehaltserhöhung zu besprechen. Wenn Sie sich auf diese Weise vorbereitet haben, sind Sie rundum gerüstet, um allem, was da kommen mag, gelassen entgegenzusehen.

Schließen wir die Darstellung der Embodiment-Effekte mit einer Frage ab: Ist Ihnen schon aufgefallen, dass viele Leute die Augen zum Himmel erheben, wenn sie nachdenken? Nun, dies bestätigt doch einen Teil der Ergebnisse des folgenden Experiments – einen Teil, denn andererseits ...

> Barsalou und Barbey (2004) ließen Studenten entweder die typischen Merkmale von Vögeln oder von Regenwürmern beschreiben. Wie sich zeigte, richteten diejenigen mit der Vogelaufgabe ihren Blick häufiger nach oben, und diejenigen, welche die Eigenschaften von Regenwürmern darlegen sollten, schauten vorwiegend ... nach unten.

Auch hier zeigt sich erstaunlicherweise, dass das bloße Beschreiben eines Objekts einen Embodiment-Effekt erzeugen kann. Die Testperson handelt so, als sei das Objekt vorhanden; das erleichtert die Informationsauswahl.

Fazit

Die dargestellten Forschungsarbeiten mögen eine gewisse Ratlosigkeit hervorrufen. Sie zeigen, dass wir unsere Gemütsverfassung und unsere Einstellungen einfach dadurch abschwächen oder verstärken können, dass wir Gesichtsausdrücke und Körperhaltungen simulieren. Die Studien legen überdies nahe, dass die „Lachtherapie", bei der sich eine Menschengruppe zu gemeinsamen Heiterkeitsausbrüchen versammelt, tatsächlich zu besserem Befinden verhelfen kann, auch wenn sie in keiner Weise die eigentlichen Problemursachen angeht.

Mehr zum Thema

Barsalou, L. W., Barbey, A. & Hase, S. (2002). Spontaneous body movements during property generation for concepts. Manuskript in Vorbereitung.

Barsalou, L. W., Niedenthal, P. M., Barbey, A. & Ruppert, J. (2004). Social embodiment. In: Ross, B. (Hrsg.) *The Psychology of Learning and Motivation*, Bd. 43. San Diego: Academic Press, 43–92.

Cacioppo, J. T., Priester, J. R. & Bernston, G. G. (1993). Rudimentary determination of attitudes: Arm flexion and extension have differential effects on attitudes. *Journal of Personality and Social Psychology, 65,* 5–17.

Stepper, S. & Strack, F. (1993). Proprioceptive determinants of emotional and nonemotional feelings. *Journal of Personality and Social Psychology, 64,* 211–220.

Strack, F., Martin, L. L. & Stepper, S. (1988). Inhibiting and facilitating conditions of the human smile: A nonobtrusive test of the facial feedback hypothesis. *Journal of Personality and Social Psychology, 54,* 768–777.

Tom, G., Pettersen, P., Lau, T., Burton, T. & Cook. J. (1991). The role of overt head movement in the formation of affect. *Basic and Applied Social Psychology, 12,* 281–289.

84 Warum raubt Ihnen Ihr schlimmster Feind den Schlaf?
Die Macht der Gedanken

Passiert es Ihnen, dass Sie an jemanden denken, der Ihnen auf die Nerven geht, und sich dann so fühlen, als stünden Sie ihm gegenüber? Üblicherweise überkommen uns solche Gedanken, wenn wir im Bett liegen und gerade am Einschlafen sind, und das so heftig, dass wir keinen Schlaf mehr finden können. Doch so ist das eben – Gedanken haben eine enorme Macht.

Zahlreiche Studien belegen, dass Situationen vor dem geistigen Auge so realistisch erscheinen können, dass man meint, sie tatsächlich zu erleben. Das machen sich bestimmte Psychotherapeuten zunutze, wenn sie Angstpatienten helfen wollen, ihre Ängste in bestimmten Situationen zu „verlernen". So muss sich ein Patient mit Spinnenphobie in bestimmten Therapiephasen vorstellen, in seiner Nähe befände sich eine Spinne, um sich zu desensibilisieren. Schon der bloße Gedanke an das Krabbeltier löst in ihm kolossale Angst aus.

> In einer 2005 durchgeführten Untersuchung baten japanische Psychologen einige Landsleute, sich ein japanisches Gericht mit Pflaumen und säuerlichem Geschmack vorzustellen. Währenddessen wurden mittels funktioneller Magnetresonanztomografie (fMRI) Aufnahmen vom Gehirn der Probanden gemacht. Diese belegten, dass beim Denken an die Speise dieselben Gehirnareale aktiviert wurden wie beim realen Verzehr.

Diesem Experiment zufolge liegen der vorgestellte und der reale Geschmack für das Gehirn sehr nahe beieinander. Zahlreiche Arbeiten belegen denselben Mechanismus für den visuellen Bereich. So wird der visuelle Kortex aktiviert, wenn man Personen auffordert, sich geistig eine Szene vor Augen zu führen (Kreiman, Koch & Fried, 2000; Ganis, Thompson & Kosslyn, 2004).

Visuelle Vorstellungen aktivieren also dieselben Gehirnregionen wie visuelle Wahrnehmungen.

Fazit

Wenn Sie ganz intensiv an etwas denken, täuschen Sie Ihr Gehirn und lösen physiologische Reaktionen aus, die Ihnen dann möglicherweise über den Kopf wachsen. Sie laufen also Gefahr, Erlebtes körperlich und geistig erneut zu durchleben. Solche Macht besitzen Gedanken!

Machen Sie einmal folgendes Experiment: Denken Sie an eine Zitrone – konzentrieren Sie sich auf ihre Farbe, stellen Sie sich ihr Fruchtfleisch vor und malen Sie sich aus, wie der saure Saft heraus- und auf Ihre Zunge tropft. Na bitte, Ihnen läuft das Wasser im Mund zusammen ...

Mehr zum Thema

Ganis, G. Thompson, W. L. & Kosslyn, S. M. (2004). Brain areas underlying visual mental imagery and visual perception: An fMRI study. *Brain Research/Cognitive Brain Research, 2,* 226–241.

Kikuchi, S., Kubota, F., Nisijima, K., Washiya, S. & Kato, S. (2005). Cerebral activation focusing on strong tasting food: A functional magnetic resonance imaging study. *NeuroReport, 16,* 281–283.

Kreiman, G., Koch, C. & Fried, I. (2000). Imagery neurons in the human brain. *Nature, 6810,* 357–361.

85 Warum soll man bei Tisch nicht über Politik und Religion reden?
Motivational verzerrte Urteilsbildung

Die Antwort ist einfach: weil jeder eine andere Meinung hat und sich unweigerlich der Ton verschärft. Sie sind sich sicher, Recht zu haben, Ihr Nachbar aber auch, und so erhitzen sich die Gemüter; alle Harmonie ist dahin. Keiner ist mehr objektiv, und man hat den Eindruck, die Gefühle gewinnen die Oberhand über die Vernunft. Finden Sie es nicht erstaunlich, dass es Ihnen nicht gelingt, Ihrem katholischen Nachbarn die Ungereimtheiten klarzumachen, von denen es in Glaubensvorstellungen nur so wimmelt? Oder dass Sie es nicht schaffen, Ihre extrem rechts eingestellte Nachbarin zu der Einsicht zu bekehren, dass die Ursache der Arbeitslosigkeit keineswegs bei den Migranten liegt?

Warum also sind Ihr gläubiger Nachbar und Ihre militante Nachbarin nicht von Ihrer glasklaren Logik zu überzeugen?

Vielleicht ganz einfach deshalb, weil Sie Unrecht haben. Tatsächlich könnte das ein guter Grund sein. Es könnte jedoch auch, um nicht zu sagen vor allem, ein anderer eine Rolle spielen: Konfrontiert man eine emotional engagierte Person mit ihren Widersprüchen, übernehmen emotionsverarbeitende Gehirnstrukturen das Kommando über das rationale Gehirn. Bei Meinungsverschiedenheiten angesichts eines Themas, das uns am Herzen liegt, läuft erwiesenermaßen ein Regelungsprozess ab. Das Gehirn sucht nach einer Lösung und findet Argumente, um die negativen Emotionen zu minimieren und die positiven zu maximieren: Das nennt man „motivational verzerrte Informationsverarbeitung", „motivationale Verzerrung der Urteilsbildung" oder englisch *motivated reasoning* (andere bezeichnen es als „Abwehr").

Eine Studie zeigt, dass eine „emotional engagierte" Person politische Zusammenhänge nicht mit kühlem Kopf, das heißt objektiv zu analysieren vermag, da ihr emotionales Gehirn alles unternimmt, um das rationale Gehirn zu einer ihm genehmen Lösung zu „zwingen".

Während der amerikanischen Präsidentschaftswahlen im Jahr 2004 zeigte eine Forschergruppe 30 Personen, entweder Anhängern von Bush oder von Kerry, Dias mit Texten, die Widersprüche in den Taten oder Reden ihres politischen „Lieblings" oder aber einer neutralen Person (des Filmschauspielers Tom Hanks) belegten. Dann sollten die

Probanden einen Grund für die Unstimmigkeiten bei dem Politiker (oder dem Schauspieler) finden. Währenddessen wurde mit funktioneller Magnetresonanztomografie beobachtet, was sich in der Lesephase, aber auch in der Nachdenkphase in ihrem Gehirn abspielte.

Wie sich zeigte, arbeitete das Gehirn jeweils anders, je nachdem, ob der Widerspruch beim „Liebling", beim Anführer der anderen politischen Partei oder bei Tom Hanks auftrat. Als die Versuchspersonen über den möglichen Grund für die „Entgleisung" ihres Idols nachsannen, war Aktivität in bestimmten Gehirnstrukturen zu beobachten. Diese waren nicht identisch mit den am „kühlen", logischen Denken beteiligten und auch nicht mit denen, die man benutzt, wenn man aktiv seine Gefühle zu meistern sucht.

Bedroht eine Information die Stimmigkeit unserer Überzeugungen, unserer Werte, dann aktiviert das Gehirn Strukturen, die mit Bestrafung und Schmerz zu tun haben. Zuerst findet eine zerebrale Verarbeitung unter Beteiligung zahlreicher Areale statt. In dem Augenblick, in dem die Probanden zu einer plausiblen Erklärung für die bedrohliche Information gelangt sind, ist dann eine starke Aktivierung des vorderen Teils des Corpus striatum oder Streifenkörpers festzustellen. Nun wird dieses Areal auch dann aktiviert, wenn man eine Belohnung erhält oder Erleichterung empfindet. Das Gehirn tut also alles, um zu Urteilen zu gelangen, die negative Emotionen auf ein Minimum reduzieren und die positiven Aspekte maximieren.

Fügt sich eine Erkenntnis nicht in unsere Vorstellungen ein („Mein Liebling hat Unrecht", „Meine Überzeugungen sind falsch", „Gott existiert nicht" etc.), verarbeitet unser Gehirn sie so, dass sie negative Emotionen zur Folge hat. Man empfindet sie also als abstoßend, als aversiv. Infolgedessen zwingen emotional verzerrte Motivationen das rationale Gehirn dazu, Elemente zu finden, die den Widerspruch zulassen, damit es wieder einen Zustand emotionalen Gleichgewichts erreicht. Wie stellt das Gehirn das an? Einfach indem es uns so lange negative, bedrohliche Gefühle empfinden lässt, bis wir eine Lösung gefunden haben.

Fazit

Jetzt wissen Sie, warum es, Beweise hin oder her, so schwierig darzulegen ist, dass dieser politische Sermon widersprüchlich oder jene Überzeugung hirnrissig ist.

Sollen wir eine Information verdauen, die logisch zu einem Schluss führt, der unsere Werte infrage stellt und negative Gefühle auslöst, so motiviert uns das, eine uns genehme Erklärung zu finden. Unser Denken ist demnach „motivational verzerrt". Diese „motivational verzerrte Urteilsbildung", wie die Forscher diese Art der Informationsverarbeitung bezeichnen, betrifft viele in diesem Buch aufgeführte Urteilsprozesse (kognitive Dissonanz, konfirmatorisches Hypothesentesten etc.). Wir kennen heute die neuronalen Grundlagen der motivationalen Urteilsverzerrung, welche die Beseitigung aversiver Schlussfolgerungen zum Ziel hat.

Mehr zum Thema

Westen, D., Blagov, P. S., Harenski, K., Kilts, C. & Hamann, S. (2006). Neural bases of motivated reasoning: An fMRI study of emotional constraints on partisan political judgment in the 2004 U.S. presidential election. *Journal of Cognitive Neuroscience, 18* (11), 1947–1958.

86 Gibt es Projektion?
Motivation und Wahrnehmung

Die Psychoanalyse[47] ist keine Wissenschaft. Sie ist dennoch von Interesse für einen forschenden Psychologen, da sie eine wahre Fundgrube für untersuchenswerte Hypothesen darstellt. Beispielsweise soll es Freud zufolge Mechanismen geben, die das Individuum vor „psychischen Konflikten" bewahren sollen. Einer davon ist die „Projektion". Dabei nimmt man an anderen das wahr, was man an sich selbst nicht sehen will. Ich nenne ein Beispiel: Vielleicht ist es Ihnen schon passiert, dass jemand Sie beschimpft und Ihnen dann noch vorgeworfen hat, Sie seien aggressiv. Nun, der Psychoanalyse zufolge „projiziert" diese Person ihre eigene Aggressivität auf Sie. Es könnte spannend sein zu untersuchen, ob dieser Mechanismus tatsächlich existiert oder ob es sich einfach nur um Antipathie handelt. Also versuchten Psychologen diese Hypothese zu prüfen.

Die Forscher erzeugten mithilfe zweier Filme (Thriller und Romanze) bei ihren studentischen Versuchspersonen zwei unterschiedliche Gefühle. Man weiß, dass die Gefühle funktionell mit verschiedenen Motivationen verknüpft sind. So weckt Angst das Bestreben, sich zu schützen. Liebesgefühle rufen den Antrieb hervor, auf Partnersuche zu gehen.[48]

---

[47] Das breite Publikum verwechselt häufig Psychologie und Psychoanalyse. Doch die Unterschiede sind beträchtlich. Die von Sigmund Freud begründete Psychoanalyse ist eine Therapiemethode (Patient auf der Couch, freie Assoziation, Arbeit an Trauminhalten etc.). Sie ist auch eine Theorie (Ödipuskomplex, Abwehrmechanismen, das Unbewusste etc.), die jedoch nie wissenschaftlich anerkannt worden ist. Obwohl zahlreiche psychoanalytische Begriffe in den Alltag eingesickert sind, weiß man also nicht, ob das, worauf sich diese Begriffe beziehen, tatsächlich existiert. Dies gilt vor allem für das Unbewusste und den Ödipuskomplex.

[48] Um Angst zu induzieren, sahen die Studenten die Szene aus *Das Schweigen der Lämmer*, in der Jodie Forster von Anthony Hopkins verfolgt wird. Der Film, der eine Motivation zur Partnersuche erzeugen sollte, war *Das Leben nach dem Tod in Denver*, genauer gesagt die Szene des ersten Rendezvous eines schönen Mannes und einer sehr hübschen jungen Frau.

Übrigens, wenn Sie sich einen Liebesfilm anschauen, in welchem Zustand sind Sie da? Verspüren Sie nicht auch den Wunsch nach trauter Zweisamkeit? Nach einer Liebesbeziehung? Die Probanden waren also nach dem Betrachten der Filme unterschiedlich motiviert.

In der zweiten Phase des Experiments legte man den Testpersonen Fotos von Gesichtern vor. Die Psychologen erklärten ihnen, sie sollten in diesen Gesichtern „Mikroexpressionen", winzige mimische Anzeichen für Empfindungen, ausfindig machen, obwohl diese Personen ihre Gefühle zu verbergen trachteten. Anhand eines Fragebogens beurteilten die Probanden jedes der vorgelegten Fotos einzeln.

Die Ergebnisse zeigten, dass die Wahrnehmung von der Motivation der Wahrnehmenden beeinflusst wird. Mit anderen Worten, bei der Beurteilung der Fotos fanden die in Angst versetzten Probanden in den Gesichtern von Schwarzen und Arabern (zwei heuristisch mit physischer Bedrohung assoziierte Außenseitergruppen) mehr Anzeichen von Wut als die Betrachter des Liebesfilms. Andererseits beurteilten die Männer (und nur diese), die den romantischen Film gesehen hatten, die attraktiven Frauen (und nur diese) als sexuell aktiver und reaktionsfähiger als die Männer, die *Das Schweigen der Lämmer* gesehen hatten.

Fazit

Die Ergebnisse dieser Studie sprechen dafür, dass die Triebfedern Selbstschutz und Partnersuche die Tendenz verstärken können, bei anderen einen mit diesen Motivationen verknüpften Ausdruck wahrzunehmen. Je mehr man sich also ängstigt, desto bedrohlicher erscheinen einem die anderen. Je heftiger Männer auf Partnersuche sind, desto williger erscheinen ihnen die Frauen. Das geht in die Richtung des folgenden Witzes: „Was ist Gleichgültigkeit? Das ist die Haltung, die jede Frau einem Mann gegenüber, der sie nicht interessiert, einnimmt und die von diesem als Aufforderung zum Anbandeln interpretiert wird." Entspricht das nicht genau dem, was man Projektion nennt? Allerdings abgesehen von einer Kleinigkeit. Es ist nicht gesagt, dass die

Studenten Verlangen oder Angst bei sich selbst abgestritten hätten.

Also haben die Kinder meistens doch Recht mit ihrem Spruch: „Wer das sagt, der ist es selber!"

Mehr zum Thema

Maner, J. K., Kenrick, D. T., Becker, D. V., Robertson, T. E., Hofer, B., Neuberg, S. L., Delton, A. W., Butner, J. & Schaller, M. (2005). Functional projection: How fundamental social motives can bias interpersonal perception. *Journal of Personality and Social Psychology,* 88 (1), 63–78.

7
Einige Unterschiede zwischen Männern und Frauen

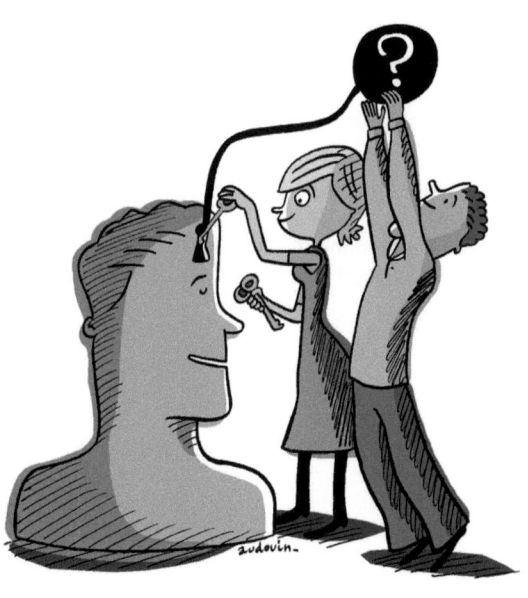

Inhaltsübersicht

87 Warum nennt man Frauen Tratschtanten?
Geschlecht und üble Nachrede 331

88 Warum ist es so schwierig, mit dem Klassenbesten befreundet zu sein?
Schulleistung und Sozialverhalten. 334

89 Warum findet man in naturwissenschaftlichen Berufen weniger Frauen als Männer?
Der Reiz von Naturwissenschaft und Technik 336

90 Sorgt ein Blumentopf bei Mädchen für mehr Disziplin als bei Jungen?
Grünflächen und Selbstdisziplin 346

91 Sind Mädchen, die immer nur lächeln, immer vergnügt?
Lächeln: Geschlechterspezifische Unterschiede und Eindrucksbildung 348

92 Wem setzt das „grüngeäugte Scheusal" mehr zu, Männern oder Frauen?
Geschlecht und Eifersucht 351

93 Sind wirklich alle Männer „Voyeure"?
Geschlechterspezifische Unterschiede und visuelle sexuelle Erregung 355

87 Warum nennt man Frauen Tratschtanten?
Geschlecht und üble Nachrede

Setzen Frauen Tratsch wie eine Präzisionswaffe ein? Man sagt ihnen nach, sie seien Expertinnen im Lästern und zugleich verletzbarer durch üble Nachrede als Männer.

Um diese Hypothese zu prüfen, führten Hess und Hagen (2000; 2002) eine Reihe von Experimenten durch.

> Bei einem Experiment sollten sich Männer und Frauen vorstellen, sie hätten eine Person bei betrügerischen Machenschaften ertappt, durch die sie einen realen Freund ausstechen wollte. In diesem Szenario verlangte der Betrüger von der Versuchsperson, den Mund zu halten, sonst
> - würden die Freunde des Betrügers den Probanden verprügeln (erste Bedingung),
> - würden der Betrüger und seine Freunde Klatsch und Tratsch über ihn verbreiten (zweite Bedingung).
>
> Wie sich herausstellte, waren die Männer unter Androhung körperlicher Gewalt häufiger bereit zu schweigen und den Betrug nicht offenzulegen als unter der zweiten Bedingung. Bei den Frauen dagegen verhielt es sich umgekehrt. Ihnen jagte die Drohung, sie in den Schmutz zu ziehen, größere Angst ein als die Drohung mit Schlägen. Es scheint, als sei Tratsch für Frauen nicht ganz bedeutungslos.

Warum tun Frauen in höherem Maß als Männer recht daran, eher Tratschereien zu fürchten? Hess nimmt die Ergebnisse dieses und seiner anderen Experimente zum Anlass für die Hypothese, diese Unterschiede gingen auf prähistorische Zeiten zurück. In dieser grauen Vorzeit arbeiteten die Männer auf der Jagd Hand in Hand. Und wenn sie konkurrierten, dann in kriegerischen und anderen physischen Auseinandersetzungen. Sie wurden daher nach offensichtlichen Eigenschaften wie Kraft und Jagdgeschick beurteilt.

Die Frauen indes verfügten nicht über die Kraft und Zähigkeit der Männer. Sie mussten daher auf andere Weisen um die benötigten Ressourcen für sich und das Überleben ihrer Kinder konkurrieren.

Tratsch könnte das entscheidende Mittel dazu gewesen sein. Die wichtigsten Eigenschaften von Frauen (Fruchtbarkeit und Treue) lagen weniger deutlich auf der Hand und waren daher eher gefährdet durch Tratsch. Zudem mussten die Frauen, damit üble Nachreden glaubhaft wurden, anderen vertrauen. Sie mussten also Bündnisse mit anderen eingehen, damit sich dieses Vertrauen entwickelte. Im Teilen und Mitteilen von Informationen untereinander besaßen die Frauen somit eine wirksame Waffe, die sie dazu einsetzen konnten, Rivalinnen durch Schädigung ihres Rufes und ihrer sozialen Stellung zu entwerten.

Laut Hess (selbst eine Frau) könnten sich also die frühen Frauen in den ersten kooperativen sozialen Gruppen eben dem Lästern gewidmet haben. Der Klatsch dürfte demnach mit den Frauen in die Welt gekommen sein.

Aber auch wenn Frauen empfindlicher auf sie betreffende Gerüchte ansprechen als Männer, so zeigen doch beide Geschlechter das gleiche Interesse an Klatsch und Tratsch.

McAndrew und Milenkovic (2002) gaben über 100 Studenten Boulevardmagazine zu lesen und fragten sie, welche Prominente und Reportagen sie am meisten interessiert hätten.

Junge Männer fanden die Artikel am attraktivsten, welche die juristischen Probleme eines Schauspielers (Robert Downey jr., geboren 1965) schilderten. Gleichzeitig interessierten sich etwas ältere Frauen am meisten für die Hubschraubernotlandung, die das Topmodel Christie Brinkley (geboren 1954) mitgemacht hatte.

Die Studenten zeigten also größere Neugier auf Ereignisse, die Promis ihres eigenen Geschlechts und Alters betreffen. Den Psychologen zufolge hätten diese Berühmtheiten in grauer Vorzeit gefährliche Rivalen sein können. Es wäre daher wichtig gewesen, nutzbare und nachteilige Informationen über diese hochrangigen Personen in Erfahrung zu bringen. Wenn unsere Vorfahren über derartige Informationen verfügten, konnten sie Rivalen ausschalten und ihr eigenes Überleben sichern.

Fazit

Als Frau verstehen Sie sich besser auf „informationelle Kriegsführung" als ein Mann. Studien sprechen zudem dafür, dass Sie Gerüchte mehr fürchten als ein Mann. Frauen reagieren zudem auf derartige Angriffe häufig mit Depression und Angst. Das veranlasst Hess zu der Bemerkung, es sei wichtig, Freunde zu haben, die Ihnen den Rücken stärken, wenn Ihnen Gerüchte zusetzen. Ebenso wichtig ist es, sich am Arbeitsplatz nicht abzukapseln. Knüpfen Sie stattdessen einen Bund von Freunden und fragen Sie sie ab und zu gründlich aus, ohne zu viel von sich selbst zu erzählen.

Abschließend sollten Sie wissen, dass sich ein Drittel aller am Arbeitsplatz geführten Gespräche um nicht anwesende Personen dreht. Man darf sich also nicht wundern, dass man sich Renommees erwirbt und sie wieder verliert (Emler, 1990). Davon abgesehen kann die Angst vor Tratsch auch ein Ansporn sein, denn wir alle kennen den Preis eines schlechten Rufes. Furcht vor übler Nachrede kann also zur Motivation werden, uns auf unserem Gebiet zu verbessern.

Mehr zum Thema

Emler, N. (1990). A social psychology of reputation. *European Review of Social Psychology, 1,* 171–193.

Hess, N. C. (2000). Female coalitions and gossip: Two experiments. Vortrag auf der Jahreskonferenz der Human Behavior and Evolution Society.

Hess, N. C. & Hagen, E. H. (2002). Informational warfare. Abrufbar im Internet unter: http://www.uweb.ucsb.edu/~hess/gossip.pdf.CogPrints IDcog00002112.

McAndrew, F. T. & Milenkovic, M. A. (2002). Of tabloids and family secrets: The evolutionary psychology of gossip. *Journal of Applied Social Psychology, 32,* 1064–1082.

88 Warum ist es so schwierig, mit dem Klassenbesten befreundet zu sein?
Schulleistung und Sozialverhalten

Versetzen Sie sich einmal zurück in Ihre Kindheit. Sie erinnern sich sicher noch daran, dass es in der Schule auf der einen Seite die „guten" Schüler gab und auf der anderen diejenigen, bei denen es in verschiedenen Fächern haperte. Dann gab es noch diejenigen, die viele Freunde hatten und offensichtlich allgemein beliebt waren, sowie die „Mauerblümchen", denen ihre Klassenkameraden kaum Beachtung schenkten.

Diese Beobachtungen reizen die Psychologen seit Langem. Deshalb untersuchten sie den Zusammenhang zwischen akademischer Leistung und sozialer Kompetenz, sowohl bei Frauen als auch bei Männern.

> Nezlek, Wheeler und Reis (1990) suchten für ihre Arbeit männliche und weibliche Studenten, die auf dem Universitätscampus wohnten. Diese sollten über einen Zeitraum von 18 Tagen aufzeichnen, wie viele Gespräche von über zehn Minuten Dauer sie führten. Ausgenommen waren solche innerhalb ihrer intimen Beziehungen. Die Probanden sollten in einer Art Kalender über ihre sozialen Interaktionen quantitativ und qualitativ Buch führen.
>
> Parallel dazu erhoben die Forscher die Noten und Leistungen der Studenten in den diversen Studienfächern.
>
> Die Ergebnisse zeigten Folgendes:
> - Frauen und Männer unterschieden sich nicht in ihren akademischen Leistungen.
> - Die Frauen hatten pro Tag mehr Interaktionen als die Männer.

- Je bessere fachliche Leistungen die Männer zeigten, desto weniger redeten sie mit anderen und desto weniger Vergnügen bereitete ihnen soziale Interaktion. Bei den Frauen traten diese Effekte nicht auf. Bei ihnen bestand kein Zusammenhang zwischen akademischer Leistung und sozialen Beziehungen.

Aus dieser Studie geht hervor, dass Frauen im Hinblick auf soziale Interaktionen kompetenter sind als Männer. Daher ist der soziale Austausch für sie weniger kostspielig, was die für das Studieren aufgewendeten Ressourcen betrifft.

Die Männer dagegen müssen mehr Ressourcen und mehr Anstrengung als Frauen aufwenden, wollen sie soziale Beziehungen in ähnlichem Ausmaß aufrechterhalten. Ihre akademischen Leistungen leiden darunter.

Männern liegt die Pflege sozialer Beziehungen weniger als Frauen. Und wenn sie welche unterhalten, dann häufig zu einem bestimmten Zweck (Beruf, Sport etc.). In den Augen von Männern schließen sich im Allgemeinen soziale Beziehungen als solche und akademische Tätigkeit wechselseitig aus.

Für Frauen hingegen verbinden sich soziale Interaktionen ganz natürlich mit ihrem studentischen Leben.

Fazit

Damit dürfte als bewiesen gelten, dass zwischen Schulleistung und Sozialverhalten bei Männern ein negativer Zusammenhang besteht, nicht aber bei Frauen.

Diese Forschungsarbeit schätzt die Aussichten von Jungen, sich in der Schule zu integrieren, recht pessimistisch ein, da es ihnen schwerfällt, gute Schulleistungen mit sozialer Kompetenz zu vereinen. Da gute Schulleistungen bei Schülern oft mit freiwilligem Einzelgängertum einhergehen, beschwört das die Gefahr der Ausgrenzung herauf. Die feindselige Ablehnung des Klassenbesten, des „Strebers", wird also nicht aussterben.

Mehr zum Thema

Nezlek, J. B., Wheeler, L. & Reis, H. (1990). Academic performance and social behavior. *Journal of Social and Personal Relationsships, 7,* 291–309.

89 Warum findet man in naturwissenschaftlichen Berufen weniger Frauen als Männer?
Der Reiz von Naturwissenschaft und Technik

Zunächst und vor allem: Stimmt diese Aussage? Analysieren wir die Fakten.

- Von 441 naturwissenschaftlichen Nobelpreisen wurden nur elf an Frauen vergeben. Die beiden einzigen Physik-Nobelpreisträgerinnen beispielsweise waren Marie Curie und Maria Goeppert-Mayer.
- Die Aufteilung der Studienanfänger nach Geschlecht und Fach in Frankreich 2004/2005 zeigte, dass in den Grundlagen- und angewandten Wissenschaften junge Frauen nur 30 Prozent ausmachten, in den Geistes- und Sprachwissenschaften dagegen 80 Prozent.
- In Québec bilden Frauen eine Minderheit in der Informatik (24,6 %) und vor allem in der Physik (14,4 %). Der Frauenanteil sinkt mit dem Studienfortschritt: 33 Prozent im Grundstudium, 30 Prozent im Aufbaustudium und nur 15 Prozent der Doktoranden.
- In Deutschland entschieden sich dem Institut für Arbeitsmarkt- und Berufsforschung der Bundesagentur für Arbeit zufolge 2008/2009 26 Prozent der Studentinnen für einen MINT-Studiengang (Mathematik, Informatik, Naturwissenschaften, Technik). Dabei überwiegen in Fächern wie Biologie,

Biochemie oder Mathematik die Frauen mit 60 Prozent; Elektrotechnik hingegen studieren nur zehn Prozent Frauen. In Chemie ist laut VDI das Verhältnis mit 45 Prozent Studentinnen nahezu ausgeglichen. [Ergänzung der Übersetzerin]
- In der Schweiz ändert sich die Lage allmählich. Im Gegensatz zu anderen Ländern wenden sich hier Frauen verstärkt den „harten" Naturwissenschaften zu. Sie fangen derzeit genauso häufig eine naturwissenschaftliche Doktorarbeit an wie Männer. Jedoch haben sie nur sieben Prozent der naturwissenschaftlichen Lehrstühle inne (gegenüber zwei Prozent 1980).

Warum zum Teufel ist der Frauenanteil in naturwissenschaftlichen Fächern und Berufen so gering (in manchen europäischen Ländern unter zehn Prozent[49])?

Man hat schon viele Gründe dafür angeführt. Doch können sie dieses Phänomen erklären?

Ein Grund, in dem Zündstoff steckt: der IQ

Stellen wir zunächst von vornherein klar, dass sich der mittlere IQ eines Mannes nicht von dem einer Frau unterscheidet (Jensen, 1998). Dagegen sind die Abweichungen vom Mittel bei Männern ausgeprägter als bei Frauen. Konkret bedeutet das, dass es unter Männern mehr „Einsteins" gibt als unter Frauen, aber auch mehr geistig Behinderte. Auch qualitativ sind einige Unterschiede zu verzeichnen:

---

[49] Obwohl Frauen heute in Europa 40 Prozent aller Doktortitel erwerben, stellen sie nur 15 Prozent der in der Industrie arbeitenden Forscher und ein Drittel der Wissenschaftler in staatlichen Forschungsinstituten und Hochschulen. Außerdem kommt in sechs Mitgliedstaaten statistisch gesehen in den oberen wissenschaftlichen Rängen auf zehn Personen nicht einmal eine Frau („She Figures 2003", Bericht IP/03/1468 der Europäischen Kommission, Brüssel, 28. Oktober 2003).

- Männer zeigen bei räumlichen Aufgaben im Allgemeinen bessere Leistungen als Frauen. Ihnen fällt es beispielsweise leichter, im Geist einen Würfel, dessen sichtbare Seite vier Augen zeigt, eine Vierteldrehung nach rechts und dann eine halbe Drehung nach unten machen zu lassen und zu sagen, welche Augenzahl danach zu sehen ist (Collins & Kimura, 1987).
- Frauen verfügen über bessere verbale Fähigkeiten als Männer; sie sprechen beispielsweise komplizierte Wörter schneller aus und äußern sich grammatikalisch differenzierter (Halpern & Wright, 1996). Zudem streuen Frauen weniger „Ähs" in ihre Gespräche ein als Männer (Hall, 1984). Unter den Jungen gibt es zwei- bis viermal so viele Stotterer wie bei den Mädchen (Halpern, 1992). Deren soziale Kompetenzen sind im Allgemeinen denen ihrer männlichen Pendants überlegen, was zahlreiche mit Sprache sowie mit der „Theory of Mind" (Fähigkeit, die Intentionen anderer zu verstehen) verbundene Fähigkeiten einschließt.

Aus dem Blickwinkel der Evolution und der Anpassung gesehen könnte das räumliche Vorstellungsvermögen von Männern bei unseren Vorfahren durch die Selektion solcher Fähigkeiten begünstigt worden sein, welche im Dienst der Entdeckung und Erkundung neuer Jagdreviere und fremder Stammesgebiete zum Zweck des Frauenraubs standen. Die speziellen Fähigkeiten von Frauen lassen sich aus den Formen des Zusammenlebens unserer Vorfahren heraus verstehen. Während die Männer im Allgemeinen in ihrer Familiengruppe blieben, schlossen sich die Frauen eher der ihres Gefährten an. Da die Einbindung in Beziehungen und eine stabile soziale Unterstützung bekanntermaßen entscheidend zur Gesundheit und zum Wohlbefinden von Frauen und ihren Kindern beitragen, sorgte der Selektionsdruck dafür, dass sie solche Beziehungen herstellten und aufrechterhielten. Sie mussten sich rasch integrieren, sich verständlich machen und verstehen können, ohne sich in dem zu irren, was die Mitglieder ihres neuen Clans dachten.

Wie dem auch sei, diese Unterschiede auf dem Gebiet der Intelligenz reichen nicht aus, um zu erklären, warum man in den Naturwissenschaften so selten Frauen findet. Wenn der Grund nicht in der Intelligenz liegt, muss man vielleicht bei der Motivation und/oder dem Interesse für dieses Betätigungsfeld suchen.

Motivation

Es scheint, als würden Frauen von sich aus eine andere Richtung einschlagen. Warum? Nun, für Frauen ist das soziale Umfeld ein wichtiges Kriterium. Allerdings haben bestimmte Forscher gezeigt, dass man in den ausgesprochen technischen Berufen eher den „unkommunikativen" Mann findet (Geary, 1998). In Anbetracht dessen, dass Frauen sozialen Beziehungen viel Bedeutung beimessen, meiden sie daher möglicherweise Milieus, in denen es von Menschen wimmelt, die keinen Wert auf sozialen Kontakt legen. Ein derartiges Arbeitsumfeld könnte als feindselig wahrgenommen werden. Demnach würden sich Frauen von diesen Berufen abwenden.

Eine andere Hypothese hat mit der „sexuellen Konkurrenz" zu tun. Dieser durch Rangordnungskämpfe ausgetragene Wettbewerb findet unter Männern viel häufiger statt als unter Frauen. Der Erfolg einer Frau bemisst sich ebenfalls an anderen Kriterien. Zwar gibt es zahlreiche „Karrierefrauen", doch ihr Anteil ist realiter viel geringer als der der Männer. Da man lange studieren und forschen muss, um auf die höchsten wissenschaftlichen Ebenen vorzudringen, könnte es sein, dass es Frauen weniger verlockend finden, so viel Zeit in ihre Karriere zu investieren. Diese lange Anlaufzeit verzögert überdies bei Frauen, die diesen Weg einschlagen, den Eintritt in den Heiratsmarkt. Infolgedessen bekommen sie später und weniger Kinder. Das könnte ihrem beruflichen Ehrgeiz Grenzen setzen, denn die Tage sind gezählt, und man (oder besser frau) hat nicht für alles unbegrenzt Zeit.

Verschwörung der Männer gegen die Frauen

Gehen wir noch auf die viel zitierte „gläserne Decke" ein. Mit diesem Schlagwort wird angedeutet, die Männer hätten sich gegen die Frauen verbündet, um sie am Vordringen in naturwissenschaftliche Berufe zu hindern, oder die Männer – und bestimmte Frauen – würden Frauen als Vorgesetzte ablehnen. Laut einer an der Universität Göteborg durchgeführten und in der Zeitschrift *Nature* veröffentlichten Studie muss eine Naturwissenschaftlerin zweieinhalb Mal so viel leisten wie ihr männliches Pendant, um eine Anstellung oder Fördermittel für ihre Forschung zu ergattern (Wennerds & Wold, 1997).

Schwierig, sich zwischen diesen verschiedenen Hypothesen zu entscheiden. Vielleicht addieren sich die genannten Ursachen auch. Angesichts dessen neigen viele Forscher heute eher dazu, den Grund in Einflüssen von Stereotypen im Kopf der Eltern zu sehen. Diese Vorurteile könnten darüber entscheiden, ob bei ihren eigenen Kindern Interesse für Naturwissenschaften entsteht oder nicht.

Einfluss von Stereotypen

Crowley und Mitarbeiter (2001) baten Eltern um die Erlaubnis, sie zu beobachten und zu filmen, während sie mit ihren Kindern ein naturwissenschaftliches Museum besuchten.

Über einen Zeitraum von 26 Tagen zeichneten die Forscher fast 300 Interaktionen zwischen Müttern, Vätern und Kindern auf.

Anschließend wurden die Eltern-Kind-Gespräche nach zwei Kriterien geordnet:
- Gespräche, die Beschreibungen der ausgestellten Objekte enthielten („Das ist schön …", „Das ist groß …", „Das ist glatt …"),

7 Einige Unterschiede zwischen Männern und Frauen 341

- Gespräche, in denen es um Erklärungen ging („Das funktioniert so ...", „Das dient dazu ...").

Nach Feststellungen der Forscher gaben die Eltern im Gespräch mit ihren Söhnen mehr Erklärungen ab als in den Unterhaltungen mit ihren Töchtern. 29 Prozent der Eltern-Sohn-Interaktionen enthielten Erklärungen, dagegen nur neun Prozent der Eltern-Tochter-Gespräche. Die Unterschiede waren noch ausgeprägter bei Unterhaltungen zwischen Vater und Sohn.

Indessen fragten die Jungen nicht häufiger nach Erklärungen als die Mädchen, und die Eltern sprachen mit den einen wie den anderen gleich viel. Doch der entscheidende pädagogische Schritt, das Objekt zu erläutern, war hauptsächlich den Jungen vorbehalten.

Der Unterschied im Elternverhalten könnte das Interesse des Kindes für Naturwissenschaften tatsächlich nachhaltig beeinflussen. Die Forscher vermuten also, dass die Eltern im Rahmen der alltäglichen familiären Aktivitäten die Fundamente wissenschaftlichen Denkens bei den Kindern legen. Demnach wäre es größtenteils die Strategie der Eltern, die bei Jungen mehr Interesse für Naturwissenschaften weckt als bei Mädchen. Die Mutter und vor allem der Vater legen das Schwergewicht auf die kausalen Zusammenhänge zwischen Dingen und vielleicht auch Ereignissen, wenn sie mit ihren Söhnen sprechen. Das erzeugt bei den Jungen eine eher an den Naturwissenschaften ausgerichtete Denkweise und größeres Interesse dafür als bei den Mädchen.

Versuchen Sie einmal festzustellen, ob Ihre eigenen Alltagsbeobachtungen diese Forschungsarbeiten bestätigen. Und wenn Sie eine Tochter haben, dann bemühen Sie sich ganz bewusst, ihr eher die Funktionsweise von Objekten in ihrer Umgebung zu erklären, als auf deren Formen und Farben abzuheben. Das könnte beeinflussen, ob Ihre Tochter später Interesse für Wissenschaft und Technik entwickelt.

Warum geben Eltern ihren Söhnen mehr Erklärungen als ihren Töchtern? Vielleicht aufgrund eines Stereotyps bei den

Papas und Mamas, dem zufolge Mädchen einen Sinn für das Schöne haben und „geisteswissenschaftlich" begabt sind, während Jungen eher ein Talent für „Technik" und Mathe haben.

Problematisch ist nicht nur, dass dieses weit verbreitete Vorurteil („Mädchen sind Nullen in Mathe") das Interesse von Mädchen für die Naturwissenschaften vermindern kann, sondern darüber hinaus auch noch Komplexe und Hemmungen bei ihnen hervorruft, sodass ihre Leistungen in Mathematik beeinträchtigt sind, wenn sie in gemischten Klassen unterrichtet werden.

Dass daran etwas Wahres ist, bewies eine Studie. In der Tat schneiden Frauen in den Mathematiktests, die Bestandteil der Eingangstests von Universitäten sind, schlechter ab als Männer. Der Grund dafür liegt jedoch darin, dass gerade die Angst, dem negativen Stereotyp zu entsprechen (Unterlegenheit von Frauen in Mathe), das Leistungsvermögen der Frauen bei diesen Tests behindert. Es genügt, dieselben Tests mit dem Hinweis zu verbinden, dass dabei kein Unterschied zwischen den Geschlechtern auftritt, und die Frauen erbringen dieselben Leistungen wie die Männer (Spencer, Steele & Quinn, 1999; Guimond & Roussel, 2002).

Erinnern wir uns an ein weiter oben beschriebenes Experiment[50], das diese Theorie veranschaulicht.

> Shih, Pittinsky und Ambady (1999) ließen Asiatinnen einen Fragebogen über ihre ethnische Gruppe ausfüllen. Danach absolvierten die Probandinnen eine Mathematikprüfung. Eine andere Bedingung sah vor, dass die Frauen die Aufgaben bearbeiteten, ohne zuvor den Fragebogen ausgefüllt zu haben.
>
> Die Ergebnisse der ersten Gruppe fielen besser aus als die der zweiten. Die Fragen zu den Besonderheiten ihrer Kultur hatten ein in Asien gängiges Stereotyp aktiviert: „Asiaten sind in Mathematik besser als Angehörige anderer Kulturen." Demnach hatte dieses Stereotyp die Frauen der ersten Gruppe angespornt, ihren Ruf zu verteidigen.

---

[50] Siehe Abschnitt 48.

7 Einige Unterschiede zwischen Männern und Frauen

In einem anderen Experiment dagegen, in dem der Fragebogen das Thema der Zugehörigkeit zum weiblichen Geschlecht und nicht mehr der kulturellen Unterschiede betraf, fielen die Mathematikresultate schlechter aus als in der Gruppe ohne Fragebogen. Die Forscher begründeten diese Diskrepanz mit dem Einfluss des Stereotyps „Im Vergleich zu Männern sind Frauen in Mathematik Nieten".

Tatsächlich wirkt hier nicht das Stereotyp als solches, sondern das Verhalten, das es bei der betroffenen Person auslöst: Da sie sich des Vorurteils bewusst ist, versucht sie, es zu bestätigen, insbesondere in Beurteilungssituationen. Das wird zum Hemmschuh für ihr Leistungsvermögen. Im Ergebnis führt dieses Phänomen zu einem Desinteresse der stigmatisierten Gruppen für die Bereiche, in denen das Stereotyp zur Anwendung kommt. Überdies könnte sich so schulisches Versagen bei den Angehörigen dieser Gruppen erklären.

Dar-Nimrod und Heine bestätigten 2006, dass die Mathematikleistungen von Frauen durch ein Stereotyp beeinflusst werden. Diese Psychologen legten 200 Frauen einen angeblich wissenschaftlichen Text über geschlechterspezifische Unterschiede in Mathematik vor. Ein Viertel der Probandinnen las in dem Text, diese Unterschiede seien genetisch bedingt und daher angeboren. Andere bekamen einen Text, der die Unterschiede auf die Umwelt zurückführte (beispielsweise war zu lesen, dass Mathematiklehrer in den ersten Jahren des Mathematikunterrichts Jungen besser behandelten als Mädchen). Wieder andere Teilnehmerinnen erfuhren, es bestünden keinerlei Unterschiede zwischen den Mathematikleistungen von Männern und Frauen, und das letzte Viertel schließlich, die Unterschiede hingen in einem Stereotyp im Hinterkopf der Frauen zusammen. Anschließend sollten alle Frauen mehrere Mathematikaufgaben lösen. Danach zeigte sich, dass diejenigen, die eine umweltbezogene Erklärung gelesen hatten, sowie diejenigen, die nach der Lektüre keine geschlechterspezifischen Unterschiede mehr sahen, besser abgeschnitten hatten als die anderen Probandinnen.

Den Forschern zufolge sollte man sich mit genetischen Erklärungen – die zuweilen unüberlegt vorgebracht werden – zurückhalten, da sie das Verhalten beeinflussen. Wenn ich beispielsweise glaube, mein Übergewicht sei genetisch bedingt, ist meine Willensstärke für eine Diät oder mehr Sport viel geringer.

Diese Studie sagt nichts darüber, ob Frauen in Mathematik besser oder schlechter sind als Männer. Sie beweist vielmehr, dass Frauen, wenn sie die Leistungsunterschiede in Mathematik für angeboren oder genetisch bedingt halten, weniger gut abschneiden, als wenn sie diese Unterschiede nicht als angeboren, sondern als erlernt betrachten. Hier sieht man deutlich, dass Überzeugungen die Leistung von Frauen bei einfachen Mathematikaufgaben beeinflussen können. Da die Leute genetische Erklärungen meist für unumstößlich halten, kann dies „sich selbst erfüllende Prophezeiungen" heraufbeschwören.

Fazit

Ja, in den Naturwissenschaften findet man weniger Frauen, und offenbar beruhen einschlägige geschlechterspezifische Leistungsunterschiede, wenn es sie gibt, zumindest teilweise auf Überzeugungen, die zum Hindernis für die Leistungsfähigkeit werden.

Dem sollten wir entgegenhalten, dass Frauen in bestimmten wissenschaftlichen Disziplinen genauso häufig vertreten sind wie Männer. In Frankreich sind dies vor allem die Biologie (Wissenschaft von den lebenden Systemen), die Pharmazie und die Medizin[51], wo Frauen die Hälfte (50 %) der Immatrikulierten ausmachen. In Québec bilden sie eine bedeutende Mehrheit in der Biologie (61,9 %), und in der Schweiz beginnen sie doppelt so oft wie die Männer eine Doktorarbeit in diesem Fach. Warum? Vielleicht weil hier wiederum ein Stereotyp am Werk ist: die

---

[51] Siehe Tabelle „Aufteilung der Universitätsstudenten nach Geschlecht, Studiengang und Fach 2004–2005" auf der Website des französischen Bildungsministeriums (http://www.education.gouv.fr/stateval/rers/rers2005.htm#6).

„Bedeutung der Rolle der Frauen für die Arterhaltung". Die Frauen werden hochstilisiert zu Lebensspenderinnen und -bewahrerinnen (zu nährenden, schützenden Mutter etc.). Sie gehen im Übrigen auf zahlreichen Gebieten weniger Risiken ein als Männer. Beispielsweise sind sie viel seltener in schwere Verkehrsunfälle verwickelt. In der Tat zeigen sie stärkeres Interesse an allem, was mit den Wissenschaften vom Lebendigen zu tun hat.

Mehr zum Thema

Collins, D. W. & Kimura, D. A. (1997). Large sex difference on a twodimensional mental rotation task. *Behavioral Neuroscience, 111*, 845–849.

Crowley, K., Callanan, M. A., Tenenbaum, H. R. & Allen, E. (2001). Parents explain more often to boys than to girls during shared scientific thinking. *Psychological Science, 12*, 258–261.

Dar-Nimrod, I. & Heine, S. J. (2006). Exposure to scientific theories affects women's math performance. *Science, 314* (5798), 435.

Geary, D. C. (2003). *Hommes, femmes, l'Évolution des Differences Sexuelles Humaines*. Paris: DeBoeck.

Guimond, S. & Roussel, L. (2001). Bragging about one's school grades: Gender stereotyping and students' perception of their abilities in science, mathematics and language. *Social Psychology of Education, 4*, 275–293.

Hall, J. A. (1984). *Nonverbal Sex Differences: Communication Accuracy and Expressive Style*. Baltimore: The Johns Hopkins University Press.

Halpern, D. F. (1992). *Sex Differences in Cognitive Abilities*. Hillsdale, NJ: Erlbaum, 2. Aufl.

Halpern, D. F. & Wright, T. M. (1996). A process oriented model of cognitive sex-differences. *Learning and Individual Differences, 8* (1), 3–24

Jensen, A. R. (1998). *The g Factor*. Westport, CT: Praeger.

Shih, M., Pittinsky, T. L. & Ambady, N. (1999). Stereotype susceptibility: Identity salience and shifts in quantitative performance. *Psychological Science, 10*, 80–83.

Spencer, S. J., Steele, C. M. & Quinn, D. M. (1999). Stereotype threat and women's math performance. *Journal of Experimental Social Psychology, 35,* 4–28.
Wennerds, C. & Wold, A. (1997). Nepotism and sexism in peer review. *Nature, 307* (6631), 341.

90 Sorgt ein Blumentopf bei Mädchen für mehr Disziplin als bei Jungen?
Grünflächen und Selbstdisziplin

Glauben Sie, dass der Anblick von Natur unser Verhalten beeinflussen kann? Eben dafür spricht die folgende Studie. Sie untersuchte, ob ein bisschen Grün die Konzentrationsfähigkeit von nicht aufmerksamkeitsgestörten Kindern beeinflusst.

Die Versuchspersonen von Taylor und Mitarbeitern (2002) waren 169 Kinder im Alter von sieben bis zwölf Jahren, die in zwölf gleichartigen Gebäuden im Zentrum Chicagos wohnten.[52]

Manche dieser Häuser hatten einen Blick ins Grüne, andere nicht. Genauer gesagt ging das Fenster des Zimmers der Kinder entweder zu einem Park oder zur Straße.

Die Selbstdisziplin der Kinder beurteilten die Forscher mithilfe verschiedener Tests:
- Vier Tests beurteilten ihre Konzentration und drei ihre Impulskontrolle.
- Abschließend wurde ihre Fähigkeit zum Befriedigungsaufschub ermittelt: Die Kinder hatten die Wahl zwischen einer kleinen Tüte Bonbons sofort und einer großen später.

Gutes Abschneiden in diesen drei Bereichen spricht für größere Selbstdisziplin.

---

[52] Faktoren wie das soziale Milieu wurden kontrolliert.

Wie die Ergebnisse zeigten, waren die Mädchen, deren Fenster auf eine Grünfläche ging, eher imstande, sich zu konzentrieren, impulsive Handlungen zu unterlassen und Befriedigung aufzuschieben, als die Mädchen, deren Zimmer keinen derartigen Ausblick gewährte.

Für die Jungen ergaben sich andere Resultate. Zwischen den Bewohnern von Zimmern mit und ohne Blick ins Grüne traten keine Unterschiede auf. Wahrscheinlich weil Jungen mehr Zeit mit Spielen im Freien verbringen als Mädchen.

Insgesamt scheint ein Blick ins Grüne die Selbstdisziplin zu fördern.

Den Autoren zufolge kann Selbstdisziplin den Schulerfolg erhöhen und jugendlicher Delinquenz entgegenwirken. Demnach sollten Baufirmen und Architekten, sofern ihnen das Wohl ihrer Kunden am Herzen liegt, in ihren Planungen Grünflächen vorsehen, um die Lebensqualität und die Leistungen der Bewohner zu verbessern.

Fazit

Wenn sich die Konzentrationsfähigkeit durch Kontakt mit der Natur verbessern lässt, dann halten Sie Mädchen dazu an, in einem Zimmern mit Blick ins Grüne zu lernen oder zu spielen. Ermuntern Sie Kinder auch zum Spielen im Freien, hegen und pflegen Sie Ihr Eckchen Grün und, zu guter Letzt, wenn Äste von Bäumen Ihres Nachbarn zu Ihnen herüberhängen, lassen Sie die Finger von der Säge.

Mehr zum Thema

Taylor, A., Kuo, F. & Sullivan, W. (2002). Views of nature and self-discipline: Evidence from inner city children. *Journal of Environmental Psychology; Special Issue: Children and the Environment, 22* (1–2), 49–63.

91 Sind Mädchen, die immer nur lächeln, immer vergnügt?
Lächeln: Geschlechterspezifische Unterschiede und Eindrucksbildung

Gemeinhin behauptet man, Mädchen seien überwiegend eher vergnügt und heiter und Jungen eher muffelig. Einige Forscher gingen dieser Hypothese nach.

> Dodd, Russell und Jenkins (1999) zählten auf mehr als 16 000 Klassenfotos (vom Kindergarten bis zur Universität), wie viele Mädchen und wie viele Jungen darauf lächeln. Diese Bilddokumente umfassten eine Zeitspanne von 30 Jahren. Die Forscher berücksichtigten auch die abgebildeten Lehrkräfte in ihrer Untersuchung.
>
> Wie sich herausstellte, machten vom Kindergarten bis zur sechsten Klasse 63 Prozent der Jungen ein fröhliches Gesicht, während der Anteil bei den Mädchen 82 Prozent betrug. In der Gruppe von der siebten [in Frankreich wird umgekehrt gezählt, Abschlussklasse = 1. bzw. Terminale] Klasse bis zur Universität lag der Anteil der heiteren Jungen bei 60, der der Mädchen bei 75 Prozent.
>
> Ebenfalls anhand von Klassenfotos, aber auch von Zeitschriften und Zeitungen zeigten andere Forscher (DeSantis und Nathan, 2000), dass die Unterschiede zwischen Männern und Frauen auch die Qualität des Lächelns betreffen: Fast 80 Prozent der Frauen lächeln breit (alle Zähne sichtbar), aber nur 58 Prozent der Männer.

Dieser Unterschied ist mit Sicherheit eher kulturell als genetisch bedingt, denn vor dem Alter von fünf Jahren unterscheiden sich Mädchen und Jungen nicht in der Häufigkeit, mit der sie lächeln (Otta, 1998).

Jedoch interessierte das Lächeln die Forscher nicht nur im Hinblick auf geschlechterspezifische Unterschiede. Auch die Art, wie wir eine lächelnde Person wahrnehmen, wurde zum Forschungsgegenstand,

In einem Experiment (Lau, 1982) betrachteten die Teilnehmer das Foto eines Mannes und das einer Frau. Für manche Versuchspersonen lächelten die Abgebildeten gerade. Andere Probanden erblickten dieselben Personen, jedoch ohne Lächeln auf dem Gesicht. Die Probanden sollten die Intelligenz der Abgebildeten beurteilen, aber auch angeben, wie attraktiv sie sie fanden.

Wie sich herausstellte, wurden die lächelnden Personen auf den Fotos als freundlicher, aber auch als intelligenter eingeschätzt als die nicht lächelnden.

In einem ähnlichen Experiment stellte Burke (2001) fest, dass Personen mit einem Lächeln auf den Lippen auch als schöner wahrgenommen werden.

Eine erstaunliche Studie zeigt, dass das Lächeln einer Person A das Verhalten einer Person B zu beeinflussen vermag, und zwar nicht nur A gegenüber, sondern auch in Bezug auf eine Person C.

Solomon und Kollegen (1981) baten eine Komplizin zu warten, bis in einem Einkaufszentrum eine Frau vor den Aufzug trat, und sich neben sie zu stellen. Je nach Bedingung sollte sie die Kundin anlächeln oder nicht. Dann betraten die beiden Frauen den Aufzug. Da tauchte eine zweite Komplizin auf, schlüpfte noch schnell in den Lift und fragte das „Opfer", wo sich die Lederwaren befänden.

Wie sich herausstellte, gaben 70 Prozent der Kundinnen, denen die erste Komplizin ein Lächeln geschenkt hatte, der zweiten Komplizin die Information. Das taten nur 35 Prozent, wenn die erste Komplizin sie nicht angelächelt hatte.

Diese Ergebnisse lassen sich als eine Folge der jeweiligen Stimmungslage deuten. Möglicherweise hebt es unsere Laune, wenn wir angelächelt werden. Dadurch sind wir eher geneigt, anderen (wem auch immer) zu helfen, als in neutraler, geschweige denn negativer Stimmung.

Diese Arbeiten unterstreichen die herausragende soziale Rolle des Lächelns. Es fördert insbesondere die Gegenseitigkeit: Wenn Sie eine Person anlächeln, haben Sie gute Chancen, dass sie zurücklächelt. Diese Reziprozität findet sich bei anderen Gesichtsausdrücken wie Augenbrauenrunzeln nicht (Hinsz & Tomhave, 1991).

Fazit

Die verschiedenen vorgestellten Studien bezeugen zum einen, dass Männer und Frauen sich hinsichtlich der Häufigkeit unterscheiden, mit der sie lächeln. Zum anderen kann dieser Gesichtsausdruck, wenn er uns gilt, offenbar unsere Stimmung verändern und uns zur Hilfeleistung veranlassen.

Lächeln kann zudem eine überaus wichtige Informationsquelle sein, wenn wir uns einen Eindruck von jemanden verschaffen sollen: Lächelnde Personen werden positiver wahrgenommen als solche, die nicht lächeln. Auch befindet sich der, der sich das Lächeln verkneift, um intelligenter oder anziehender zu wirken, zweifellos auf dem Holzweg.

Aus all diesen Gründen sollte man sich eher zum Lächeln zwingen, als es sich zu verbieten.

Mehr zum Thema

Burke, N. (2001). The effect of gender on the personality characteristics assigned to various facial expressions. Abrufbar im Internet unter: http://clearinghouse.mwsc.edu/manuscripts/268.asp.

DeSantis, M. & Nathan, S. (2000). Women smiled more often and openly than men when photographed for a pleasant, public occasion in 20th century United States society. *Psychology: A Journal of Human Behavior, 37*, 21–31.

Dodd, D., Russell, B. & Jenkins, C. (1999). Smiling in school yearbook photos : Gender differences from kindergarten to adulthood. *The Psychological Record, 49*, 543–554.

Hinsz, V. & Tomhave, J. (1991). Smile and (half) the world smiles with you, frown and you frown alone. *Personality and Social Psychology Bulletin, 17*, 586–592.

Lau, S. (1982). The effect of smiling on person perception. *The Journal of Social Psychology, 117,* 63–67.

Otta, E. (1998). Sex differences over age groups in self-posed smiling in photographs. *Psychological Reports, 83,* 907–913.

Solomon, H., Zener-Solomon, L., Arnone, M., Maur, B., Reda, R. & Roth, E. (1981). Anonymity and helping. *The Journal of Social Psychology, 113,* 37–43.

92 Wem setzt das „grüngeäugte Scheusal" mehr zu, Männern oder Frauen?
Geschlecht und Eifersucht

Wenn Ihr Partner/Ihre Partnerin Ihnen eines Tages eröffnet, er/sie fühle sich zu einer anderen Person hingezogen, wie reagieren Sie dann? Versetzen Sie sich einmal in die folgende Situation (ersetzen Sie als Frau „Freundin" durch „Freund" und „Mann" durch „Frau").

- Fall A: Sie gehen mit Ihrer Freundin zu einer Party und unterhalten sich mit ein paar Freunden. Da bemerken Sie, dass Ihre Freundin auf der anderes Seite des Raumes mit einem Mann redet, den Sie nicht kennen. Im Lauf des Abends verlieren Sie sie aus den Augen. Tags darauf gesteht sie Ihnen, dass sie eine leidenschaftliche Nacht mit diesem Mann verbracht und selten ein so intensives sexuelles Erlebnis gehabt habe. Sie versichert Ihnen jedoch, dass es nur eine körperliche Sache gewesen sei, einfach nur Sex. Sie schwört Stein und Bein, dass sie rein gar nichts für ihn empfinde.

Stellen Sie sich nun eine andere Situation vor.
- Fall B: Sie gehen mit Ihrer Freundin zu einer Party und unterhalten sich mit ein paar Freunden. Da bemerken Sie, dass Ihre

Freundin auf der anderes Seite des Raumes mit einem Mann redet, den Sie nicht kennen. Im Lauf des Abends verlieren Sie sie aus den Augen. Tags darauf gesteht sie Ihnen, sie hätte sich mit diesem Mann auf Anhieb fantastisch verstanden und sie sei noch nie jemandem begegnet, mit dem sie sich so gut hätte unterhalten können. Sie fühle sich ihm auf der persönlichen Ebene in einzigartiger, besonderer Weise verbunden. Sie versichert Ihnen jedoch, sexuell fühle sie sich in keiner Weise zu diesem Mann hingezogen. Es handele sich nicht um körperliche Anziehung, sondern einfach nur um eine sehr freundschaftliche Beziehung, durch die sie sich bereits mit ihm verbunden fühle.

Was empfinden Sie?

2004 gaben Buunk und Dijkstra von der Universität von Groningen in den Niederlanden 151 Personen jeweils einen dieser beiden Texte zu lesen. Die Frauen erhielten dieselben Texte, doch mit geänderten Geschlechtern; in ihrem Fall handelte es sich um einen Mann. Gleichzeitig mit dem Text erhielten die Teilnehmer das Foto des Nebenbuhlers oder der Nebenbuhlerin. Die Person war entweder sehr schön oder sehr durchschnittlich. Ergänzt wurde das Foto durch eine kurze Beschreibung dieser Person. Dieser zufolge hatte sie entweder einen hohen sozialen Status (junge/r Professor/in an der Uni, Vorsitzende/r einer Organisation mit 600 Mitgliedern, großer Einfluss auf andere und Unternehmungsgeist) oder das Gegenteil davon (gehorsam, unterwürfig, einflusslos).

Dann sollten alle Probanden in einem Fragebogen Auskunft über das Ausmaß ihrer eigenen Eifersucht, ihrer Verärgerung, ihres Misstrauens, ihrer Traurigkeit, Besorgnis etc. geben.

Wie die Forscher feststellten, wurden die Männer dann besonders eifersüchtig, wenn der potenzielle Rivale einen hohen sozialen Rang innehatte. Dagegen erreichte die Eifersucht bei den Frauen ihren Gipfelpunkt, wenn die Rivalin sehr schön war. Kurzum, für die Männer erwuchs die Gefahr aus dem Sozialstatus des Konkurrenten, während sich die Frauen eher durch die physische Erscheinung der Konkurrentin bedroht fühlten.

Aus welchem Grund? Bevor Frauen eine langfristige Beziehung eingehen, beurteilen sie die soziale Stellung des Mannes. Das ist nicht die einzige für Frauen maßgebliche Dimension, doch sie hat ein gewisses Gewicht. Das liegt daran, dass ein „sozial dominanter" Mann der bessere Versorger ist; er kann ausreichend Ressourcen für die Familie, insbesondere für den Nachwuchs bereitstellen, und das hat für Frauen eine größere Bedeutung als für Männer. Die Männer stehen also in dieser Hinsicht in sexueller Konkurrenz. Sie reagieren demnach bei einem Verführungsversuch gegenüber der Partnerin besonders sensibel auf den sozialen Rang des Rivalen.

Dagegen spielen für Männer die körperlichen Reize eines künftigen Partners eine größere Rolle als für Frauen. Vermutlich signalisierte schon bei unseren Vorfahren und über sehr lange Zeit die Schönheit einer Frau den Männern ihre Fruchtbarkeit (Buss, 1989). Frauen sind daher besonders wachsam, was die Schönheit von Rivalinnen angeht, da die Männer so stark darauf ansprechen.

Einem weiteren Befund der Psychologen zufolge ziehen „sexuelle" Untreue (Fall A) und „emotionale" Untreue (Fall B) unterschiedliche Eifersuchtsempfindungen nach sich. Im Fall A beobachtet man große Traurigkeit und Wut sowie das Gefühl der Zurückweisung und des Verrats, im Fall B eher Besorgnis, Misstrauen und Bedrohungsgefühl. Beide Arten der Eifersucht haben dieselbe Funktion: Sie sollen unsere Beziehung schützen und ihre Exklusivität wahren. Wir betreiben also Prävention: Im Fall B bauen wir aufgrund unseres Verdachts einer eventuellen „Flucht" des Partners vor, im Fall A, nach einem sexuellen Betrug, toben wir.

Die Studie weist zudem nach, dass Männer nach einer sexuellen Untreue der Partnerin stärkere Eifersucht empfinden, während Frauen eher nach emotionaler Untreue ihrer besseren Hälfte leiden. Wiederum gibt es dafür eine evolutionstheoretische Erklärung. Aufgrund der reproduktionsbiologischen Unterschiede zwischen Frauen und Männern verhalten sich die Geschlechter im Hinblick auf Eifersucht verschieden. Der Mann ist und kann sich nie sicher sein, ob wirklich er der Vater seiner (vermeintlichen) Nachkommen ist. Im Lauf der Evolution zahlte der Mann im Falle von sexueller Untreue seiner Frau also womöglich einen hohen Preis: Er hatte vielleicht unwissentlich in den Nachwuchs eines anderen Mannes investiert und sich selbst nicht fortgepflanzt, also zum Nachteil seiner eigenen Gene. Infolgedessen ist die männliche Eifersucht wahrscheinlich ein archaischer Mechanismus, der verhindern soll, dass sich die Partnerin mit einem anderen Mann einlässt, und so dieses Risiko vermindert. Seine Eifersucht ist daher im Fall sexueller Untreue besonders ausgeprägt.

Bei den Frauen dagegen sieht die Sache anders aus. Sie laufen eher Gefahr, die Ressourcen des Partners mit einer anderen Frau teilen zu müssen. Noch bedrohlicher ist es, für eine andere sitzen gelassen zu werden. Da Männer mit einem Minimum an jeglichen Investitionen sexuelle Beziehungen mit Frauen unterhalten können, sind Anzeichen eines emotionalen Bandes zwischen dem Partner und einer anderen Frau ein zuverlässiger Indikator für einen drohenden Verlust des Partners als Versorger. Infolgedessen sind Frauen besonders eifersüchtig, wenn der Partner einen „emotionalen" Treuebruch begeht (Buss, Larsen, Westen & Semmelroth, 1992).

Natürlich dringen all diese Motive nicht unbedingt ins Bewusstsein.

Fazit

Und wie steht es mit Ihnen? Was lässt bei Ihnen die Eifersucht stärker auflodern, ein „emotionaler" Treuebruch oder ein „sexueller"? Die Schönheit der Konkurrenz oder ihr sozialer Status? All das hängt davon ab, ob Sie ein Mann oder eine Frau sind.

Mehr zum Thema

Buss, D. M. (1989). Sex differences in human mate preferences: Evolutionary hypotheses tested in 37 cultures. *Behavior and Brain Sciences, 12,* 1–49.

Buss, D. M., Larsen, R. J., Westen, D. & Semmelroth, J. (1992). Sex differences in jealousy: Evolution, physiology and psychology. *Psychological Science, 3,* 251–255.

Buunk, B. P. & Dijkstra, P. (2004). Gender differences in rival characteristics that evoke jealousy in response to emotional versus sexual infidelity. *Personal Relationships, 11,* 395–408.

93 Sind wirklich alle Männer „Voyeure"?
Geschlechterspezifische Unterschiede und visuelle sexuelle Erregung

„Man" sagt oft, Männer seien sexuell „visueller" als Frauen. Mit anderen Worten, Männer finden einen Striptease oder Pornofilme anregender als Frauen.

Zur Prüfung dieser Hypothese fragten sich Forscher, wie das Gehirn von Männern und Frauen auf sexuelle Bilder reagiert und ob dabei Unterschiede auftreten (Hamann, Herman, Nolan & Wallen, 2004).

In der Studie mussten 14 Teilnehmer und 14 Teilnehmerinnen 30 Minuten lang verschiedenartige Bilder mit sexuellem Inhalt betrachten und angeben, wie reizvoll sie diese fanden. Die Gehirnaktivität der Testpersonen wurde zudem mit fMRI (funktionaler Magnetresonanztomografie) beobachtet.

Obwohl die Männer und Frauen sich nach eigenen Angaben in gleicher Weise von den Bildern angesprochen fühlten, zeigte die Bildgebung bei den Männern eine deutlich stärkere Aktivierung der Amygdala als bei den Frauen. Diese auch „Mandelkern" genannte Struktur erzeugt und steuert die Emotionen und die Motivation.

Diese Studie belegt, dass Männer sich von visuellen sexuellen Stimuli stärker erregen lassen. Das männliche Gehirn verarbeitet visuelle sexuelle Informationen anders als das weibliche. Den Evolutionstheoretikern zufolge entwickelte sich das männliche Gehirn in dieser Weise, weil das seinem Besitzer einen Selektionsvorteil verschaffte: Wenn er anhand visueller Information die Empfängnisbereitschaft einer Frau (eines Weibchens) schneller erkannte, erhielt er mehr Paarungsgelegenheiten und somit größere Chancen auf die Weitergabe der eigenen Gene. Übrigens ergab ein Experiment mit Affen, dass der Mensch nicht als einziger Primat Interesse an sexuellen Bildern zeigt.

> Vier männliche erwachsene Makaken wurden vor Computer gesetzt. Sie lernten, auf kleine Fotos zu klicken und sie so zu vergrößern. Wenn die Affen ein Bild anklickten, erhielten sie je nach Bild mehr oder weniger Apfelsaft. Makaken sind erfahrungsgemäß versessen auf diesen Fruchtsaft. Die Affen lernten daher sehr rasch, für welche Bilder sie Saft erhielten. Doch zu ihrem Erstaunen stellten die Forscher fest, dass die Tiere sehr häufig bestimmte Bilder anklicken, die ihnen nur sehr wenig Saft einbrachten. Es handelte sich um Abbildungen der Hinterbacken von Makakenweibchen. Diese Fotos betrachteten die Affen am liebsten, auch auf die Gefahr hin, leer auszugehen. Die Tiere verzichteten lieber auf den Saft, wenn sie im Gegenzug einen „knackigen Äffinnenpo" betrachten konnten. Ja, auch bei Makaken gibt es „Pay-per-View"!

Es stellt sich die Frage, in welchem Maße auch Männer dieser Sucht verfallen sind ... nach Apfelsaft natürlich.

Fazit

Wenn der Anblick von Fotos mit sexuellem Inhalt die für Emotionen und Motivationen verantwortlichen Gehirnstrukturen von Männern stärker aktiviert als die von Frauen, dann sind Männer wahrscheinlich in höherem Maße „Voyeure" als Frauen. Männer lauern gespannter auf das kleinste Stückchen Schenkel oder Po als Frauen, denn ein solcher Anblick erregt sie viel stärker, als das umgekehrt bei Frauen der Fall wäre. Auch wenn das in den zitierten Studien nicht direkt untersucht wurde, so ließe sich doch daraus ableiten, dass Männer mehr Pornofilme gucken als Frauen. Dies bestätigt im Übrigen eine andere Untersuchung, in der 25 Prozent der befragten Männer zugaben, in den zurückliegenden 30 Tagen eine pornografische Website aufgesucht zu haben; bei den Frauen betrug dieser Anteil lediglich vier Prozent (Buzzell, 2005).

Mehr zum Thema

Buzzell, T. (2005). Demographic characteristics of persons using pornography in three technological contexts. *Sexuality & Culture, 9* (1), 28–48.

Deaner, R. O., Khera, A. V. & Platt, M. L. (2005). Monkeys pay per view: Adaptive valuation of social images by rhesus macaques. *Current Biology, 15* (6), 27.

Hamann, S., Herman, R. A., Nolan, C. L. & Wallen, K. (2004). Men and women differ in amygdala response to visual sexual stimuli. *Nature Neuroscience, 7,* 411–416.

Zusammenfassung

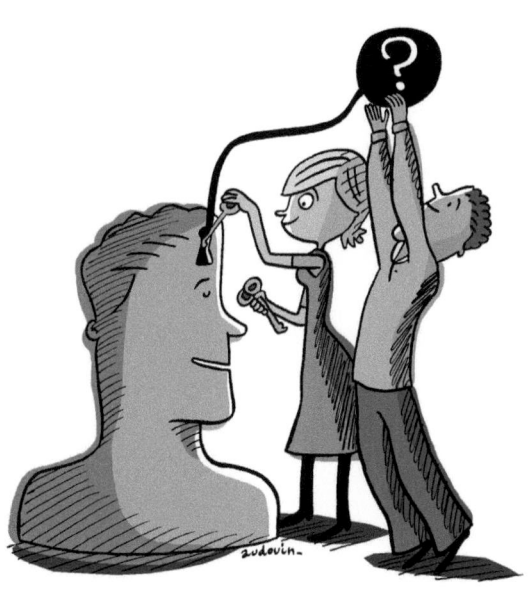

Heute interpretieren zahlreiche psychologische Forschungsarbeiten ihre Befunde im Licht der Evolutionstheorie. Sie ist zumindest jenseits des Atlantiks das vorherrschende Modell, da der Darwinismus (natürliche Auslese und sexuelle Auslese) es heutzutage erlaubt, Sachverhalte in verschiedenen Fachgebieten (Genetik, Biologie, Zoologie, Psychologie etc.) zu erklären und so zu fachübergreifender Theoriebildung beizutragen. Dieses „neue" Paradigma erlaubt es, zahlreiche Forschungsergebnisse einfach zu erklären und Verhalten vorherzusagen. Unser Handeln, unsere Wahrnehmung und Urteilsbildung unterlagen und unterliegen vielfältigen Selektionsdrücken. Ich möchte das am Beispiel des Einschlafens verdeutlichen. Wenn Sie müde sind, gähnen Sie, Sie recken und strecken sich, Sie haben einen steifen Nacken, manche kratzen sich etc. Kurzum, bei der Mehrzahl von uns treten gleichartige Anzeichen auf, und niemand fällt unvermittelt vom Wachzustand in den Schlummer (bis auf den pathologischen Fall der Narkolepsie). Diese Anzeichen bildeten sich durch evolutionäre Selektion heraus. Sie machen uns darauf aufmerksam, dass der Schlaf unmittelbar bevorsteht, und sie sind ein Erbe unserer gemeinsamen Vorfahren, das heißt derer, die sich fortpflanzen und die Gene, die diese Verhaltensweisen steuern, an uns weitergeben konnten. Wer diese Gene nicht besaß, überlebte vermutlich nicht und pflanzte sich auch nicht fort. Im Gegensatz zu unseren Urahnen spürten solche Artgenossen den Schlaf nicht kommen und hatten nicht die Zeit, Schutz in einem Baum oder einer Höhle zu suchen. Infolgedessen fielen sie Bären oder Warzenschweinen zum Opfer. Die Evolution lässt also nur das am besten angepasste Verhalten weiterbestehen.

Wir erben den Großteil unseres Verhaltens mit unseren Genen und demnach von unseren Eltern. Glücklicherweise sind unsere Gene „flexibel", das heißt, es besteht eine gewisse Auftretenswahrscheinlichkeit für ein Verhalten, aber (und) sein Auftreten hängt auch von der Umwelt ab (ein Kind kann laufen, aber das heißt nicht, dass es das auch tut). Unsere Gene bestimmen also nicht über unser gesamtes Verhalten. Konrad Lorenz sprach übrigens von „angeborenen Formen möglicher Erfahrung". Die Umwelt (Kultur, menschliche Beziehungen, Klima etc.) beeinflusst unsere Handlungen und Urteile ebenfalls. Das ist unser Glück, denn hätten unsere Gene allzu starre Verhaltensprogramme zur Folge, könnten wir uns Umweltveränderungen nicht anpassen. Die Psychologie als Wissenschaft sucht heute zu verstehen, inwiefern unsere Urteilsbildung und unser Verhalten genetisch determiniert sind, aber auch die umweltbedingten Variablen zu ermitteln, die unsere genetischen Programme modifizieren.[53]

Zahlreiche in diesem Buch vorgestellte Mechanismen lassen sich also durch die Brille der Anpassung betrachten, das heißt unter dem Aspekt, was für den Menschen nützlich ist und daher durch unsere Gene bewahrt und weitergegeben wurde. So bezeugen die zur Wahrnehmung durchgeführten Studien (Kapitel 1), dass es uns schwerfällt, uns an den Drehsinn eines Rades zu erinnern, weil dies für das Überleben des Menschen irrelevant war. Ein anderes Beispiel ist die Treppe (Abschnitt 8), die uns steiler erscheint, wenn wir müde sind; so versuchen wir erst gar nicht, den Mont Blanc zu besteigen, wenn das über unsere Kräfte ginge. All dies dient der Anpassung und wurde von der Evolution bewahrt.

Wenn Sie bei der Lektüre dieses Buches über unsere Alltagspsychologie gestaunt haben, dann wohl häufig deshalb, weil sich zwischen der heutigen Umwelt und unseren neuronalen Schalt-

---

[53] In der klinischen Psychologie ist der Ansatz derselbe: Die Forscher zeigen, dass sich Menschen unter dieser oder jener Bedingung im Allgemeinen so oder so verhalten. Bekannt ist außerdem, dass die Einführung der Variable „z" das Verhalten in diese oder jene Richtung verändert. Man sucht also in der Vorgeschichte der Person nach der Variable „z", die zu einem entsprechenden Erleben und Verhalten führt und schließlich auch zum Leiden darunter. Selbstredend gibt es viele Elemente, die miteinander wechselwirken und zahlreiche Verhaltensmöglichkeiten eröffnen oder ein Verhalten erklären können, insbesondere genetisch determiniertes. Doch die psychologische Forschung macht große Fortschritte und befasst sich seit Langem mit den Wechselwirkungen zwischen verschiedenen Variablen.

kreisen eine Kluft auftut. Diese Schaltkreise haben sich herausgebildet, um Probleme einer weit zurückliegenden Zeit zu lösen. So entsteht, was die Amerikaner „mismatch" nennen. Ich möchte nicht so weit gehen, bewusst von „mangelnder Anpassung" zu sprechen, aber es scheint, dass unsere kognitiven Werkzeuge unserer Umwelt, die sich schneller entwickelt hat als unser Gehirn, nicht immer angemessen sind. So vermuten die Forscher, dass unser Hang zu Schemata und Stereotypen aus einer Zeit herrührt, in der es überlebenswichtig war, Objekte und Individuen sehr schnell in sehr einfache Kategorien einzuordnen (trinkbar/untrinkbar, gefährlich/ungefährlich, Freund/Feind etc.), um schnell handeln zu können (Abschnitt 43). Aus diesem Grund bilden wir uns im Handumdrehen eine Meinung nach oberflächlichen Kriterien, was zuweilen Probleme aufwirft. An bestimmten menschlichen Tätigkeiten lässt sich verdeutlichen, dass unsere Werkzeuge sich schneller weiterentwickeln als wir. Das Autofahren ist ein augenfälliges Beispiel. Unser Gesichtsfeld umfasst im Stillstand 180°, bei 100 km/h nur noch 45°. Unser Gehirn ist für eine Vorwärtsbewegung in Schrittgeschwindigkeit ausgelegt, was etwa einem Meter pro Sekunde entspricht. Fährt man nun aber mit nur 50 km/h, treiben uns unsere Autos bereits mit 15 Metern pro Sekunde voran. Wenn es bestimmten Fahrern schwerfällt, die Höchstgeschwindigkeit in geschlossenen Ortschaften einzuhalten, sollten wir ihnen die folgende Frage stellen: Welcher Fußgänger kann mit einer Geschwindigkeit von 15 Metern pro Sekunde rennen? Halten wir uns vor Augen, dass der Weltrekord über 100 Meter einem Tempo von 36 Kilometern pro Stunde entspricht. Nein, der Körper und das Gehirn vermochten mit der Entwicklung des Automobils nicht Schritt zu halten. Aus diesem Grund informieren die Forscher, wenn sie menschliche Schwächen entdecken, die Ingenieure, die diese durch technische Neuentwicklungen, vor allem mithilfe der Informationstechnik, auszugleichen versuchen. So entwickelt sich das Fahrzeug, die Straße entwickelt sich gleichfalls, doch der Primat am Lenkrad der Karre ist noch immer derselbe, der mit nichts als einer Schnur zwischen den Hinterbacken die weiten Savannen der Serengeti durchstreifte.

Der archaische Mensch versuchte, wie übrigens jeder lebende Organismus, steuernd in seine Umwelt einzugreifen, um sich zu entfalten und sein Genom weiterzugeben.[54] Dieses Kontrollbestreben ist augenscheinlich immer noch so stark ausgeprägt, dass sich der moderne Mensch häufig selbst dann der Täuschung hingibt, er könne seine Umwelt beherrschen, wenn er dazu außerstande ist. Daraus erwachsen Kontrollillusionen und Rückgriffe auf mystische und religiöse Gewissheiten, die stellvertretend für das Individuum das Schicksal lenken sollen (Abschnitt 21), und diese, da sind wir uns wohl einig, wirken doch recht beruhigend.

Evolutionäre Erklärungsmuster können auch begreiflich machen, warum wir uns so häufig selbst überschätzen (Abschnitt 35). Dieses Verhalten hat sich sicher durch Selektion herausgebildet, denn wer Selbstvertrauen hatte, ging mehr Risiken ein und vergrößerte so seinen Einfluss auf die Umwelt und seine Fortpflanzungschancen. Wer zu stark an sich zweifelt, wagt nichts und gewinnt infolgedessen nichts. Natürlich darf man es mit dem Wagemut nicht übertreiben. Doch letztlich ist die Natur gut eingerichtet, denn sie hat nur diejenigen mit einem positiven Selbstwertgefühl durchkommen lassen. Die anderen sind verschwunden, und ihre Nachkommenschaft hat nicht bis in unsere Tage überlebt. Damit sind Sie nicht nur zum Ende dieses Kapitels, sondern auch zu der Erklärung dafür vorgedrungen, warum der Mensch so oft böswillig erscheint. Die Evolution hat nur die Menschen überleben lassen, die ihre hohe Meinung von sich selbst mit allen Mitteln schützen und bewahren.

---

[54] Die Sexualität ist das Mittel, das unser Genom gefunden hat, um von einem Organismus auf einen anderen überzugehen und so lange Zeit zu überdauern. Manche Forscher glauben sogar, wir würden von unseren Genen „instrumentalisiert". Sie sind sogar einhellig der Ansicht, im Tierreich sei die Weitergabe der Gene der einzige Grund dafür, dass das Leben auf der Erde noch existiert.

Mit darwinistischen Theorien lassen sich auch Unterschiede zwischen Männern und Frauen erklären. Im Hinblick auf die Fortpflanzung legen die Geschlechter bei der Partnerwahl unterschiedliche Kriterien an. Männer suchen nach treuen Frauen, um sicherzustellen, dass sie ihre eigenen Gene weitergeben und nicht unwissentlich Nachkommen eines anderen Mannes aufziehen. Männer haben daher viel empfindlichere Antennen für die Ähnlichkeit des späteren Babys mit ihnen als die Mütter (Abschnitt 31). Männer suchen nach fruchtbaren Frauen und schätzen daher physische Merkmale, die auf Fruchtbarkeit schließen lassen, etwa ein Verhältnis von Taillen- zu Hüftumfang (WHR) von 0,7. Die Wissenschaftler haben übrigens nachgewiesen, dass Frauen mit einem WHR über 0,85 hohe gesundheitliche Risiken tragen und häufiger Komplikationen bei Schwangerschaft und Geburt erleiden als Frauen mit einem WHR um 0,7. Männer wählen zudem bevorzugt junge und schöne Frauen (Gesicht und Körper), da diese Merkmale Indikatoren für Gesundheit sind. Natürlich suchen die Frauen genau wie die Männer nach einem Partner, der gute Gene hat und bei guter Gesundheit ist. Im Grunde stellt Schönheit für beide Geschlechter ein Kriterium mit unleugbarer Bedeutung für die sexuelle Auslese dar – wie übrigens auch in der gesamten Tierwelt, wo körperliche Attraktivität direkt mit Fortpflanzung verbunden ist. Bei allen Arten haben die schönsten Individuen die meisten Chancen, sich fortzupflanzen und ihre Gene weiterzugeben, denn in der Wahrnehmung der potenziellen Sexualpartner sind sie diejenigen, die höchstwahrscheinlich das beste genetische Erbe zur Erhaltung der Art beitragen. Viele Abschnitte dieses Buches zeigen im Übrigen, dass wir für körperliche Schönheit empfänglich sind und dass selbst Neugeborene sie vom ersten Augenaufschlag an erkennen und schätzen (Abschnitt 20). Selbst die Eltern kümmern sich verstärkt um ihr schönstes Kind, das heißt um dasjenige, welches sie mit größerer Wahrscheinlichkeit zu Großeltern machen wird. Schönheit definieren wir durch die am höchsten entwickelten körperlichen

Eigenschaften von Mann und Frau. Die primitivsten physischen Merkmale, das heißt die entwicklungsgeschichtlich älteren, werden als weniger schön wahrgenommen.

Frauen schätzen demnach gut aussehende Männer, aber auch vermögende, die imstande sind, Kinder gut zu versorgen. Frauen achten also besonders auf den Sozialstatus von Männern. Das hat zur Folge, dass letztere sehr eifersüchtig reagieren, wenn sie Konkurrenz von einem sozial hochrangigen Geschlechtsgenossen bekommen (Abschnitt 92). Dagegen flammt bei Frauen die Eifersucht auf, wenn die Rivalin sehr schön ist. Kurzum, für Männer erwächst die Gefahr aus dem sozialen Rang des Konkurrenten, während es für Frauen eher um das Äußere der Rivalin geht. Wenn die Männer bei Ausspannversuchen durch Konkurrenten besonders deren Status beunruhigt, dann aus dem Grund, weil die ranghöchsten Männer die schönsten Frauen für sich gewinnen.[55] Die Männer stehen also in dieser Hinsicht in sexuellem Wettbewerb. Dieser Sachverhalt ist so fest im Denken der Menschen verankert, dass ein Mann, der zusammen mit einer sehr schönen Frau auf einem Foto abgebildet ist, als sozial gewandter und reicher eingeschätzt wird als mit einer eher durchschnittlichen Frau an seiner Seite (Abschnitt 43). Der „sexuelle Wettbewerb" ist wichtig, und Männer wie Frauen haben verschiedene Strategien erfunden, um den idealen Partner zu finden. Weil es diesen Wettbewerb gibt, verlegen wir uns auf Make-up oder Schönheitschirurgie. Mit solchen Mitteln rühren wir für uns die Werbetrommel und zeigen, dass wir gute Gene haben. Aber das ist noch nicht alles. Wie Sie gelesen haben, lügen Menschen häufig, vor allem beim ersten Zusammentreffen. Frauen lügen eher, um sich sympathisch zu geben, Männer, um sich als kompetent darzustellen (Abschnitt 36). Wiederum drückt sich darin aus, was die beiden Geschlechter vor Urzeiten schätzten und viel-

---

[55] Das Buch von Philippe Gouillot *Pourquoi les femmes des riches sont belles* (Duculot, 2003) behandelt diese verschiedenen Aspekte in aller Breite auf wissenschaftlicher Grundlage.

leicht heute noch schätzen. Und noch eine Lüge, nur von anderer Art: Mädchen, die eine Begegnung mit einem jungen, aber sehr konservativen Adonis, genauer gesagt einem „Macho", erwarten, beschreiben sich als unselbstständiger, fügsamer und häuslicher als drei Wochen zuvor in einer Vorphase des Experiments. Hingegen schildern sich diejenigen, die auf einen schönen Liberalen gefasst sind, als selbstständiger, unabhängiger und weiter entfernt vom „Heimchen am Herd" als zuvor (Abschnitt 37). Die Forscher wiesen zudem nach, dass Mädchen begabtere Lästermäuler sind als Jungen (Abschnitt 87). Als Grund führen die Wissenschaftler an, dass die Frauen zu Zeiten unserer Vorfahren und im Gegensatz zu den Männern, die ihre Körperkraft einsetzten, sich andere Mittel ausdenken mussten, um die anderen auszustechen (vergessen wir nicht, der sexuelle Wettbewerb betrifft sowohl die Männer als auch die Frauen). Die wichtigsten Attribute von Frauen (Fruchtbarkeit und Treue) lagen weniger offen zutage und waren daher eher durch Klatsch und Tratsch angreifbar. Allerdings setzt die Glaubwürdigkeit von Gerüchten voraus, dass die Frauen anderen vertrauten. Damit dieses Vertrauen entstand, mussten sie Bündnisse eingehen. Sie teilten Information miteinander und verfügten damit über eine wirksame Waffe, die den Ruf und den Status von Rivalinnen schädigen und diese dadurch entwerten konnte (Abschnitt 85). Im Kampf um den Sieg in diesem Wettbewerb konnten die Frauen aber auch zu einem anderen Mittel greifen: Sie achteten besonders auf Fehler ihrer Geschlechtsgenossinnen und setzten den Hebel der Kritik an (Abschnitt 38). Schließlich ist die Konkurrenz hart, und unsere Gene „verlangen von uns", besser zu sein als die anderen.

Zum Schluss eine Geschichte, die man Richard Dawkins, einem der größten Evolutionstheoretiker, zuschreibt: „Zwei Brontosaurier sehen einen T. Rex auf sich zukommen. Also laufen sie los, so schnell sie nur können. Da fragt einer den anderen: ‚Warum rennen wir uns eigentlich die Lunge aus dem Leib? Wir haben doch sowieso keine Chance. Tyrannosaurier können viel schneller laufen als wir!' Darauf der andere: ‚Ich will ja gar nicht schneller laufen als der T. Rex. Ich will nur schneller laufen als du!'" Dawkins wollte damit klarmachen, dass die Konkurrenz zwischen den Arten möglicherweise weniger scharf ist als innerhalb der Arten. Es sei denn, Artgenossen sind uns genetisch ähnlich. Erwiesenermaßen verhält man sich gegenüber einem Menschen, der einem selbst äußerlich ähnelt, uneigennütziger (Abschnitt 69). Das gilt sogar für Namensvetter. Den Forschern zufolge deutet ein gemeinsamer Name darauf hin, dass zwei Personen möglicherweise auch Gene gemeinsam haben. Die Evolution hat uns gelehrt, zu Menschen unseres Namens freundlich zu sein, weil vielleicht auch ein Teil unseres Blutes in ihren Adern fließt. Diese Motivation scheint bis auf unsere moderne Kommunikation durchzuschlagen. So lassen sich zahlreiche von Psychologen beobachtete Verhaltensweisen auf unsere weit zurückliegende Vergangenheit zurückführen. Die Evolutionstheorie bietet künftig einen allgemeinen Rahmen, an dem es verschiedenen Forschungsarbeiten bislang mangelte.

Dieses Buch hat, so hoffe ich, Ihre Neugier auf die wissenschaftliche Psychologie geweckt. Ich wünsche mir zudem, dass diese Lektüre Sie zu weiteren Vorstößen auf dieses riesige Gebiet und zu näherem Erkunden all der Forschungsarbeiten anregt, die ich hier nicht vorstellen konnte. Sie werden dabei noch mehr genauso faszinierende Themen entdecken.

Dessen ungeachtet erregen nicht immer alle auf dem Gebiet der Psychologie durchgeführten Arbeiten das Interesse der breiten Masse. Manche Studien gehen Fragestellungen nach, die Sie vielleicht völlig perplex machen. Einige einschlägige Beispiele sollen dieses Buch abrunden.

- Welche Eigenschaften kennzeichnen Aquarienbesitzer?
  Kidd, A. H. & Kidd, R. M. (1999). Benefits, problems and characteristics of home aquarium owners. *Psychological Reports, 84,* 998–1004.

- Hat die Größe einer Stadt Einfluss auf die Menge unzustellbarer Briefe und verloren gegangener Postkarten?
  Bridges, F. S., Welsh, R., Graves, B. S. & Sonn, M. (1997). Differences in lost letter and postal card returns from cities and smaller urban communities. *Psychological Reports, 80*, 363–368.
- Welche Merkmale zeigen Trinker und Nichttrinker in Filmen aus den Jahren von 1940 bis 1989?
  McIntosh, W. D., Smit, S. M., Bazzini, D. G. & Mills, P. S. (1999). Alcohol in the movies: Characteristics of drinkers and nondrinkers in films from 1940 to 1989. *Journal of Applied Social Psychology, 6*, 1191–1199.
- Welche Zusammenhänge bestehen zwischen Körperbild, Muskeltonus in Ruhe und Kitzligkeit?
  Ruggieri, V., Milizia, M., Sabatini, N. & Tosi, M. T. (1983). Body perception in relation to muscular tone at rest and tactile sensitivity to tickle. *Perceptual and Motor Skills, 56*, 799–806.
- Wie beeinflusst das Geschlecht die Wahl einer Hausfassade?
  Stamps, A. E. (1999). Sex, complexity and preferences for residential facades. *Perceptual and Motor Skills, 88* (3), 1301–1312.
- Kann die Wahrnehmung des Geruchs von Großmutter trübe Stimmung aufhellen?
  Black, S. L. (2001). Does smelling granny relieve depressive mood? Commentary on rapid mood change and human odors. *Biological Psychology, 55*, 215–218.
- Wie reagieren wir auf die Großzügigkeit oder den Geiz eines Arbeitskollegen, der zudem entweder gescheit oder beschränkt ist?
  Kahn, A. (1972). Reactions to generosity or stinginess from an intelligent or stupid work partner. *Journal of Personality and Social Psychology, 21*, 116–123.
- Erhöht der Status des Absenders einer Weihnachtskarte die Zahl der Antworten?
  Kunz, J. (2000). Social class difference in response to Christmas cards. *Perceptual and Motor Skills, 90*, 573–576.

- Wie lässt sich das Fehlen von geschlechterspezifischen Unterschieden bei den räumlichen Fähigkeiten von Eskimos erklären?
  Hier, D. B. (1979). A genetic explanation for no sex difference in spatial ability among Eskimos. *Perceptual and Motor Skills, 48,* 593–594.

- Steigt unser Bierkonsum in Abhängigkeit von Musik und der Gegenwart anderer Personen?
  Drews, D. R., Vaughn, D. B. & Anfiteatro, A. (1992). Beer consumption as a function of music and the presence of others. *Journal of the Pennsylvania Academy of Science, 65,* 134–136.

- Welche neurologischen und psychologischen Auffälligkeiten finden sich bei Benzinschnüfflern?
  Maruff, P., Burns, C. B., Tyler, P., Currie, B. J. & Currie, J. (1998). Neurological and cognitive abnormalities associated wich chronic petrol sniffing. *Brain, 121* (10), 1903–1917.

- Gefährden Golfschläger im Haus die darin wohnenden Kinder?
  Ridenour, M. V. (1998). Golf clubs : Hidden home hazard for children. *Perceptual and Motor Skills, 86,* 747–753.

- Hilft Furzen gegen Angst?
  Sidoli, M. (1996). Farting as a defence against unspeakable dread. *Journal of Analytical Psychology, 41* (2), 165–178.

- Welchen Einfluss haben Alkohol und Frustration auf Graffiti?
  Norlander, T., Nordmarker A. & Archer, T. (1999). Effects of alcohol and frustration on experimental graffiti. *Scandinavian Journal of Psychology, 39,* 201–207.

- Erhöht der Besitz eines Hundes die Anzahl der sozialen Kontakte?
  McNicholas, J. & Collis, G. M. (2000). Dogs as catalysts for social interactions: Robustness of the effect. *British Journal of Psychology, 91,* 61–70.

Autorenverzeichnis

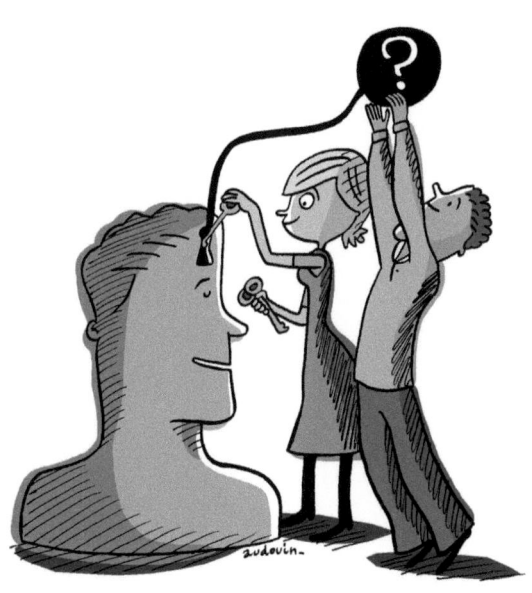

Autorenverzeichnis

A

Aarts, H. 17
Abbey, A. 165
Adams, H. E. 165
Abrams, D. B. 68
Adelman, P. K. 251
Alicke, M. D. 136
Allen, V. 234
Amabile, T. L. 93
Ambady, N. 182,, 342
Anderson, T. 198
Anfiteatro, A. 370
Angelone, B. L. 27
Archer, T. 370
Aron, A. P. 293, 294
Asch, S. E. 233, 237

B

Bachorowski, J. A. 110
Baenninger, R. 305, 308
Baker, D.W. 56
Barash, D. P. 269
Barbey, A. 315, 318
Bargh, J. A. 181, 182, 249, 250
Barlow, D. H. 104
Barnum, P. T. 100
Barsalou, L. W. 315, 318
Barton, R. 121
Baumeister, R. F. 136
Bavelas, J. B. 251
Bazzini, D. G. 369
Beauvois, J.-L. 260
Beck, J. G. 104
Beechley, R. M. 197
Bem, D. J. 144
Benson, P. L. 264

Benson, S. M. 263
Berglas, S. 139
Bernat, J. A. 105
Bernston, G. G. 317
Bettelheim, B. 3
Bevc, I. 267, 268
Bhalla, M. 32
Biagiotti, R. 67
Black, A. 251
Black, S. L. 369
Blank, A. 37
Bloch, A. 48
Bodenhausen, G. V. 165
Borgida, E. 41
Bowers, R. 67
Bowlby, J. 311
Branscombe, N. R. 50
Braun, K.A. 23
Brehm, J. 214, 228, 302
Bridges, F. S. 369
Brigham, J. C. 179
Bromberg, M. 173
Brooks, C. 271
Brown, J. 47
Bruner, J. S. 11, 12
Burdairon, N. 178
Burke, D. M. 39, 40
Burke, N. 349
Burns, C. B. 370
Burris, C.T. 50
Bushman, B. J. 215
Buss, D. M. 309, 353, 354
Busse, T. V. 198
Buunk, B. P. 352
Buzzell, T. 356
Byrnes, G. 67

C

Cacioppo, J. T. 317
Caldwell, C. 59
Calhoun, K. S. 105
Campbell, W. K. 297
Carli, L. 47
Carlson, S. 67
Carstensen, l. L. 112
Cassidy, J. 313
Caverni, J.-P. 14
Chabris, C. E. 29, 30
Changizi, M. A. 18
Chanowitz, B. 37
Chaplin, W. E. 148, 149, 150
Chapman, J. P. 69
Chapman, L. J. 65, 69
Charles, S. 112
Chartrand, T. L. 249, 250, 252
Chen, H. 94
Chen, S. C. 241
Cherry, E. C. 25
Church, M. 271
Cialdini, R. B. 141, 208, 256, 263
Ciccotti, S. 19, 173, 174
Clary, E. G. 265
Coats, E. J. 134
Codol, J.-P. 146, 147, 270
Cohen, A. 224, 225
Colin, C. 220
Collins, D. W. 338
Collins, N. L. 311
Collis, G. M. 370
Condry, J. 163
Condry, S. 163
Conolley, E. S. 234
Conway, M. 227
Corcoran, R. 307
Corwin, E. J. 58
Costa, P. T. 287, 288
Cowan, N. 25
Cox, C. E. 165
Cozzarelli, C. 165
Cross, K. P. 152
Crowley, K. 340
Crutchfield, R. S. 234
Currie, B. J. 370
Currie, J. 370

D

Dannenmaier, W. D. 11, 12
Darley, J. M. 165, 262
Dar-Nimrod, J. 343
Davey Smith, G. 55
Dawkins, R. 367, 368
Deary, I. J. 54, 55, 56
Debono, K. G. 173
DeBruine, L. M. 116, 117
Deci, E. L. 299
Deconchy, J.-P. 97
Degelman, D. 157
Delhomme, P. 97, 152
DeSantis, M. 348
Desor, D. 220, 223
Devos, R. 84, 87
Dickes, P. 220
Dickson, D. H. 101
Dijkstra, P. 352
Dipboye, R. L. 164
Dodd, D. 348
Dolinski, D. 264
Dorna, A. 173

Dovidio, J. F. 191
Drake, M. E. 165
Drews, D. R. 370
Drumont, E. 70
Dubin, R. 251
Dubois, N. 131
Dutton, D. G. 293, 294

E

Eibach, R. 115
Eichmann, A. 217
Ellis, A. 197
Ellis, R. E. 23
Emler, N. 333
Epley, N. 254, 255
Erwin, P. 198
Evans, L. 276
Eysenck, S. 288

F

Feingold, A. 164
Feldman, R. S. 133, 134
Festinger, L. 144, 225, 227
Fischhoff, B. 46
Fishbein, S. 295
Fisher, H. 268
Fisher, J. 248
Fogg, B. J. 118
Ford, M. E. 199
Forer, B. R. 100
Forsyte, S. 165
Foster, C. A. 297
Fraser, C. C. 260
Fraser, L. 271
Freedman, J. L. 260
Fredrickson, B. F. 112

French, J. R. P. 212
Freud, S. 186, 325
Fried, I. 320
Frith, C. D. 307
Frohlich, P. F. 296

G

Gaernter, s. L. 191
Galanter, E. 16
Gall, F.-J. 71
Ganis, G. 320
Geary, D. C. 339
Gerard, H. B. 234
Gergen, K. J. 14, 70, 164
Gergen, M. M. 70, 164
Gigerenzer, G. 175
Gilbert, D. T. 93, 189
Gilden, D. L. 34, 35
Gilovich, T. 254
Goldin-Meadow, S. 43, 44
Goode, M. 279
Goodman, L. 11, 12
Gosling, P. 130
Gottfredson, L. S. 53, 56
Gotzsche, P. C. 68
Gouillot, P. 366
Gould, R. 94
Graves, B. S. 369
Green, J. D. 297
Greenberg, J. 228
Greve, W. 107
Gross, P. H. 165
Guéguen, N. 59, 169, 217, 247
Guimond, S. 342
Gutierres, S. E. 13

H

Hagen, E. H.   331
Hall, C. L.   263, 264
Hall, J. A.   338
Hall, W. G.   18
Halpern, D. F.   338
Hamann, S.   355
Harari, H.   199
Harkins, S.   238
Harrell, A.   124, 125
Harris, M. B.   263, 264
Harris, V. A.   92
Hart, C. L.   55
Hastie, R.   46
Hatch, S.   156
Hausdorff, J.   184
Hawkins, S. A.   46
Hazan, C.   311, 312
Heilman, M. E.   302
Heine, S. J.   343
Hencke, R.   184
Hendrix, L.   268
Hennemann, M.   221
Henslin, J. M.   80
Herman, R. A.   355
Hernandez, A.   265
Hess, N. C.   331, 332, 333
Hess, T. M.   183
Hibbert, S.   59
Hier, D. B.   370
Higgins, R. L.   140
Hill, C. A.   144
Hill, R.   121
Hinsz, V.   350
Hoagland, H.   60
Hole, D. J.   55

Horn, B.   66
Hovland, C.   173
Hrobjartsson, A.   68
Hudson, W.   103
Huguet, P.   239

I

Iverson, J. M.   44
Ilko, S.   136
Isen, A. M.   291

J

Jacoby, L. L.   47
James, L. E.   39, 40
Jamieson, D.   90
Janoff-Bulman, R.   47
Jansen, A.   154
Jasechko, J.   47
Jenkins, C.   348
Jensen, a. R.   337
Johnson, D. J.   193
Johnson, J.   188
Johnston, W. A.   27
Jones, E. E.   92, 93, 139
Joubert, C. E.   198, 199
Joule, R. V.   260

K

Kahn, A.   369
Kahneman, D.   108, 171
Kallgren, C.   173
Kamitani, Y.   30
Kaplan, N.   313
Karabenick, S. A.   264
Kasser, T.   300
Kaufman, D.   246, 247

Kelley, C.   47
Kelly, I. W.   67, 101
Kelman, H. C.   233
Kenrick, D. T.   13, 77, 154
Kidd, A. H.   368
Kidd, R. M.   368
Kiesler, C. A.   257
Kilham, W.   217
Kimura, D. A.   338
King, R. N.   71
Kleine, C.   270, 271
Kline, L. C.   58
Koch, C.   320
Koehler, D. J.   71
Kopelman, R. E.   199
Kosslyn, S. M.   320
Krafft, B.   220
Kravitz, J.   178
Kreiman, G.   320
Krones, J. M.   13, 154
Kulfanek, M.   107
Kunda, Z.   87
Kunz, J.   369

L
Lang, D.   199
Langer, E.   37
Langer, E. J.   80
Lany, J.   44
Larsen, R. J.   354
Latané, B.   238, 262
Lau, S.   349
Lavis, C. A.   290
Lemaine, G.   145
Lemery, C. R.   251
Lepper, M. R.   85, 299

Lepy, N.   59
Lerner, M. J.   96
Lerner, R. M.   264
Levin, D. T.   29
Levine, J.   234
Levy, B. R.   184
Leyens, J.-P.   167
Lichtenstein, S.   171
Liljenquist, K.   195
Lilli, W.   12
Little, L. H.   67
Little, S. G.   67, 69
Llamas, V.   210, 211
Lockard, J.   209
Loftus, E. F.   21, 22, 23
Lohr, B. A.   103
Lombardo, P.   22
Lord, C. G.   85
Lorenz, K.   362
Lynn, M.   209, 245

M
MacRae, C. N.   187
Macrae, C. N.   272
Maddux, J. E.   173
Magro, A. M.   74, 77
Mahoney, J.   246, 247
Main, M.   313
Malone, T. W.   300
Malpass, R. S.   178, 179
Malvagia, S.   22
Mann, L.   217
Margalit, M.   288
Marlatt, G. A.   68
Martin, L. L.   315
Maruff, P.   370

Mason, M. E.   272
Mayer, J. D.   169, 265
Mazmanian, L.   173
Mazzoni, G. A. L.   22
McAndrew, F. T.   332
McCrae, R. R.   287, 288
McDavid, J.   234
McDavid, J. W.   199
McGinnies, E.   94
McIntosh, W. D.   369
McKenna, F. P.   81
McLaughlin, K.   165
McNicholas, J.   370
Mead, N.   370
Mecka, W. H.   59
Meltzoff, A. N.   308
Meston, C. M.   296
Midlarsky, E.   265
Milenkovic, M. A.   332
Milgram, S.   216, 217, 235
Milizia, M.   369
Mills, P. S.   369
Monto, M.   265
Moore, M. K.   308
Morford, M.   43
Morgan, C.   271
Morris, D.   75
Morse, S.   4
Moscovici, S.   236
Motta, R. W.   69
Mulkens, S.   154
Mullett, J.   251
Murphy, E. A.   48
Murphy, S. T.   251

N

Nadel, J.   3
Nass, C.   118
Nathan, S.   348
N'Diaye, K.   59
Nederkoorn, C.   154
Nehlig, A.   223
Neuberg, S. L.   13 154
Nevill, A. M.   230
Newcomb, M.   265
Nezlek, J. B.   334
Niedenthal, P. M.   251, 315
Nilbett, R. E.   41
Noizet, G.   14
Nolan, C. L.   355
Nordmarker, A.   370
Norlander, T.   370
Nurss, J. R.   56
Nuttin, J. M.   107

O

Oates, K.   265
Okada, E. M.   274
Orenstein, L.   265
O'Toole, B. J.   53
O'Toole, R.   251
Otta, E.   348
Owren, M. J.   110

P

Pack, S. J.   137
Pallack, S. R.   173
Pandelaere, M.   51
Pariti, E.   67
Parker, R. M.   56
Parnes, S. J.   243

Peignot, P. 220
Pennebaker, J. W. 190
Piaget, J. 308
Pittinsky, T. L. 182, 342
Platek, S. M. 117, 303, 307
Price, C. M. 34, 35
Price, N. D. 157
Priesler, J. R. 173
Priester, J. R. 317
Proffitt, D. R. 32
Provine, R. R. 251
Py, J. 178

Q
Quinn, D. M. 342

R
Raab, M. 175
Rabow, J. 265
Raven, B. H. 212
Read, S. J. 311
Redelmeier, D. A. 67, 276, 277
Regan, P. C. 210, 211
Reid, G. 299
Reis, H. 334
Reiser, O. L. 60
Remley, A. 219
Ricketts, W. 103
Ridenour, M. V. 370
Riesen, J. M. 60
Rogé, B. 3
Rogers, R. W. 173
Rohrberg, R. G. 142
Rosenhan, D. L. 169, 265
Ross, L. 41, 93 151
Ross, M. 85, 135 227

Roussel, L. 342
Ruggieri, V. 369
Ruppert, J. 315
Russell, B. 348
Rutstein, J. 295
Ryan, R. M. 299, 300

S
Sabatini, N. 369
Sakheim, D. K. 104
Salovey, P. 169, 265
Sanna, L. J. 241
Savitsky, K. 254
Schachner, D. A. 311
Schadron, G. 167
Schmitt, D. P. 309
Schmitt, P. 198
Schneider, M. A. 268
Schnider, A. 60
Schooler, L. J. 175
Schroeder, H. 223
Schubotz, R. I. 175
Seaver, W. B. 90
Seiter, J., 156
Semmelroth, J. 354
Seraydarian, L. 198
Shams, L. 30
Shaver, P. R. 311, 312
Sherwyn, D. 245
Shih, M. 182 342
Shimojo, S. 30
Sicoly, F. 135
Sidoli, M. 370
Sigall, H. 94
Silverman, I. 267, 268
Silverthorne, C. 173

Simon, L.   228
Simons, D. J.   29, 30
Simons, T.   209
Sinclair, R. C.   290
Singh, D.   76
Sistrunk, F.   234
Slater, A.   77
Slovic, P.   171
Smit, S. M.   369
Smith, D. E.   245
Smith, J.   138
Snyder, C. R.   140
Snyder, M.   84, 89
Snyder, M. L.   191
Solomon, H.   349
Solomon, P. R.   16
Sonn, M.   369
Sousa-Poza, J. F.   142
Spencer, S. J.   342
Srivastava, S.   287, 288, 289
Stachnik, T. J.   100
Stainton, S. R.   101
Stamps, A. E.   369
Stang, D. J.   234
Stabkow, L.   53
Starr, J. M.   54, 55
Stayer, D. L.   27
Steele, C. M.   346
Steinmetz, J. L.   93
Stepper, S.   315, 316
Stine, M. M.   58
Strachnick, T. J.   101
Strack, F.   315, 316
Stratton, V.   59
Strohmetz, D.   207
Suls, J.   166, 167

Swann, W. B.   84, 144

T

Tatkow, E.   272
Taylor, A.   346
Taylor. K.   145
Taylor, S. E.   132
Telesca, C.   173
Tencer, H. L.   44
Tesser, A.   138
Thayer, S.   272
Thompson, W. L.   320
Thumin, F. J.   11
Tibshirani, R. J.   276
Tidd, A.   209
Timko, C.   47
Tobin, M. I.   69
Tom, G.   317
Tomasian, J.   134
Tomhave, J.   350
Toniolo, A.-M.   220, 221, 223
Tosi, M. T.   369
Triplett, N.   240
Tverska, A.   67
Tversky, A.   171
Tyler, P.   370

U

Ulrich, R. E.   101

V

Valins, S.   293
Vallerand, R. J.   299
Van Baaren, R. B.   252
Vaughn, D. B.   370
Ventura, D.   107

Vohs, K. D. 279, 281
Volz, K. G. 175
Von Cramon, D. Y. 175
Von Hippel, W. 180,181

W
Walker, R. 112
Wallen, K. 355
Wan, C. K. 151
Wei, J. 184
Weiss, W. 173
Welsh, R. 369
Wennerds, C. 340
Westen, D. 354
Westermann, R. 290
Westermarck, E. 269
Whalley, L. J. 54, 55, 56
Wheeler, L. 334
Whitcher, S. 248, 297
White, G. L. 295
Wilde, O. 78
Wilder, D. A. 179
Wilhelmy, R. A. 234
Williams, K. 238

Williams, M. V. 56
Wilosn, G. T. 68
Wilson, M. 265
Wilson, V. 55
Wold, A. 340
Wood, N. 25, 145
Wright, L. W. 103
Wright, T. M. 338

X, Y
Xarnish, R. J. 165
Yates, B. T. 94
Yzerbyt, V. 167

Z
Zajonc, R. B. 113, 251
Zanna, M. P. 137
Zeichner, A. 105
Zhong, C. B. 195
Zierk, K. L. 13, 154
Zimbardo, P. G. 226
Zuckerman, M. 96, 130
Zweigenhaft, R. 198

Sachverzeichnis

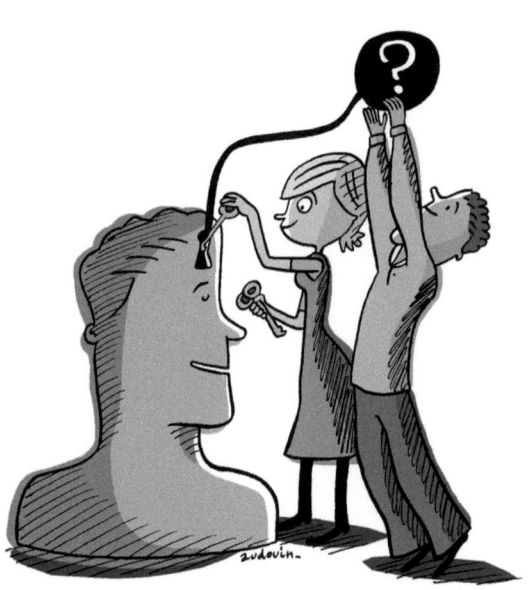

Sachverzeichnis

A
absolute Schwellen 16f
Abwärtsvergleich 145
Ähnlichkeit 116–118
Akzentuierung, soziale 11f
Alltagspsychologie 69–71
Altruismus, und Geld 279f
Attraktivität, von Kindern 124
Attribution, emotionale 292–297
Attributionsfehler, fundamentaler 91–94
Aufmerksamkeit, visuelle 153
Aufmerksamkeitsblindheit 30f
Aufwärtsvergleich 145
Ausreden 138
Aussagesätze 51–53

B
Barnum-Effekt 98–102
Bescheidenheit, falsche 135
Besitztumseffekt 108f
Bestätigungsfehler 84, 87
Bindung 311
Bindungstyp, und Wildern 313
Blickkontakt, Wirkung 270–272

C
Chamäleon-Effekt 249–251
Cocktailparty-Effekt 24–28
Computer 118
 sozialer Akteur 120
Cross-Race-Effekt 177–179

D
Denken, und Gestik 43–45
Dissonanz, kognitive 225–227
Dissonanzreduktion 227f

E
Effekt
 Barnum- 98–102
 Chamäleon- 249–251
 Cross-Race- 177–179
 Embodiment- 314–318
 Macbeth- 196
 Mere-Exposure- 113f, 200
 Name-Letter- 106–109
 Rebound- 186–189
 Scheinwerfer- 253f
 Westermarck- 267f
Eifersucht
 und Geschlecht 351f
 und Untreue 353
elterliche Zuwendung 122–125
Embodiment-Effekt 314–318
emotionale Attribution 292–297
Empathie 94
Entfernungsschätzung 49
Erinnerungen, falsche 20–23
Erregungstransfer 294
Evolutionstheorie 361, 367f

F
falsche Erinnerungen 20–23
Faulheit, soziale 238f, 242
Fuß-in-der-Tür-Technik 259–261

G
Gähnen 305–308
Gedächtnis
 positives Ereignis 112

Rotationsrichtung 34–36
  visuelles 35
Gedankenlosigkeit 36–38
Gehorsam
  Kinder 218f
  und Macht 211f
Geld, Altruismus 279f
genius effect 137
Gerechtigkeit 95f, 98
Gestik, und Denken 43–45
Glaubwürdigkeit, soziale 210f
Gruppenaktivitäten 135

H
Hemmung, kognitive 180f
Heuristik 171–175
Hilfeleistung 263–265
Homophobie 103–105
Hypothesentesten, konfirmatorisches 83–87

I
Information, „lebendige" 41f
Intelligenz
  und Gesundheit 55
  und Lebenserwartung 53–57
Internalitätsnorm 131
IQ 337f

K
Kausalitätsirrtum 66
kognitive Dissonanz 225–227
kognitive Hemmung 180f
Kompetenz, soziale 334f
konfirmatorisches Hypothesentesten 83f

Konformität 231–235
  geringes Selbstwertgefühl 234
  und Information 233f
Kontrasteffekt 12–15
Kontrollillusion 79–81
Körperkontakt, und Kaufverhalten 245f
Korrelationstäuschung 65
  und Alltagspsychologie 69–72
  und Autofahren 72
  und Verhalten 67f
  und Vorurteile 67

L
Lächeln 348
  soziale Rolle 349f
Lachen 110f
Lachtherapie 319
Leistung
  individuelle 240f
  kollektive 239f
Löscheffekt 112
Lügen 133f

M
Macbeth-Effekt 196
Macht 210–219
  charismatische 214
  legitime 215
  und Belohnung 212
  und Gehorsam 211f, 217f
  und Überzeugung 213
  und Wissen 213
  und Zwang 212
Mach-was-die-Mehrheit-macht-Heuristik 175

Sachverzeichnis

Mere-Exposure-Effekt 113f, 200
Methode, wissenschaftliche 2
Milgram-Experiment 216f
Minderheitseinfluss 236f
Mobiltelefon, und Autofahren 27
Motivation 339
 extrinsische 298f
 intrinsische 298f
motivationale Verzerrung der Urteilsbildung 322–324
Multitasking 26

N
Name-Letter-Effekt 106–109
Naturwissenschaften, und Frauen 336f, 343f

P
Persönlichkeit, Händedruck 148–150
Persönlichkeitsentwicklung 289f
Persönlichkeitsfragebogen 287
physiologische Bedürfnisse, Wahrnehmung 17–20
Placeboeffekt 68
Projektion 325–327
Psychoanalye 325

R
Reaktanz 301–303
Rebound-Effekt 186–189
retrospektive Verzerrung, s. Rückschaufehler
Rollen, soziale 222f

Rot, Farbe 121
Rotationsrichtung, Gedächtnis 34–36
Rückschaufehler 45–49

S
Scheinwerfer-Effekt 253f
Schmeichelei 118f
Schönheit 74–79
 Evolution 75
 und Gesundheit 76
Schuldgefühl 264, 273
Schwellen, absolute 16f
Selbstdisziplin 347
Selbstrepräsentation 138, 140
 Ausflüchte 140f
 Meinungsänderung 137
 strategische 135
 Vergleich 136
Selbstwertgefühl 107, 132, 137, 145
sich selbst erfüllende Prophezeiungen 87–90
soziale Akzentuierung 11f
soziale Kompetenz 334f
sozialer Vergleich 143f
sozioemotive Selektionstheorie 112
Stereotype 340f
 äußerliche 164
 geschlechtsbezogene 163f
 Humor 169f
 kleidungsbezogene 165
 milieubezogene 165f
 und Verhalten 181–183
 kulturbezogene 166

Strafe, und Unfallrisiko 275f
Sympathie 110f

T
Tätigkeit, Wahrnehmung 32f
Tätowierung, Effekt 157
Theory of Mind 338
Tratsch 153, 331
Trinkgeld 207f
TSG 1899 Hoffenheim 121f
Tür-ins-Gesicht-Technik 256f

U
Umwelt 362f
Unterschiede, geschlechterspezifische 348, 355f, 365
Urteilsbildung, motivational verzerrte 322–324

V
Veränderungsblindheit 29
Verantwortungsdiffusion 263
Verfügbarkeitsheuristik 171f
Vergleich, sozialer 143f
Verhaltensweisen, mechanische 36
Vertrauen 116–118
Verzerrung 51–53
  egozentrische 129–131
  falsche Einzigartigkeit 151
  falscher Konsens 151
visuelles Gedächtnis 35
Vorname, und Verhalten 197–200
Vorurteile 190–192
  Musik 192f

W
Wahrnehmung,
  physiologische Bedürfnisse 17–20
  Tätigkeit 32f
Wechselseitigkeit 207–209, 257
Westermarck-Effekt 267f
Wiedererkennensheuristik 175
Wildern 309f
Wort auf der Zunge 39f

Z
Zeitaufwandsheuristik 175
Zeitwahrnehmung 58–60
  und Hormone 60
Zuschauereffekt 262f
Zuwendung, elterliche 122–125

MIX
Papier aus verantwortungsvollen Quellen
Paper from responsible sources
FSC® C105338

If you have any concerns about our products,
you can contact us on
ProductSafety@springernature.com

In case Publisher is established outside the EU,
the EU authorized representative is:
**Springer Nature Customer Service Center GmbH
Europaplatz 3, 69115 Heidelberg, Germany**

Printed by Libri Plureos GmbH
in Hamburg, Germany